Dr. med. Gertrude Kubiena

Akupunktur
Akupressur

Chancen & Grenzen

Dr. med. Gertrude Kubiena

Akupunktur
Akupressur

- Chancen & Grenzen

VERLAGSHAUS DER ÄRZTE

○九鍼十二原第一

帝問於歧伯曰余子萬民養百
税余哀其不給而屬有疾病余
藥無用砭石欲以微鍼通其經
營其逆順出入之會令可傳於
之法令終而不滅久而不絕易
經紀異其章別其表裏畢醫為之終

Inhaltsverzeichnis

6

SPEZIELLE MERIDIANSYSTEME

MERIDIANE UND PUNKTE IM DETAIL

7

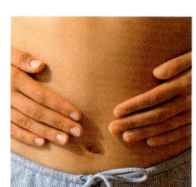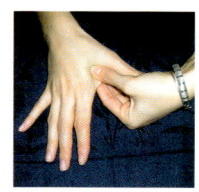

Symbole und Abkürzungen

-	Sedieren, ableiten
*	Moxa anwenden
+	Tonisieren, stärken
3E	Dreifacher Erwärmer
Bl	Blase
BWK	Brustwirbelkörper
DB	Daumenbreite
DFS	Dornfortsatz
DFS	DFSatz
Di	Dickdarm
Dü	Dünndarm
Gb	Gallenblase
He	Herz
KFB	Kleinfingerbreite
L	Lendenwirbel
Le	Leber
Lu	Lunge
LWK	Lendenwirbelkörper
M.	Musculus (Muskel)
Ma	Magen
Mi	Milz
Mm.	Musculi (Muskeln)
Ni	Niere
ÖÄK	Österreichische Ärztekammer
Pe	Perikard
QuF	Querfinger
S	Kreuzbein (Sacrum)x
seitl.	seitlich
T	Brustwirbel (Thorax)
u.	und
unt.	unter
ZP	Zustimmungspunkt

黃帝素問靈樞經卷之一

○九鍼十二原第一　法天

黃帝問於歧伯曰余子萬民養百姓而收其
租稅余哀其不給而屬有疾病余欲勿使被
毒藥無用砭石欲以微鍼通其經脈調其血
氣營其逆順出入之會令可傳於後世必明
爲之法令終而不滅久而不絕易用難忘爲
之經紀異其章別其表裏爲之終始令各有

Einleitung

Am 16. April 1972 traue ich meinen Augen nicht: Im Fernsehen wird eine Mandeloperation übertragen. Für mich – als angehende HNO-Ärztin – an sich keine Sensation. Sensationell ist hingegen, dass der Patient weder narkotisiert noch örtlich betäubt ist; nur zwei Nadeln stecken in jeder Hand und werden sanft bewegt. „Das ist Akupunktur" heißt es im Kommentar. Wie ich sind auch viele andere HNO-Ärzte hingerissen: Kein Patient lässt sich ohne irgendeine Betäubung bei lebendem Leib lächelnd die Mandeln nehmen! Die Schmerz betäubende Wirkung der Nadeln ist so offensichtlich, dass Akupunktur mit einem Schlag salonfähig wird. Was damals nur wenige wissen: Die Akupunktur-Analgesie ist eine Neuentwicklung der 1950er-Jahre aus einer uralten Methode, deren Stärke eigentlich in der Behandlung akuter und chronischer Schmerzen liegt, die aber auch bei vielen anderen Leiden ohne schädliche Nebenwirkungen hilft.

Im Gegensatz zu einer weit verbreiteten Meinung ist Akupunktur nicht die Chinesische Medizin schlechthin, sondern nur eine ihrer vielen Sparten. Verglichen mit Westlicher Medizin ist Traditionelle Chinesische Medizin (TCM) weder besser noch schlechter: Beide Systeme haben ihre Stärken und ihre Schwächen. Keines der beiden Systeme kann das andere vollständig ersetzen, miteinander praktiziert sind sie unschlagbar.

Was ist Akupunktur?

Unter Akupunktur versteht man das Einstechen von Nadeln in genau definierte Punkte zwecks Regulation. Die Akupunkturpunkte liegen auf längs verlaufenden Leitlinien, den so genannten Meridianen. Das Einstechen von Nadeln in bestimmte Punkte behebt Störungen im Meridianverlauf, beispielsweise Gelenksbeschwerden. Die Meridiane verlaufen aber nicht nur oberflächlich sondern bilden ein dreidimensionales Netzwerk, welches die inneren Organe mit der Körperoberfläche verbindet. Die Traditionelle Chinesische Medizin (TCM) nutzt dieses Phänomen zweifach: Ein Teil der Diagnostik beruht darauf, dass sich innere Störungen oberflächlich an bestimmten Punkten zeigen; umgekehrt lassen sich mit Akupunktur neben Schmerzen im Meridianverlauf auch innere Störungen von bestimmten Punkten der Körperoberfläche aus behandeln.

Möglichkeiten und Grenzen der Akupunktur

Was damals, zur Zeit der berühmten Mandeloperation, bei uns kaum jemand gewusst hat: Akupunktur ist nicht die Chinesische Medizin schlechthin sondern nur ein kleiner Teil davon. Und die so genannte Akupunktur-Analgesie ist keine klassische Methode sondern eine Neuentwicklung der 1950er-Jahre. Sie wird in China nicht nur für solche „Kleinigkeiten" wie Mandeloperationen sondern auch in der ganz großen Chirurgie eingesetzt; sogar bei Operationen am offenen Herzen, Schädel-, Lungen- und Bauchoperationen. Die Patienten sind während der gesamten Operation bei Bewusstsein, essen und plaudern mit Ärzten und Besuchern. In den 1970er-Jahren zitieren sie noch dazu aus der roten Mao-Bibel. Auch bei uns wird seit den 1970er Jahren Akupunktur-Analgesie eingesetzt. Ich selbst bin immer wieder davon beeindruckt, um wie viel weniger die Patienten unmittelbar nach Operationen in Akupunktur-Analgesie beeinträchtigt sind als nach örtlicher Betäubung oder Narkose. Einschlägige Erfahrungen sammle ich reichlich bei Mandeloperationen. An der Wiener Universitätsklinik führt man eine zeitlang Struma-Operationen in Akupunktur-Analgesie durch; an der Innsbrucker Universitätsklinik verwendet man viele Jahre lang bei Herzoperationen eine Kombination aus konventioneller Narkose und Akupunktur. Weil man so weniger Narkosemittel braucht, erholen sich die Patienten schneller nach dem Eingriff. Mittlerweile hat die Begeisterung für die Akupunktur-Analgesie deutlich abgenommen: Bei uns ist der Personalaufwand einfach zu groß – die Nadeln müssen ständig händisch bewegt oder elektrisch stimuliert und beaufsichtigt werden. In China ziehen es die Patienten vor, zu schlafen und von der ganzen Operation nichts mitzukriegen.

Die eigentlichen Stärken der Akupunktur sind Vorbeugung, Schmerzbehandlung und Normalisierung gestörter Funktionen. Wird sie fachgerecht ausgeführt, dann gibt es keine schädlichen Nebenwirkungen. Das ist ein wesentlicher Vorteil gegenüber der Dauereinnahme diverser Medikamente – westlicher wie chinesischer.

Reisekrankheit und Schwangerschaftserbrechen lassen sich mit Akupunktur bestens beherrschen. Man kann falsch liegende Embryonen in die richtige Lage bringen und die schmerzhafte Eröffnungsphase während der Geburt erheblich verkürzen. Müde Männer und Frauen kann man wieder munter machen, Ohnmächtige aus dem Kollaps erwecken. Migräne und Kopfschmerzen, Kreuzschmerzen, steifes Genick, Schiefhals, alle möglichen Gelenkschmerzen, rheumatische Beschwerden, Nervenschmerzen, Phantomschmerzen nach Amputationen, Wadenkrämpfe und Beschwerden nach Gipsabnahme sprechen gut darauf an. Selbst bei Arthrosen sieht man Erfolge: Die Knochenauflagerungen bleiben zwar weitgehend bestehen, Schmerz, Schwellung und Entzündung bessern sich aber.

Gute Erfolge gibt es bei Bronchitis und Asthma – besonders bei Kindern; weiters bei Allergien, aber auch bei Gastritis, Magen- und Zwölffingerdarmgeschwüren, Darmentzündungen – Colitis und Morbus Crohn, Menstruations- und Wechselbeschwerden.

Nach Schlaganfällen lassen sich mit viel Geduld Beweglichkeit, Sprache und Feinmotorik verbessern.

Hautkrankheiten wie Schuppenflechte, Akne und Neurodermitis sprechen auf eine Kombination von Akupunktur, chinesischen Arzneidrogen und Ernährungsumstellung gut an.

Bei allen diesen Diagnosen ist es völlig unwesentlich ob die Patienten an die Akupunktur glauben oder nicht, denn Akupunktur ist keine Psychotherapie. Dass sie auch bei Tieren wirkt, ist der beste Beweis.

Hingegen spielt die Einstellung des Patienten bei Raucherentwöhnung und Abmagern eine wesentliche Rolle, denn beides beginnt im Kopf. Wenn

13

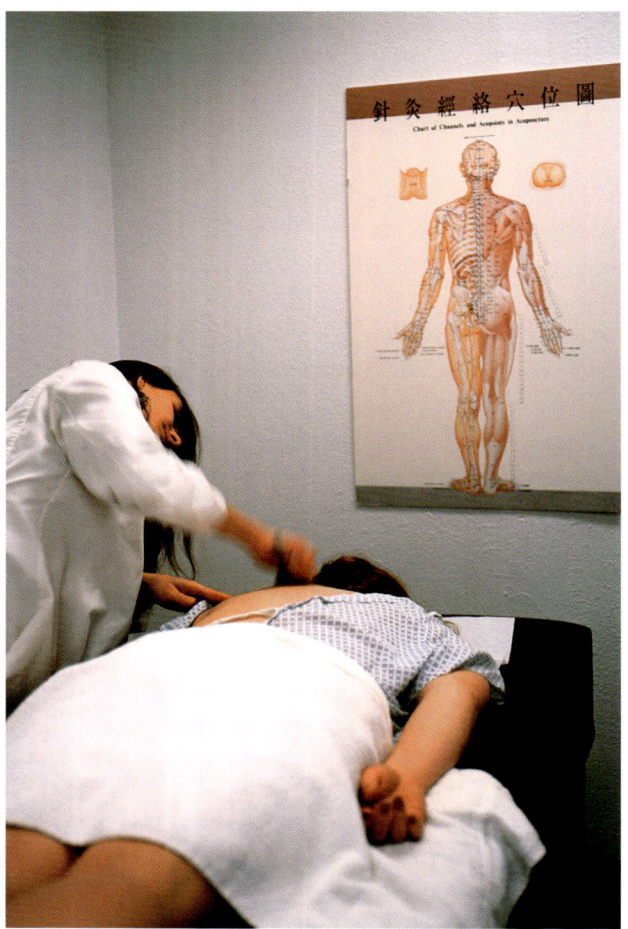

man wirklich will, dann geht es auch ohne Akupunktur; aber die Akupunktur hilft gegen das Unbehagen und die Nervosität, die sich bei solchen Kuren einstellen. Wie wissenschaftlich erwiesen ist, mobilisiert Akupunktur körpereigene „Happymaker", die sich der Raucher oder der Vielfraß ansonsten mittels seiner schlechten Angewohnheiten holt.

Ein unvergessliches Erlebnis aus meiner Anfängerzeit: Freunde lassen sich von mir gegen Rauchen nadeln und zünden sich nachher sofort die nächste Zigarette an um zu probieren „ob´s noch geht". Natürlich geht es noch, denn um sich das Rauchen abzugewöhnen muss als Erstes der Wille da sein. Schade um Zeit und Geld, wobei Letzteres bei meinen Freunden keine Rolle gespielt hat, denn die Behandlung war gratis.

Sehr gerne unterstütze ich Patienten mit Akupunktur beim Abnehmen – vorausgesetzt, sie sind bereit, aktiv mitzuarbeiten. Genussvoll essen lernen, dabei schlank werden und bleiben – das ist das Ziel. Neben der Akupunktur spielt die begleitende Ernährungsberatung eine wesentliche Rolle. Die besten Erfolge bringen Kleingruppen, wenn die Damen und Herren wetteifern, wer das beste Menu mit den niedrigsten Kalorien zusammenstellen kann. Nur wer seine Essgewohnheiten nachhaltig umstellt, kann mit einem Dauererfolg rechnen. Und das geht eben ohne Krampf nur, wenn die neuen Gewohnheiten vergnüglich sind.

Bei Drogen- und Alkoholsucht reicht eine rein ambulante Akupunkturbehandlung meist nicht aus. Hier läuft weltweit sehr erfolgreich das so genannte NADA-Programm, eine Kombination aus Akupunktur, regelmäßiger Harn- und Blutkontrolle und Gruppentherapie.

Oft kann Akupunktur besser helfen als unsere übliche Westliche Medizin, z.B. bei Beschwerden mit Wetterfühligkeit. Nehmen wir als Beispiel Kopfschmerzen: Die Westliche Medizin verschreibt Kopfwehpulver, egal ob die Kopfschmerzen psychisch, hormonell oder eben durch Wind – insbesondere Föhn und Wetterwechsel ausgelöst werden. Chinesische Medizin arbeitet hier weit differenzierter und erfolgreicher. Weiters kenne ich keine bessere Methode der Vorbeugung gegen immer wiederkehrende Hörstürze und bei Kindern gegen die ständigen Infekte, sobald sie in der Kindergarten oder in die Schule kommen. Bei Kindern ersetzt man die Nadel übrigens gern durch den schmerzlosen Soft-Laser.

Heute ist allgemein bekannt, dass die meisten Medikamente – so gut und segensreich sie auch sein mögen – Nebenwirkungen haben, insbesondere wenn sie über lange Zeit eingenommen werden. Bekannte Beispiele sind Nieren- und Leberschäden durch Schmerzmittel, Osteoporose durch Cortison, Müdigkeit und Konzentrationsschwäche durch Antiallergika. Mit Akupunktur lässt sich der Arzneimittelkonsum erheblich einschränken, wenn nicht sogar vermeiden. Das ist nicht nur ein Vorteil für den einzelnen Patienten sondern auch ein erheblicher volkswirtschaftlicher Faktor.

Manchmal stößt Akupunktur allerdings an ihre Grenzen: Z.B. wenn Gewebe zerstört ist oder wenn Substanzen fehlen. In letzterem Fall können chinesische Arzneien oft helfen. Dennoch: Traditionelle Chinesische Medizin (TCM) und damit Akupunktur sind kein Ersatz für die klassische Schulmedizin! So sind bestimmte Formen des Diabetes nur mit modernen Methoden in den Griff zu bekommen; auch sind unsere modernen Antibiotika unschlagbar. Die TCM kennt keine Chirurgie! Krebs wird in China übrigens genau so behandelt wie bei uns: Operation, Chemotherapie und Bestrahlung. Die Neben- und Folgewirkungen der konventionellen Behandlung werden allerdings mit chinesischen Methoden behandelt, z.B. Übelkeit nach Chemotherapie, Darmlähmung nach Operationen u.s.w.

Zusammenfassend kann man sagen, dass Akupunktur, integriert in die moderne Medizin eine wertvolle Bereicherung darstellt. Es sei vor Fanatismus in beiden Richtungen gewarnt: Nicht Konkurrenzdenken sondern die Synthese, das qualifizierte Zusammenspiel beider Methoden eröffnet ungeahnte Möglichkeiten für eine fortschrittliche Medizin.

Wer darf Akupunktur ausüben?

In Österreich ist die Ausübung der Akupunktur Ärzten, die zur selbständigen Berufsausübung berechtigt sind, vorbehalten. Das ist auch gut so, denn der Akupunkteur muss auch eine gute schulmedizinische Ausbildung haben! Das beginnt schon bei der Anatomie: Immerhin werden ja Nadeln eingestochen und das ist nicht an jeder Stelle des Körpers ungefährlich; beispielsweise kann im Brustkorbbereich durch unsachgemäße Nadelung das Rippenfell verletzt werden und ein Pneumothorax entstehen, welcher, wenn beiderseits, tödlich enden kann. So etwas ist tatsächlich einmal passiert. Der Akupunkteur war allerdings kein Arzt und hatte weder von Anatomie noch von den Symptomen eines solchen Pneumothorax eine Ahnung. Hätte er den lebensgefährlichen Zustand des Patienten rechtzeitig erkannt, dann wäre sofortige Hilfe möglich gewesen und die Sache nicht so schlecht ausgegangen.

Weiters ist eine gute schulmedizinische Ausbildung auch notwendig um zu erkennen, ob neben oder anstatt der Akupunktur andere Heilmethoden oder spezielle diagnostische Verfahren notwendig sind.

Hebammen dürfen in Deutschland und neuerdings auch in Österreich nach entsprechender Schulung in Zusammenhang mit der Geburt akupunktieren. Hierbei handelt es sich um ein eng begrenztes Spezialgebiet, wobei die verwendeten Punkte an „ungefährlichen" Stellen zu finden sind.

In Deutschland akupunktieren übrigens ÄrztInnen und HeilpraktikerInnen legal.

In Belgien hingegen ist Akupunktur die Domäne der PhysiotherapeutInnen. Wobei hier Physiotherapie ein eigenes Universitätsstudium ist.

Wie findet man kompetente AkupunkteurInnen?

Vom Gesetz her dürfen in Österreich alle ÄrztInnen, die zur selbständigen Berufsausübung berechtigt sind, auch akupunktieren. Das bringt gewisse Probleme mit sich, denn für eine gute Akupunktur ist eine Spezialausbildung notwendig. Um die Spreu vom Weizen zu sondern und als Hilfestellung für PatientInnen wurde in Österreich 1986 das Akupunktur-Diplom der Österreichischen Ärztekammer geschaffen, kurz „ÖÄK-Diplom Akupunktur". Voraussetzung für die Erlangung dieses Diploms ist eine Ausbildung bei einer der in Österreich als Ausbildungsinstitutionen anerkannten Akupunktur-Gesellschaften mit einem Minimum von 140 Stunden Unterricht sowie einer Diplomprüfung. Die Gesellschaften geben der Österreichischen Ärztekammer die erfolgreichen AbsolventInnen bekannt und die ÖÄK verleiht dann das begehrte Diplom, dessen Besitz auf dem Ordinationsschild angezeigt werden darf. Sehen Sie also auf einem Ordinationsschild den Zusatz „ÖÄK-Diplom Akupunktur", dann haben Sie damit schon das erste Qualitätskriterium. In Österreich gibt es insgesamt 39336 in der Österreichischen Ärztekammer registrierte ÄrztInnen, davon sind bisher 2590 ÄrztInnen im Besitz eines ÖÄK-Diploms Akupunktur. 1788 davon sind niedergelassen, das heißt, sie haben eine eigene Praxis (Stand vom 12.09.2005).

Während der Sprechstunde ist es dann wesentlich, inwieweit sich die Ärztin für Ihre Vorbefunde, Medikation, Ihre aktuellen Befunde und vor allem für Ihr akutes Befinden interessiert.

Akupunktur soll im Liegen durchgeführt werden. Warum, das erfahren Sie im Kapitel „Was Sie bei der Akupunktur erwartet".

Es ist darauf zu achten ob Einmal- oder Mehrwegnadeln verwendet werden. Mehrwegnadeln werden – wie der Name sagt – mehrmals verwendet, dazwischen werden sie mit Heißluft oder unter Dampfdruck sterilisiert. In Zeiten von AIDS und Hepatitis – sind Mehrwegnadeln nicht mehr zulässig, nur Einwegnadeln sind sicher. Das Rote Kreuz lässt niemanden als Blutspender zu, der innerhalb des letzten halben Jahres operiert oder akupunktiert wurde, es sei denn eine Bescheinigung, dass ausschließlich Einmalnadeln verwendet wurden, liegt vor. Einmalnadeln sind meist einzeln verpackt, jede Packung wird unmittelbar vor der Behandlung geöffnet. Nach der Behandlung wird die Nadel entsorgt.

Akupunkturnadeln durch Kleider oder Strümpfe hindurch einzustechen ist unhygienisch und unprofessionell! Die zu nadelnde Stelle sollte mit einem

Desinfektionsmittel gereinigt werden. Einer landläufigen Meinung zufolge bringt das zwar nicht viel aber ich habe selbst einmal – vor mehr als 30 Jahren – durch Unterlassen dieser rituellen Reinigung eine der wenigen Komplikationen verursacht: Die Patientin hatte Makeup aufgelegt, durch die Nadelung wurden anscheinend Puderteilchen in die Tiefe verschleppt und die Folge war ein Ausschlag. Selbstverständlich desinfiziere ich seit damals sorgfältig vor jedem Einstich.

Wie finden Sie nun konkret Ihre Akupunkteurin / Ihren Akupunkteur?

In Österreich gehen Sie auf die Website der Österreichischen Akademie der Ärzte **www.arztakademie.at** – Klick auf „ÖÄK Diplome und Zertifikate" – Klick auf „Akupunktur" – und schon haben Sie die drei autorisierten Gesellschaften und deren Websites mit Links zu entsprechenden Ärztelisten – allerdings finden Sie hier immer nur die bei der jeweiligen Gesellschaft ausgebildeten ÄrztInnen.

In Deutschland gibt es derzeit rund 60 Akupunkturgesellschaften. Akupunkteure findet man ganz leicht über die Website www.akupunktur.de oder über:

www.akupunktura.de/A_T_C_A__Akupunktur/a_t_c_a__akupunktur.html

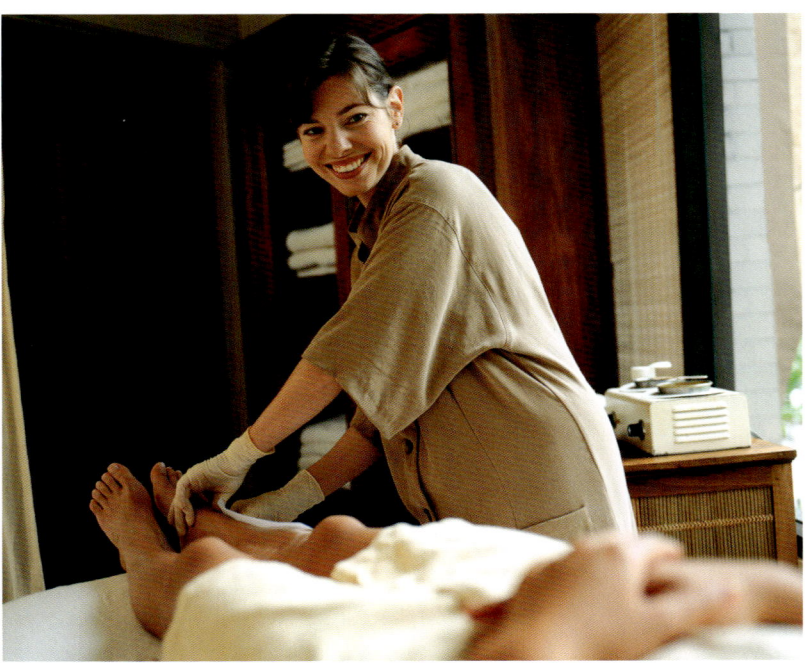

Was kostet Akupunktur? Wer zahlt?

Die meisten Kostenträger machen eine Kostenübernahme abhängig von einem entsprechenden Akupunktur-Diplom.

Private Kassen übernehmen in Deutschland und in Österreich in der Regel die Kosten für Akupunktur. Allerdings sollten Versicherungsnehmer bei Vertragsabschluss auf einen entsprechenden Passus achten.

In Deutschland war die Akupunktur bis 2001 für Kassenpatienten noch eine so genannte „IGEL" („Individuelle Gesundheits-Leistung"). In der Zwischenzeit beschränkt sich die Erstattung auf die Behandlung von volkswirtschaftlich relevanten Erkrankungen; vor allem

- chronische Kopfschmerzen
- Lendenwirbelsäulenschmerzen
- degenerative Gelenkschmerzen (Coxathrose/ Gonathrose).

Informieren Sie sich bitte genauer über die Website **www.akupunktur.de**. Sie finden hier alles über Kosten, Erstattung und wie Sie am besten vorgehen bevor Sie sich zu einer Akupunktur-Serie entschließen.

In Österreich ist die Erstattung unterschiedlich je nach Krankenkasse und Bundesland. Die Gebietskrankenkasse kann einen Zuschuss gewähren, in Kärnten und Oberösterreich ist Akupunktur Kassenleistung. Die Bundeskrankenkasse und andere so genannte „kleine Kassen" refundieren einen geringen Kostenanteil.

Im Allgemeinen ist Akupunktur jedoch eine privat zu bezahlende Leistung, wobei die Kosten für Patienten zwischen 20 und 150 Euro liegen.

Es kann sein, dass für das Erstgespräch ein höherer Betrag berechnet wird.

Was Sie bei der Akupunktur erwartet und was Sie selbst zu einem guten Erfolg beitragen können

Da Akupunktur aus einer Zeit stammt, in welcher es noch keine Labor- Röntgen- und Ultraschallbefunde gegeben hat, müssen Augen, Ohren, Geruchs- und Tastsinn herhalten um zu einer schlüssigen Diagnose zu kommen. Natürlich wird Ihr Akupunkteur genau wissen wollen, wo Ihre Beschwerden sind und diese Stellen abtasten. Darüber hinaus wird er Ihren Puls fühlen und Ihre Zunge anschauen.

Sofern Ihre Beschwerden nicht ganz leicht einzuordnen sind, werden Sie viele Fragen beantworten müssen. Das heißt, Ihr Akupunkteur muss sich für Sie viel Zeit nehmen. Je exakter Ihre Angaben sind, desto besser kann er Ihnen helfen. Helfen Sie ihm indem Sie sich auf die Untersuchung vorbereiten:

■ Suchen Sie vorhandene Befunde, Arztbriefe, Spitalsberichte zusammen und ordnen Sie sie chronologisch. Besonders hilfreich sind geordnete Kopien, die Sie Ihrem Therapeuten überlassen.

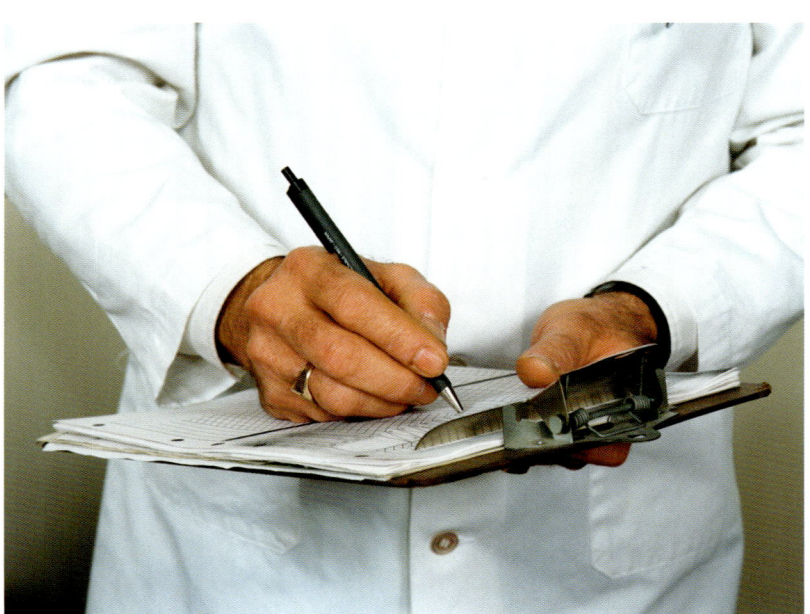

- Machen Sie für den Therapeuten eine Liste der Medikamente, die Sie derzeit einnehmen mit Dosierungsangaben.
- Nehmen Sie sich Zeit und listen Sie kurz Ihre früheren Krankheiten auf. Überlassen Sie dem Therapeuten eine Kopie und behalten Sie eine für sich für allfällige weitere Arztbesuche.
- Machen Sie möglichst exakte Angaben, wenn Sie nach Ihren Beschwerden gefragt werden. Zeigen Sie mit dem Finger auf schmerzende Stellen. Nur wenn der / die Behandelnde genau weiß, wo Ihre Schmerzen sind, kann ein optimales Akupunkturprogramm zusammengestellt werden.
- Überlegen Sie sich schon vor der Ordination, was Sie den Arzt fragen wollen. Schreiben Sie sich Ihre Fragen auf. Erfahrungsgemäß fallen einem andernfalls die wichtigen Fragen erst auf dem Heimweg ein und dann ist es zu spät.
- Im Anhang finden Sie einen Fragebogen, den Sie sich herauskopieren können. Beantworten Sie die mit einem * versehenen Fragen und nehmen Sie den ausgefüllten Fragebogen zu Ihrer Akupunktursitzung mit. Die Fragen ohne Sternchen* beantwortet Ihr Therapeut, d.h. er kann hier entsprechende Befunde eintragen. Ich arbeite seit vielen Jahren mit einem ähnlichen Fragebogen direkt am Computer. Die aktuellen Daten werden bei jeder Sitzung in eine neue Spalte geschrieben. So haben meine Patienten und ich eine gute Kontrolle über den Erfolg der Behandlung. An Kolleginnen und Kollegen schicke ich den Fragebogen in Word gerne via Email weiter: g.kubiena@aon.at
- Wählen Sie „akupunkturfreundliche Kleidung", das heißt beispielsweise keine mühsam aufzuknöpfenden Bodies, Schnürmieder, Schnürstiefel oder sonstige schwer aus- und anzuziehende Kleidungsstücke.

Erfahrene Akupunkteure lassen die Patienten ihre Beschwerden genau schildern und sich exakt den Ort der Beschwerden zeigen. Letzteres hat seinen Sinn, weil selbst im kleinen Österreich etwas unterschiedliche Sprachgebräuche herrschen. So hat bei mir einmal ein Patient über „Kreuzschmerzen" geklagt, woraufhin ich natürlich an Schmerzen im tiefen Rückenbereich gedacht habe. Gezeigt hat er aber auf seinen Nacken! Was ich bis dahin nicht gewusst habe: In manchen Gegenden heißt die gesamte Wirbelsäule „Kreuz"!
Manchmal sind Diagnose und damit Behandlung nach wenigen Fragen und Antworten klar. Das ist oft bei akuten Schmerzzuständen der Fall, beispielsweise bei einem Hexenschuss oder bei steifem Genick nach Zuglufteinfluss. Da muss Ihre Therapeutin / ihr Therapeut nicht viel fragen.

21

Oft aber, insbesondere bei chronischen oder vielfältigen Leiden, ist eine sehr genaue Befragung notwendig: Z.B. Fragen nach Art des Schmerzes – wandernd oder stets am gleichen Ort bleibend, eher Spannungsgefühl oder wirklich Schmerz, der unerträglich oder mild, brennend, stechend, bohrend, dumpf, anfallweise auftretend oder dauernd vorhanden sein kann. Weitere Fragen gelten der Empfindlichkeit auf Witterungseinflüsse, Abneigung gegen bzw. Vorliebe für Kälte oder Wärme und bestimmte Geschmacksrichtungen, Schwitzen, Schlafen, Appetit und Stuhl. Ferner lassen sich aus der Inspektion der Zunge und dem Tasten des Pulses Hinweise auf Blutzirkulation, allgemeinen Energiezustand, Mangelzustände oder Anwesenheit überflüssiger Substanzen sowie über den Zustand einzelner Organe gewinnen. Aus diesem Mosaik ergeben sich Art und Ort der Behandlung nach festgelegten Regeln. Akupunktur erfordert also intensive Zuwendung.

Der gute Akupunkteur greift seinen Patienten mit der Hand an, er behandelt ihn. Besteht ein Schmerzzustand, wird selbstverständlich das schmerzende Areal abgetastet; bei unklaren Zuständen auch Körperregionen, die für den Laien auf den ersten Blick keinen unmittelbaren Zusammenhang mit dem Leiden haben, beispielsweise der Rücken entlang der Wirbelsäule. Aus dem Quellungszustand der Haut, Verhärtungen oder Erweichungen unter der Haut, Verspannungen oder Gewebeschwund ergibt sich ein weiterer Mosaikstein für die Behandlung.

Bei der Akupunktur spüren Sie natürlich den Einstich. Hier können Sie schon selbst einen Unterschied merken: Gute Akupunkteure massieren den Punkt kurz bevor sie gezielt, zügig und beherzt einstechen. Dadurch spüren Sie den Stich kaum. Anfänger und Ungeübte bohren die Nadel langsam und schmerzhaft durch die Haut.

Bei der Nadelung soll der Patient – zumindest die ersten paar Male – liegen, nicht sitzen oder gar stehen. Es kann ein leichtes Gefühl der Benommenheit auftreten, manche Menschen kollabieren sogar. Obwohl meine chinesischen Lehrer behaupten, das geschehe nur, wenn zu wenig Energie vorhanden sei, kann Akupunktur auch den stärksten Baum von einem Mann umhauen. Ich habe jedenfalls die Erfahrung gemacht: Je stärker der Patient, desto leichter kollabiert er. Also haben Sie keine Angst und genieren Sie sich bitte nicht, wenn Ihnen ein bisschen schwindelig wird bei der Akupunktur! Melden Sie so ein Gefühl dem Akupunkteur, er kann dagegen sofort etwas unternehmen. Im Übrigen merkt der gute Akupunkteur ohnedies sofort selbst wenn Ihnen nicht ganz gut ist.

Akupunktur ist eine sehr intensive Methode und Sie werden möglicherweise ganz neue, fremdartige Empfindungen erfahren: Sobald die Nadel bewegt wird, spüren Sie ein Ziehen, Muskelkatergefühl, Wärme, Schwere oder Prickeln als Zeichen dafür, dass die Akupunktur etwas in Bewegung gesetzt hat.

Haben Sie Geduld. Einer meiner Patienten war schon über 80 Jahre alt, wollte alljährlich auf Reisen gehen und hatte Knieschmerzen. Nach der sechsten Sitzung wollte ich schon fast aufgeben. Und nach der siebenten ging es endlich rapide bergauf. Also nicht zu früh aufgeben!

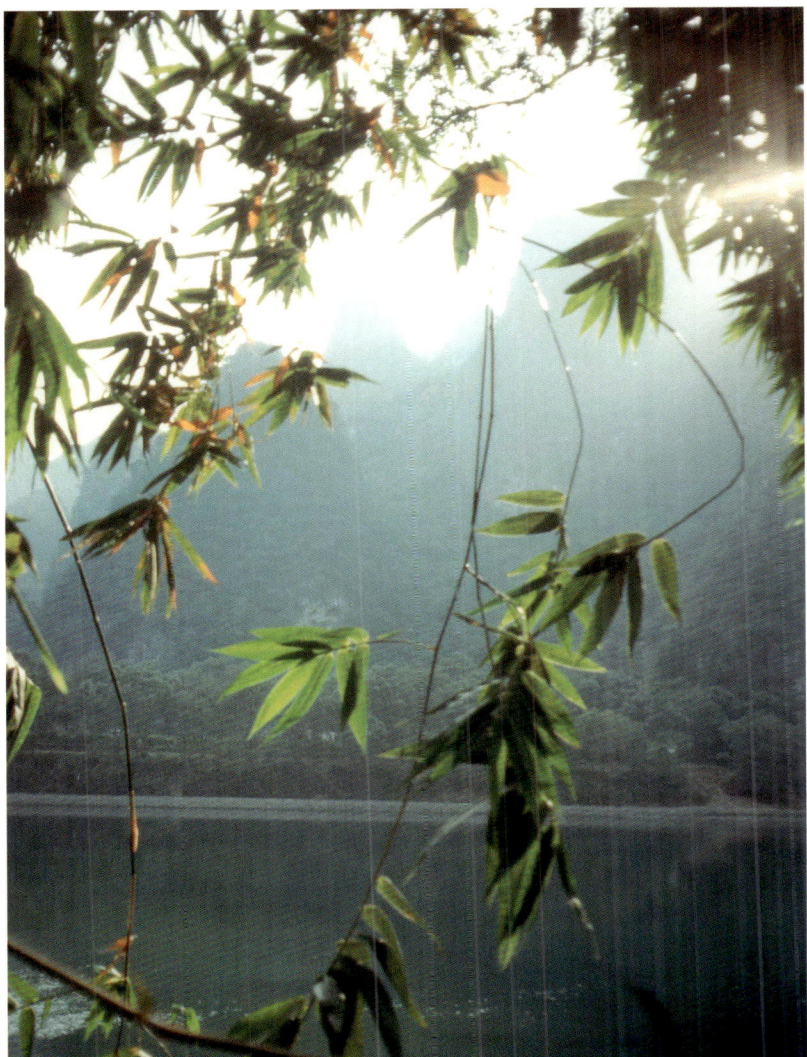

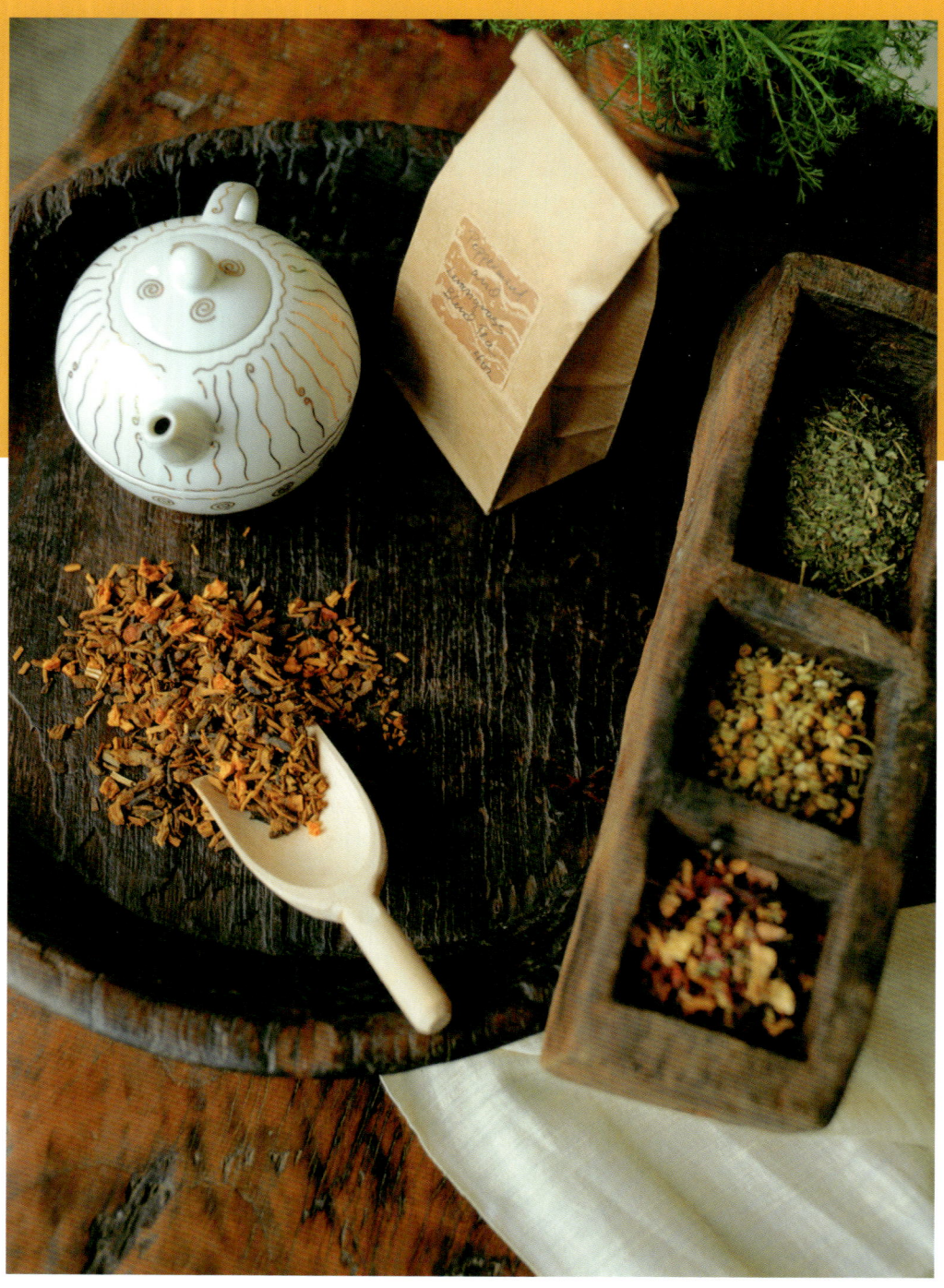

Historischer Rückblick

Die Anfänge

Ursprünglich ist in China eine Schamanenmedizin verbreitet: Man glaubt, Krankheit werde von Geistern verursacht.

In den letzten Jahrhunderten vor Christi Geburt entwickelt sich ein neues Bild von Gesundheit und Krankheit: Von da an werden normale und krankhafte Vorgänge im Körper mit Umwelteinflüssen in Zusammenhang gebracht.

Die Anfänge heute in China praktizierten Medizin begegnen uns in China als Legenden. Drei Gott-Kaiser sollen die Chinesische Medizin geprägt haben.

- **Fu Xi:** erfand Viehzucht, Jagd, Ehe, acht Trigramme (später Yi Jing), Schrift, Steinnadeln für Akupunktur
- **Shen Nong:** Landwirtschaft, Pflug, Heilkräuter
- **Huang Di:** Städte, Dörfer, Astronomie. Akupunktur. Huang Di´s Frau die Seidenraupenzucht.

Die Medizin ist in China also göttlichen Ursprungs. Ein schöner Gedanke.

Sensationell ist, dass in China Emotionen schon sehr früh als wichtigste Ursache von inneren Erkrankungen angesehen werden, während sich bei uns die Psychosomatik – die Lehre von der Wechselwirkung zwischen Leib und Seele – erst im 20. Jahrhundert ziemlich zäh entwickelt hat.

Neuere Entwicklungen in China

Traditionelle Chinesische Medizin ist auch in China nicht immer unumstritten gewesen! Zu Beginn des 20. Jahrhunderts ist die kaiserliche Herrschaft am Ende, aus einer streng hierarchisch geführten Monarchie wird

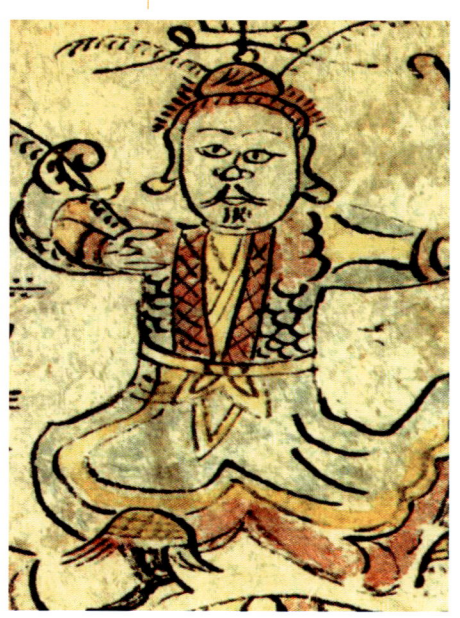

von 1911 bis 1949 eine Republik. Man sieht den Fortschritt und den Wohlstand im Westen und will dem in allem und jedem nacheifern. Ein Erlass, der die TCM und damit die Akupunktur verbieten soll, ist 1929 bereits fertig und wird nur durch einen gemeinsamen Protest von Ärzten und Patienten verhindert. Trotzdem – bis Mao 1949 an die Macht kommt fristet die TCM ein recht kümmerliches Dasein in Hintergassen. Erst in den 1950er-Jahren wird sie wiederbelebt, soll sogar der Westlichen Medizin gleich gestellt werden – wie es Maos Parteiprogramm vorsieht. Das geschieht aus sehr praktischen wirtschaftlichen und organisatorischen Überlegungen: Medikamente aus dem Westen sind teuer und es gibt einfach nicht genügend Ärzte um die medizinische Grundversorgung zu garantieren. Und so werden die Barfuß-Ärzte (chi jiao yi sheng) erfunden, vorzugsweise Arbeiter oder Bauern, die eine sehr einfache Grundausbildung erhalten um mit billigsten Mitteln helfen zu können. Akupunktur ist billig – die menschliche Arbeitskraft kostet in China damals – im Gegensatz zu Medikamenten – sozusagen nichts.

Die Barfuß-Ärzte sind also eine Art Notlösung. Mao will aber mehr, lässt nach Experten der TCM suchen und versammelt sie in Nanjing (Nanking), wo eine neue Schule entsteht.

Unter den Studenten der ersten Stunde ist auch einer der heute berühmtesten Akupunkturärzte Chinas, Cheng Xinnong, später Herausgeber von „Chinese Acupuncture and Moxibustion" (das Lehrbuch für fortgeschrittene ausländische Studenten der Akupunktur in ganz China). Er hat mir 1996 erzählt, dass er ursprünglich Gynäkologe und von der Akupunktur nicht besonders begeistert war. Akupunktur gilt nämlich – verglichen mit Innerer Medizin – als primitiv und ordinär, weil sich die Patienten bei der Behandlung bis zu einem gewissen Grad ausziehen müssen. Das wird bei den an-

deren Methoden der TCM sorgfältig vermieden: Z.B. bedient sich die Diagnostik ausgeklügelter Methoden wie Puls- und Zungendiagnostik. Seltsam mutet auch an, dass durch die Kleidung hindurch massiert wird. Überzeugt haben Cheng Xinnong erst die erstaunlichen Erfolge der Akupunktur.
Heute kann man in China an der Universität entweder Westliche oder Traditionelle Chinesische Medizin studieren. Jedes Studium dauert fünf Jahre. Theoretisch sind diese beiden Formen der Medizin gleichwertig in China. Es gibt eigene Krankenhäuser für Westliche und für Traditionelle Chinesische Medizin. Erstere haben fast alle eine Abteilung für TCM und damit auch für Akupunktur, Letztere arbeiten im Bereich der Diagnostik und der Chirurgie mit den Krankenhäusern für Westliche Medizin zusammen.
Für Ausländer gibt es eigene Trainingsprogramme an zahlreichen Colleges und Universitäten.

Akupunktur im Westen

Das die Akupunktur im 20. Jahrhundert in der gesamten westlichen Welt aus einer mystischen Hintergassen-Medizin zu einer salonfähigen, weltweit anerkannten Methode geworden ist, verdankt sie dem Chirurgen Johannes Bischko aus dem kleinen Österreich.
Während Akupunktur bei uns noch weitgehend unbekannt ist, befasst sich Bischko damit bereits seit 1952, studiert in Paris und München. Seit 1958 praktiziert er quasi als Untermieter bei dem aufgeschlossenem HNO-Chef der Wiener Poliklinik, Prof. Majer, in der Ambulanz. Sehr befruchtend ist eine privater wissenschaftlicher Zirkel – Treffpunkt jeden Donnerstag Nachmittag im Hanusch-Krankenhaus, im Dienstzimmer des jungen Arztes und angehenden Spezialisten für Blutkrankheiten Alois Stacher – später Stadtrat für Gesundheitswesen in Wien und nach seiner Pensionierung Gründer und Leiter der Wiener Internationalen Akademie für Ganzheitsmedizin. Bei den Donnerstag-Treffen ist interdisziplinärer Erfahrungsaustausch ohne klinischen Dünkel gefragt. Natürlich ist auch die Akupunktur ein Thema, und – Glück wie Bischko so oft im Leben hat – interessieren sich mehrere Mitglieder der lockeren Runde dafür und beginnen mit Grundlagenforschung. Dennoch – von der breiten Öffentlichkeit bleibt die Akupunktur weitgehend unbeachtet. Bis – in Vorbereitung des Nixon-Besuches – am 17. Juni 1971 in China ein Journalist namens James Reston in

China akut Blinddarm operiert werden muss. Nach der Operation kündigt sich ein Darmverschluss an und wird mit Akupunktur erfolgreich behandelt. Die Chinesen freuen sich über Restons Interesse an der Methode und zeigen ihm die neuesten Errungenschaften, nämlich die Akupunktur-Analgesie – Akupunktur zur Schmerzausschaltung bei Operationen. Am 26. Juli 1971 erscheint in der New York Times ein Artikel über moderne Akupunktur. Damals zweifelt man im Westen noch sehr, ob die Methode auch hier anwendbar ist. Aber am 8. März 1972 wagt ein mutiges Team in der Wiener Poliklinik den Versuch: Die erste Mandeloperation in Akupunktur-Analgesie wird mit Herzklopfen – wohlgemerkt nicht nur der Patientin, sondern vor allem der Ärzte – durchgeführt. Operateur Wolken, Analgesie Bischko, assistiert von Elisabeth Petricek. Und alles geht gut. Am 16. April 1972 findet dann eine Art Schauoperieren mit Fernsehübertragung im Hörsaal der Wiener Poliklinik statt – und wieder geht alles gut. Damit beginnt der Siegeszug der Akupunktur in der westlichen Welt. Welch ein Mut! Welch ein Glücksgefühl muss das Operationsteam damals beflügelt haben! Ein unschlagbarer Beweis für die Wirksamkeit der Akupunktur! Denn – wie schon gesagt – die Mandeln operieren lässt sich keiner lächelnd (!) ohne ausreichende Schmerzstillung.

Die weitere Entwicklung ist rasant: Noch im gleichem Jahr erhält Bischko eine eigene Akupunkturambulanz in der Wiener Poliklinik und ein Ludwig Boltzmann Institut. Schritt für Schritt verliert die Akupunktur-Analgesie an Interesse, während die ursprüngliche Akupunktur-Domäne – die Therapie – dazu gewinnt. Die 1954 gegründete Österreichische Gesellschaft für Akupunktur und Aurikulotherapie wächst von zehn auf mehr als 2000 Mitglieder an, seit 1980 wird Akupunktur an der Universität gelehrt, das Ausbildungsprogramm wird standardisiert. 1986 wird Akupunktur in Österreich auf Empfehlung des obersten Sanitätsrates als wissenschaftliche Methode anerkannt und seit 1991 gibt es ein ÖÄK[2]-Diplom für Akupunktur; seit 2004 ein ÖÄK-Diplom für Chinesische Diagnostik und Arzneitherapie. Wir verwenden heute nicht mehr wie ursprünglich Gold- und Silbernadeln, sondern ausschließlich sterile Einmal-Stahlnadeln. Übrigens: Dass und wie Akupunktur wirkt ist mit modernsten Methoden wissenschaftlich nachgewiesen!

1   *Ludwig Boltzmann Institute sind Institute zwecks außeruniversitärer Forschung in Österreich*
2   *ÖÄK = Österreichische Ärztekammer*

Sparten der Traditionellen Chinesischen Medizin (TCM)

Im Gegensatz zu einer weit verbreiteten Meinung ist Akupunktur nicht die Chinesische Medizin sondern nur eine ihrer zahlreichen Fachrichtungen:

- Innere Medizin als Grundlage für die Anwendung der Arzneitherapie
- Diätetik
- Akupunktur
- Massage
- Gynäkologie
- Kampfkünste und meditative Bewegungsübungen – tai ji quan und qi gong

Akupunktur und Massage gelten als „Äußere Medizin", Diätetik und Innere Medizin als „innere Methoden".

Die TCM hat – wie die Westliche Medizin – eine Physiologie, Anatomie, Pathologie, Diagnostik, Therapie und Prophylaxe mit gewissen Varianten innerhalb der Fachrichtungen. Ein Zusatz gegenüber unserer Westlichen Medizin ist die der TCM zugrunde liegende Philosophie – für westliche Mediziner einerseits ein faszinierendes Plus, andererseits aber auch oft Gegenstand herber Kritik. Das liegt an den vielen schlechten Übersetzungen und mangelhaften Interpretationen der chinesischen Originaltexte.

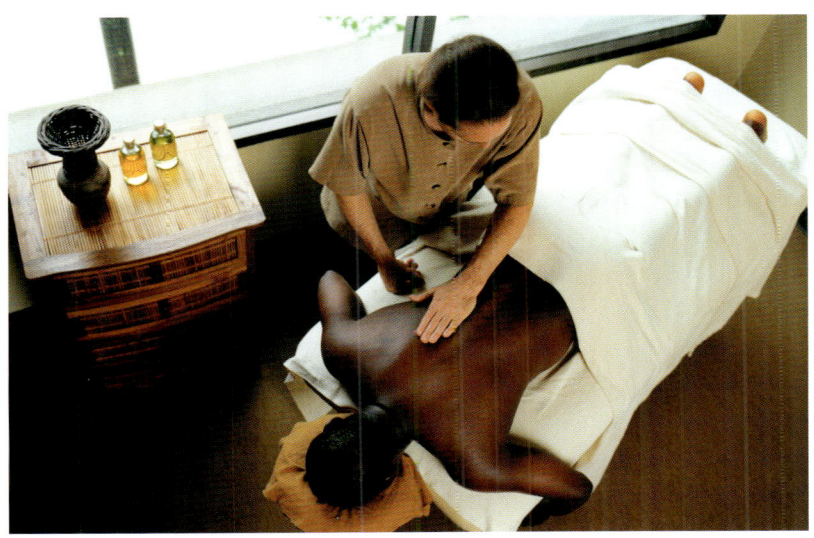

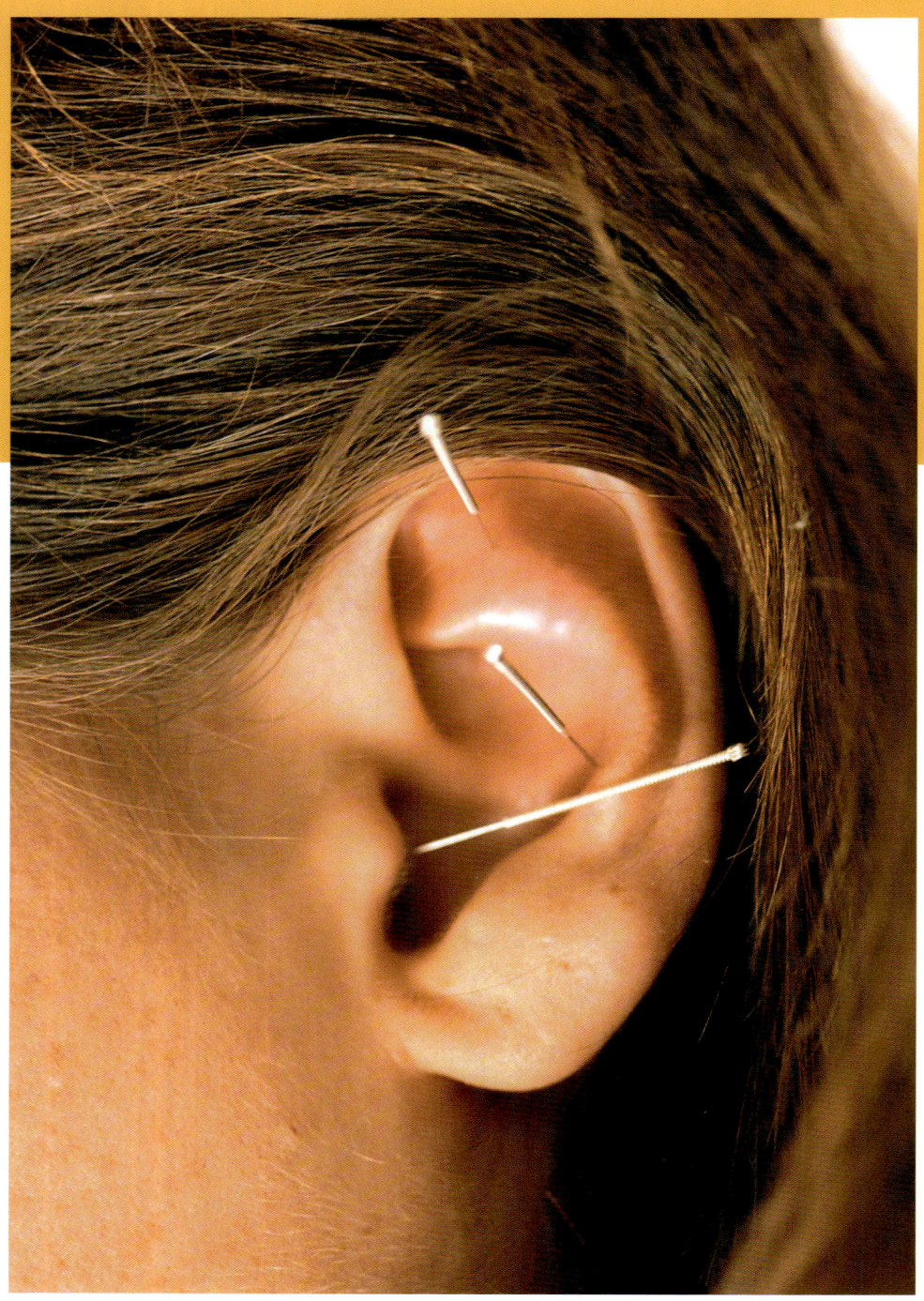

Grundlagen der Akupunktur und der Traditionellen Chinesischen Medizin (TCM)

Die TCM geht von vollkommen anderen Voraussetzungen aus als unsere moderne Medizin. Basis ist das altchinesische Weltbild, mit seinem zeitgenössischen Wissensstand und seiner Wssenschaftstheorie. Um Akupunktur als Teil der TCM zu verstehen, muss man sich mit dem philosophischen Überbau vertraut machen.

Grundsätzliches über den Körper, Meridiane, Akupunkturpunkte und innere Organe

Der menschliche Körper als kleines Universum

Der Mensch steht zwischen Himmel und Erde und wird als Mikrokosmos im Makrokosmos betrachtet. Im kleinen Universum Mensch gibt es alles, was es auch in der großen Welt gibt: Landschaften mit Bergen, Hügeln, Tälern, Ebenen und Schluchten, Flüssen, Seen und Meeren. Es gilt, „Schätze" zu bewahren, Vorräte anzulegen und zu speichern, ständig Energie zu produzieren und den Abfall zu entsorgen. Dazu muss der von außen kommende „Input" – Luft, Nahrung und Flüssigkeit – aufbereitet, in Brauchbares und Unbrauchbares sortiert, der brauchbare Anteil in körpereigenes Material umgewandelt und der unbrauchbare entsorgt werden. Das ist die Aufgabe der inneren Organe, die als Speicher, Schatzkammern und Paläste, Pumpen, Verteiler, Raffinerien, Aufbereitungs- und Entsorgungsanlagen fungieren. Verbunden ist das alles durch Flüsse und Kanäle, die wir als „Akupunktur-Meridiane" kennen lernen werden.

Grundsätzliches über die Akupunkturmeridiane

Die Rolle der Meridiane in der TCM

Nährstoffe und Energie müssen nicht nur ständig produziert, sondern auch verteilt werden. Zu diesem Zweck hat die TCM anstelle der noch unbekannten Systeme des Blutkreislaufs, der Nerven und Lymphgefäße das Denkmodell der vernetzenden „jing luo" entwickelt. Wörtlich übersetzt bedeutet das ein alles verbindendes Netzwerk (luo) aus Kanälen (jing). Im deutschen Sprachraum ist es üblich von „Meridianen" zu sprechen, wobei diese Übersetzung des chinesischen Begriffes „jing" eigentlich irreführend ist: Die Akupunktur-Meridiane sind nämlich nicht nur – wie die geographischen Meridiane – künstlich gezogene oberflächliche Linien. Es handelt sich vielmehr um längs verlaufende Leitbahnen, welche sowohl untereinander als auch mit den inneren Organen in Verbindung stehen, deren Namen sie tragen. Sie entsprechen viel mehr den Flüssen und Kanälen, entspringen und münden und haben eine bestimmte Flussrichtung. Als verbindende Lebensadern sind sie Transportwege, bringen und holen Nahrungsmittel und Informationen und spielen eine wichtige Rolle bei der Abfallentsorgung.

In den Meridianen fließen qi – Lebensenergie und Blut in einem zyklischen Rhythmus. Der Tag ist in 12 Doppelstunden unterteilt und jeder der 12 Meridiane hat seine Maximalzeit. Die zeitliche und örtliche Reihenfolge ist dabei fix vorgegeben: Brustkorb – Hand, Hand – Kopf, Kopf – Fuß, Fuß – Brustkorb. *Grafik Seite 33*
Mit Akupunktur können wir ausschließlich den Qi-Fluss in den Meridianen regulieren. Weil qi Blut bewegt, beeinflussen wir dadurch indirekt auch die Blutzirkulation. Fühlt man den Puls während man nadelt, kann man sich von diesem Effekt leicht überzeugen. Aufgrund der universellen Vernetzung erreicht man über die Meridiane und Akupunkturpunkte auch die inneren Organe.

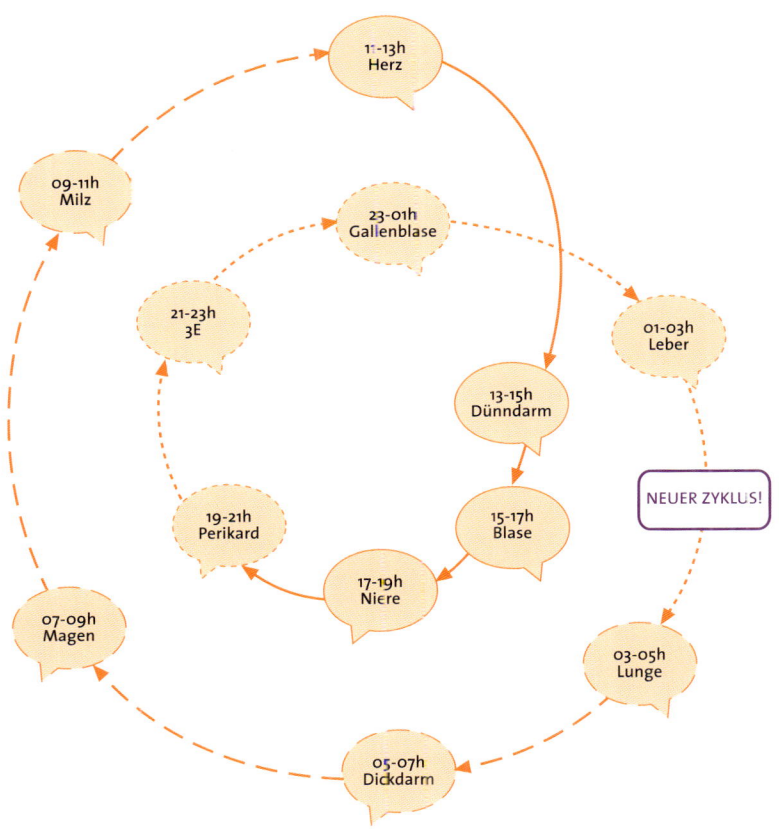

Manchmal bringen die Meridiane leider auch weniger erfreuliche Dinge, nämlich krank machende „Substanzen" aus der Außenwelt. Die Chinesische Medizin spricht in diesem Fall von „äußeren pathogenen Faktoren", welche man – so lange sie nicht zu tief in den Körper eingedrungen sind – sehr gut mit Akupunktur wieder loswerden kann.

Moderne Wissenschaft und Meridiane

Als vernetzendes Informations- und Transportsystem entsprechen die Meridiane einer Synthese von Blutgefäßen, Nerven, Lymphbahnen und Muskelketten. Als eigenes Kanalsystem sind s e bisher nicht nachgewiesen. Allerdings verbreiten sich radioaktive Isotope entlang der Meridianverläufe, wenn sie exakt in Akupunkturpunkte eingespritzt werden.

Grundsätzliches über die Akupunkturpunkte

Traditionelle Chinesische Medizin und Akupunkturpunkte

Die Akupunkturpunkte sind mehr oder weniger wichtige Landmarken entlang der Meridiane – der „Flussläufe" und Kanäle. Die örtlichen Gegebenheiten lassen sich von jedem Akupunkturpunkt aus beeinflussen, wir sprechen dann von „lokaler Wirkung". Aber wie bei jedem Flusslauf gibt es bestimmte Schlüsselstellen, von wo aus man mehr erreichen kann. So besteht beispielsweise von bestimmten Punkten in der Gegend um Knie oder Ellbogen eine wichtige Verbindung zum zugeordneten Organ, welches von hier aus beeinflusst werden kann.

Das Nummerierungssystem für die Akupunkturpunkte entlang jedes Meridians entsprechend des Qi-Flusses, ist eine europäische Erfindung. In China haben die Punkte individuelle Namen, die oft viel über ihre Funktion oder Lokalisation aussagen.

Moderne Wissenschaft und Akupunkturpunkte

An den Akupunkturpunkten ist der Hautwiderstand gegenüber der Umgebung niedriger. Das ist sehr praktisch, denn mit Hilfe eines Widerstandsmessers kann man so die Akupunkturpunkte leicht orten.

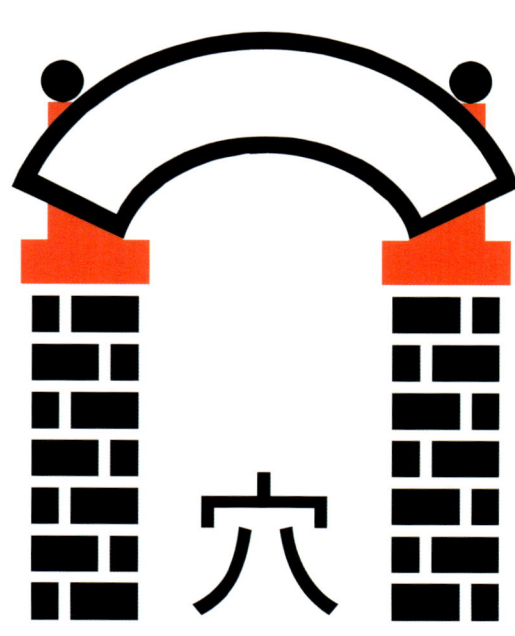

1987 hat der Anatom Heine an Akupunkturpunkten sogenannte „spezifisch strukturierte Bündel" entdeckt, welche die Körperfaszie durchdringen. Diese Faszie ist eine zähe dünne Haut, die unter dem Unterhautzellgewebe das Muskelfleisch umhüllt – jede Hausfrau kennt sie! An Akupunkturpunkten wird die Faszie von einer kleinen Vene perforiert – deshalb „Vena perforans" genannt, begleitet von einer Arterie und einem Nerven. Umhüllt ist das ganze Gebilde von Bindegewebe. An Akupunkturpunkten besteht also tatsächlich eine Verbindung zwischen der Körperoberfläche und tieferen Regionen, entsprechend der ursprünglichen Bedeutung des chinesischen Begriffs „xue" für Akupunkturpunkt, was soviel wie Höhle oder Zugang zur Tiefe heißt.

Was geschieht eigentlich bei der Akupunktur?

Traditionelle Chinesische Medizin und Akupunktur

Die TCM geht davon aus, dass Akupunktur qi – Lebensenergie in den Meridianen bewegt. Die Manipulation der Nadel an Akupunkturpunkten ockt qi – Lebensenergie – an. Dadurch wird ein bestimmtes Gefühl ausgelöst, welches die „Ankunft des Qi" – de qi – signalisiert und als Schwere-, Muskelkater- oder Taubheitsgefühl, Wärme oder Prickeln empfunden wird. Qi wird also bewegt und Akupunktur reguliert so das Fließen der Säfte in den Flüssen und Kanälen zwischen den verschiedenen Regionen – den Meridianen und Organen.

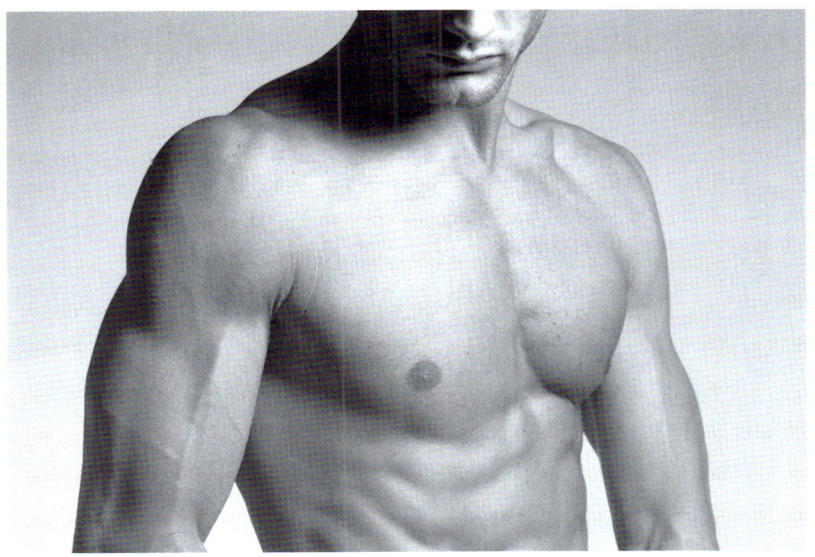

Moderne Wissenschaft und Akupunktur

Wissenschaftlich nachgewiesen ist, dass Akupunktur zu einer vermehrten Ausschüttung Schmerz hemmender, glücklich machender Substanzen führt – es handelt sich dabei um Endorphine bzw. ähnliche Substanzen. Ferner werden Substanzen aktiviert, die auf den Muskel wirken, die Cortisol- und Serotonin-Produktion wird beeinflusst. Das erklärt sowohl die verblüffende Schmerz betäubende Wirkung der Akupunktur bei Operationen als auch ihren positiven Effekt bei Rheuma, Gelenkschmerzen, Asthma und manchen Hautkrankheiten und als Zusatzbehandlung bei der Suchtentwöhnung.

Akupunktur und verwandte Techniken

Nadelakupunktur

Heutzutage ist schon allgemein bekannt, dass bei der Akupunktur Nadeln eingestochen werden, was übrigens nicht besonders weh tut – jedenfalls weniger als eine Injektion: Es wird ja nichts eingespritzt.

Da Akupunktur qi bewegt, kann man damit schmerzhafte Blockaden des Säfte-Flusses meistens sehr gut behandeln, wobei es auf die Ursache der Blockade ankommt: Besonders gut ist der Erfolg, wenn es sich um etwas Überflüssiges handelt, das von außen kommt – wie beispielsweise Schmerzen im Genick nach Zugluft. Nadelakupunktur wirkt aber auch ausgleichend bei inneren Disharmonien.

Moxibustion

Ist das von außen kommende Übel – was relativ häufig vorkommt – Kälte oder fehlt es an Wärme im Körper, arbeitet man mit Wärme. Die Chinesische Medizin verwendet dazu „Moxa". Das ist Beifußkraut – Artemisia vulgaris, verwandt mit Wermutkraut – Artemisia absinthi.

Moxa kann direkt auf dem Akupunkturpunkt abgebrannt werden, was bei uns nicht in Frage kommt, da es Verbrennungsnarben hinterlässt. Also verwendet man als Isolation Scheiben von Ingwer (manchmal auch Knoblauch), auf welchen man Kegel aus Moxa abbrennt. Den gestörten Punkt und damit den Krankheitsherd erreicht man allerdings am besten, wenn man gezielt eine Nadel einsticht und dann ein Stück glosender Moxa-Zigarre drauf steckt.

Wie wichtig die Kombination mit Moxibustion ist, erhellt

sich daraus, dass der chinesische Ausdruck für Akupunktur zhen jiu lautet – wörtlich „nadeln und Moxakraut abbrennen". Aber Vorsicht – falsch eingesetzt kann Moxibustion mehr schaden als nützen! Moxibustion ist ein Yang-Vorgang. Yang frisst – wie wir sehen werden – Yin. Besteht ein Yin-Mangel, ist Moxa verboten, weil dadurch noch mehr Yin konsumiert wird. Ein Yin-Mangel ist aber oft nicht so ohne Weiteres zu erkennen. Deshalb keine Moxa-Selbstbehandlung ohne ärztliche Indikation!

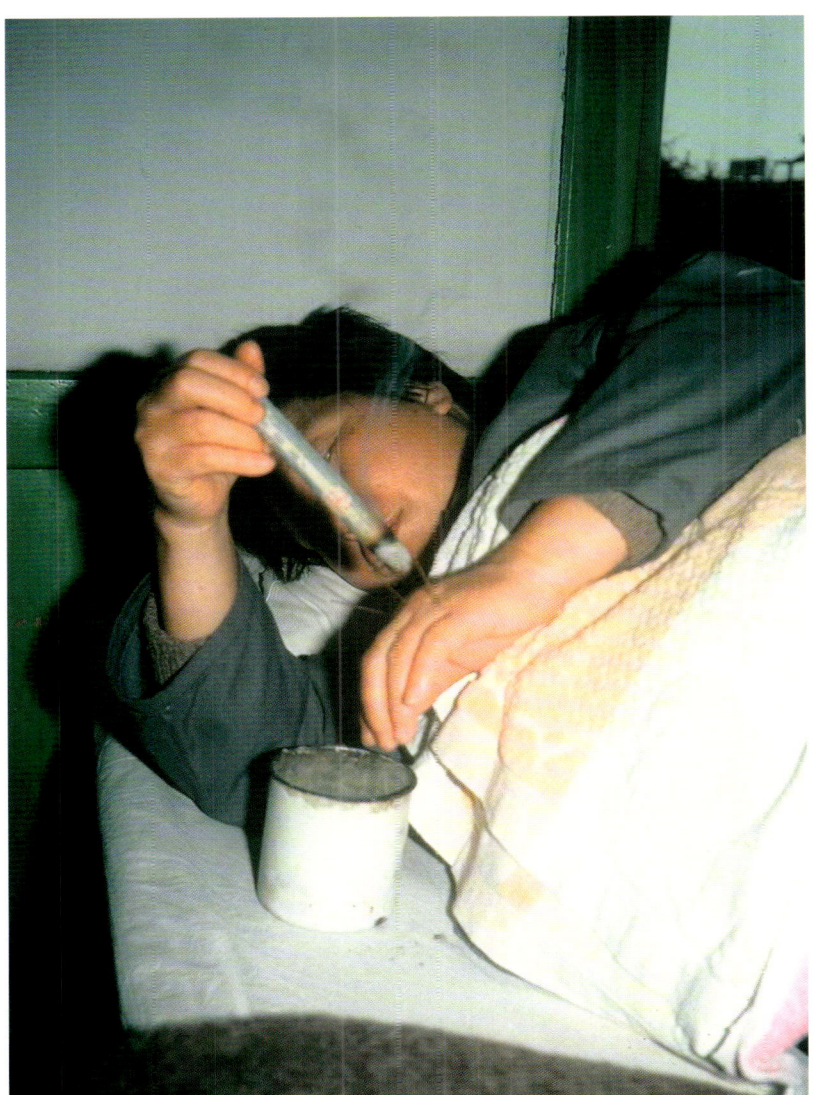

Laser-Akupunktur

Laserstrahlen sind gebündeltes Licht, welches entweder mittels Helium Neon oder Infrarot erzeugt wird. Laser-Akupunktur ist absolut schmerzlos, wirkt besonders gut bei Kindern und ist – manchmal – eine Alternative bei besonders empfindlichen Patienten. So lässt sich beispielsweise das kindliche Immunsystem mittels Laser-Akupunktur hervorragend stimulieren und man bringt Kinder, die ansonsten vom ersten Kindergartentag an nur mehr krank sind, gesund durch das Jahr. Eine weitere Einsatzmöglichkeit sind Krankheiten, die sich in der Haut abspielen, z.B. kann man Fieberblasen im Anfangsstadium zum Rückzug oder später zur schnellen Abheilung bewegen. Auch Aphthen und Druckstellen von Zahnprothesen sprechen sehr gut darauf an.

Akupunktur mit Elektrostimulation

Manche Zustände erfordern einen zusätzlichen Reiz zur Akupunktur. Dazu gehören Lähmungen und schwere Schmerzzustände. Die Nadeln werden gesetzt, das De-Qi-Gefühl manuell ausgelöst und dann werden die Nadeln mit einem Elektrostimulationsgerät verbunden. Man arbeitet mit Frequenzen zwischen zehn und 1000 Hz. Will man gelähmte Muskeln stimulieren, dann verwendet man niedrige Frequenzen (~zehn Hz), zur Schmerzstillung hingegen hohe (100 Hz und mehr). Die Stromstärke liegt im Bereich von Milli- bis Zehntel-Ampere. Anfangs spürt man ein deutliches Kribbeln. Im Verlauf der etwa 20 Minuten dauernden Behandlung kommt es sehr schnell zu einer Gewöhnung. Daher müssen die Patienten lernen, die Stromstärke selbst zu regulieren.

TENS – Transkutane Elektrische Nervenstimulation

Hierbei werden anstelle von Nadeln flächige Elektroden im Bereich der zu stimulierenden Akupunkturpunkte aufgeklebt. Nachdem der Arzt dem Patienten gezeigt hat, wo und wie zu stimulieren ist, kann diese Methode als Selbstbehandlung weitergeführt werden. Aber wichtig: Der Arzt muss entscheiden wo und wie!

Elektroakupunktur nach Voll

Nicht zu verwechseln mit der Akupunktur mit Elektrostimulation! Bei der Elektroakupunktur werden an den Anfangs- / Endpunkten der Meridiane – also an den Finger- bzw. Zehenspitzen Potenziale gemessen und ein Potenzialausgleich angestrebt.

Akupressur

Man kann Akupunkturpunkte auch mittels Druck mit den Fingern, Finger-
nägeln oder einem stumpf-spitzen Gegenstand reizen. Die Methode ist
zwar weniger effektiv als Nadeln aber als Nothilfe zur Selbstbehandlung
geeignet. Instinktiv wenden wir diese Methode ohnedies an – auch ohne
etwas von Akupunktur zu verstehen, z.B. reiben wir uns an der Nasenwurzel den Punkt Bl 1 wenn unsere Augen müde werden oder wir Kopfschmerzen haben.

Massage

Dabei muss man unterscheiden zwischen „Wellnessmassage" und Heilmassage. Erstere dient für im Prinzip Gesunde zur Steigerung des Wohlbe-
findens. Heilmassage hingegen versucht, einen gestörten Qi-Fluss wieder
in Ordnung zu bringen. Die Indikationsstellung ist hier dem Arzt vorbehalten, die Massage selbst wird von eigens dazu ausgebildeten Masseuren
durchgeführt. Im Gegensatz zu den bei uns üblichen Massagemethoden
wird nicht auf der nackten Haut sondern durch die Kleider hindurch massiert. Manchmal werden sogar noch Tücher darüber gelegt.
Für Kinder gibt es spezielle Heilmassagemethoden, wobei manchmal nur
die Handfläche oder ein Finger benützt wird.

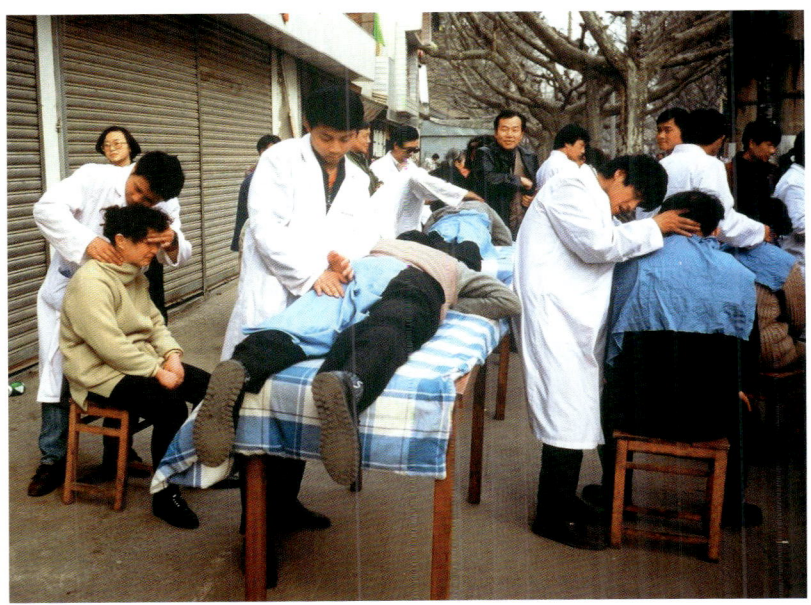

Schaben – gua sha

Um den oberflächlichen Energiefluss in Schwung zu bringen und allfällige dort liegen gebliebene Krankmacher zu entfernen, wird entlang der Meridiane geschabt bis eine deutliche Rötung auftritt. Dazu werden Platten aus Horn verwendet *(Abbildung unten)*, für Kinder manchmal auch Kupfermünzen.

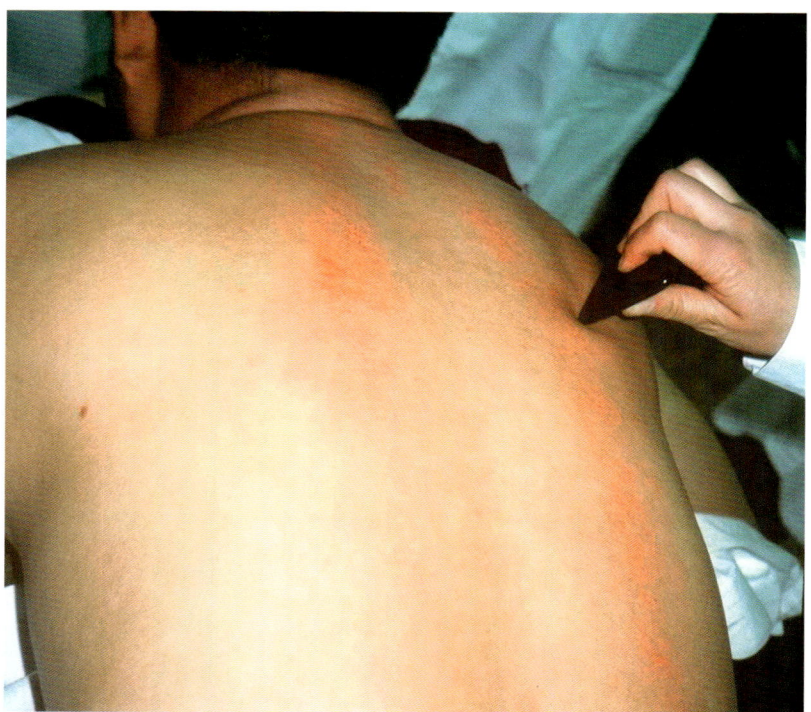

Pflaumenblütenhämmerchen – Seven Star Needle

Es wird mit einem Hämmerchen mit elastischem Griff, in dessen Kopf sieben (neun) Nadeln eingelassen sind, mit leichter Hand locker entlang der Meridiane geklopft. Dabei wird die Haut oberflächlich geritzt. Geeignet zur Entfernung von Pathogenen von der Oberfläche. Wird als sehr erfrischend empfunden.

Verschiedene Akupunktursysteme

Neben der klassischen Körperakupunktur gibt es noch verschiedene weitere Akupunktursysteme, die häufig dem esoterisch anmutendem Grundsatz, dass jeder Teil eines Ganzen das Ganze widerspiegelt, entsprechen. Solche Miniabbilder des Körpers in einzelnen Körperteilen nennt man Somatotopien und in letzter Zeit werden immer mehr davon entdeckt. Man kann derzeit keinen einschlägigen Kongress besuchen, wo nicht eine neue derartige Somatotopie präsentiert wird.

Chinesische und französische Ohrakupunktur

Wer die Ohrakupunktur erfunden hat, darüber lässt sich streiten. Franzosen und Chinesen erheben gleichermaßen Anspruch darauf und so gibt es ein chinesisches und ein französischen Ohr: Im „Chinesischen Ohr" sind Körperregionen und innere Organe bestimmten Punkten zugeordnet. Das „Französische Ohr" sieht das Ohr als echtes Miniabbild des Embryo, welcher sich – Kopf nach unten – darin widerspiegelt. Egal welches Ohr man als Vorlage nimmt – Akupunktur mit zarten Ohrnadeln wirkt sehr schnell gegen Schmerzen, die oft wie weggeblasen sind – manchmal für immer, manchmal leider nur für kurze Zeit. Daher ist es sinnvoll, anschließend Körperakupunktur anzuwenden.

Chinesische und Koreanische Handakupunktur

Auch hier arbeitet die Chinesische Handakupunktur mit einzelnen Punkten – insgesamt 18 – für diverse Körperregionen und Organe, von wo aus eine rasche Linderung akuter Beschwerden möglich ist *(Abb. Seite 42)*. Die Koreanische Handakupunktur hingegen betrachtet die Hand als echte Projektionszone des Körpers mit seinen Meridianen und Punkten (Abb. c). Feine kleine Nadelchen erzielen einen Effekt ähnlich der Körperakupunktur. Auch Akupressur mittels aufgeklebter Magnetkügelchen und Moxa-Anwendung mit – ebenfalls aufklebbaren – kleinen Moxa-Zylindern sind möglich und in Korea sehr populär.

Chinesische Schädelakupunktur

Hier werden über Nadeln auf dem Schädel die darunter liegenden Zonen des Gehirns stimuliert. Daher ist die Methode für Restzustände nach Schlaganfall geeignet, z.B. Lähmungen, Schwindel, Gleichgewichts- und

Lageplan der Organe in der Hand

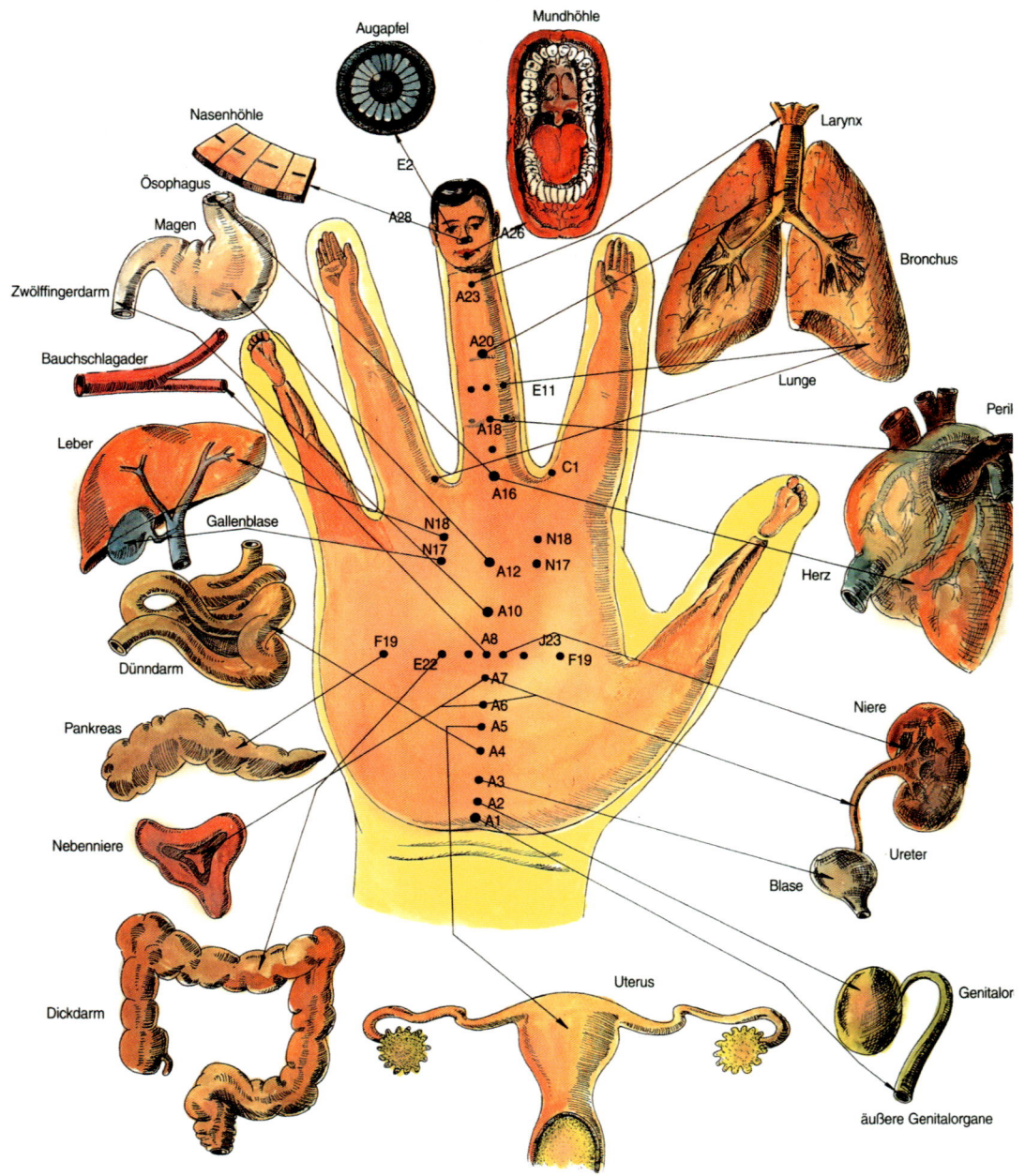

Augapfel

Mundhöhle

Nasenhöhle

Larynx

Ösophagus

Bronchus

Magen

Zwölffingerdarm

E2

A28

A26

Bauchschlagader

A23

A20

E11

Lunge

Peril

Leber

A18

C1

A16

Herz

Gallenblase

N18

N17

N18

N17

A12

A10

Dünndarm

F19

A8

J23

E22

F19

Niere

A7

Pankreas

A6

A5

A4

A3

A2

A1

Nebenniere

Ureter

Blase

Dickdarm

Uterus

Genitalor

äußere Genitalorgane

Sensibilitätsstörungen. In China sticht man dazu 15 bis 20 cm lange Nadeln ein, schiebt sie unter der Haut entlang der gestörten Zone vorwärts und kombiniert häufig mit Elektrostimulation. Bei uns hat mein verehrter Lehrer Hans Zeitler die Methode modifiziert: Man sticht entlang der gestörten Zone im Abstand von ca. ein bis zwei cm mehrere kurze Nadeln ein. Die Kombination mit Körperakupunktur ist sinnvoll und effektiv.

Schädelakupunktur nach Yamamoto

Der Japaner Yamamoto hat ein System des Schädels als Somatotopie entwickelt. Die Methode wirkt einerseits außerordentlich schnell gegen akute Schmerzen, der Effekt hält aber meist nicht sehr lange an. Daher ist – wie bei der Ohrakupunktur – die Kombination mit Körperakupunktur sinnvoll. Eine andere Spezialindikation sind Bewegungs- und Entwicklungsstörungen von Kleinkindern. Gearbeitet wird mit zarten Nadeln und auch mit Akupressur.

Mundakupunktur

Auch Zähne und Zahnfleisch sowie der Raum hinter den Zähnen sind Projektionszonen des Körpers und der Meridiane. Gearbeitet wird hier mit winzigen Dosen eines örtlichen Betäubungsmittels, z.B. Xyloneural. Der Effekt tritt verblüffend schnell ein.

Weitere Sonderformen der Akupunktur

Weitere Somatotopien werden beschrieben im Bereich des kleinen Fingers, der Füße, der Nase, um die Augen u.s.w. Sogar für Scheide und Penis gibt es eigene Sonderformen (brrr).

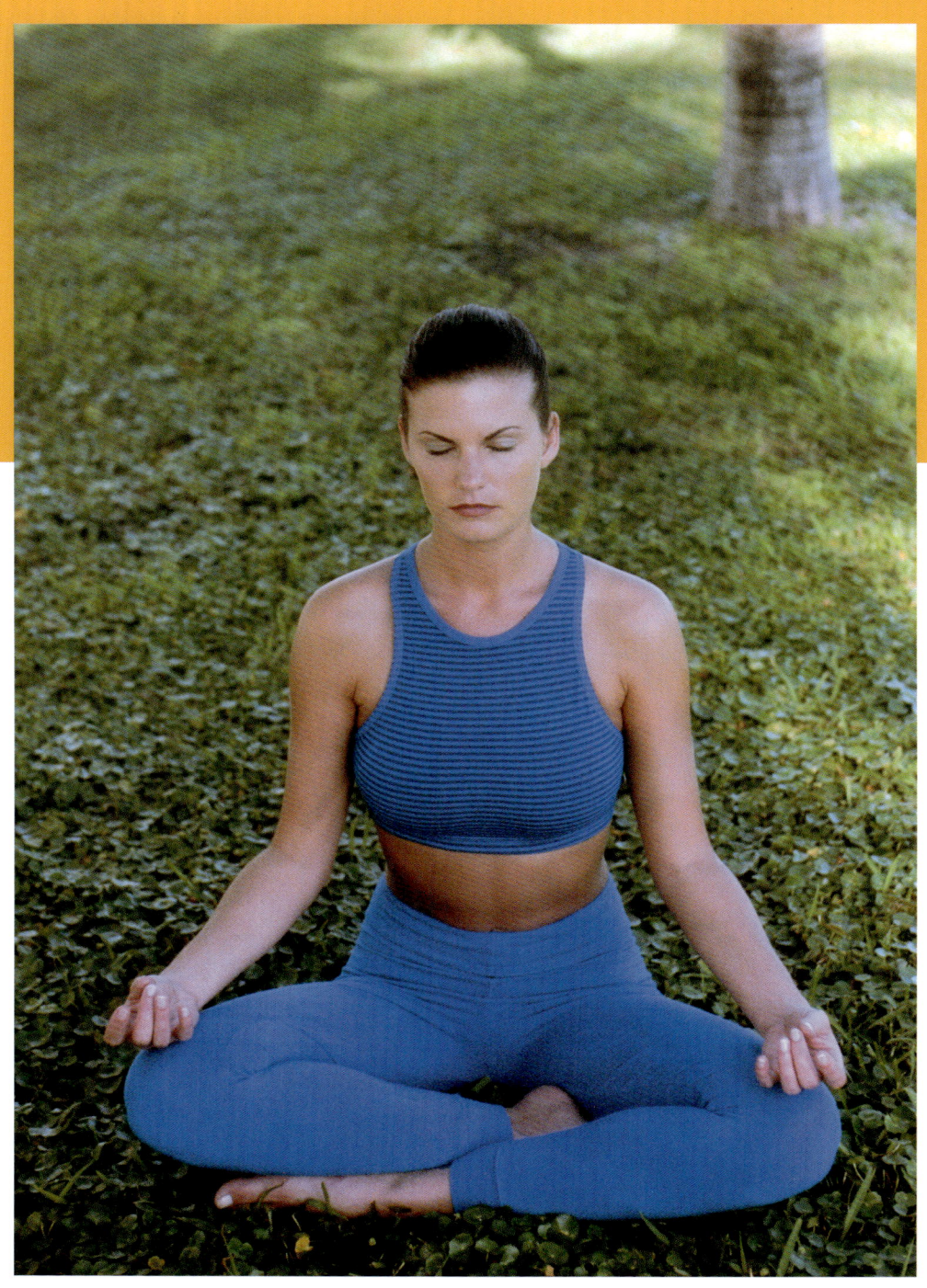

Drei philosophische Konzepte

Die Basis der TCM liegt in der Philosophie. Diese Philosophie ist keineswegs rein theoretisch abgehoben, sondern sie basiert auf Naturbeobachtung und ist äußerst praxisorientiert. Im Laufe langjähriger Entwicklungen kristallisierten sich drei medizinphilosophische Hauptströmungen heraus, welche miteinander verknüpft sind:

1. Yin-Yang-Philosophie
2. Lebensenergie Qi, drei Schätze, fünf Substanzen
3. Fünf Elemente

Diese philosophischen Konzepte und eine fremdartige Physiologie sind zugleich die Schwäche und die Stärke der Chinesischen Medizin: Schwäche, weil ein konventioneller westlicher Mediziner jemanden, der beispielsweise bei einem Magengeschwür von „Leber attackiert Magen" spricht, für geistesgestört hält. Mit der chinesischen Philosophie hätte die Akupunktur niemals 1986 die offizielle Anerkennung als medizinische Heilmethode in Österreich erreicht. Hier waren harte Fakten nach den Kriterien der modernen Wissenschaft ausschlaggebend.

Stärke, weil Krankheit ja nicht ein isoliertes Phänomen ist, sondern ein vorübergehendes Geschehen, welches uns im Lauf des Lebens eben hin und wieder widerfährt. Wir sind nicht nur „das Ulcus von Zimmer sieben", sondern wir sind Herr oder Frau Mayer, Müller, Pschistatschek mit Magenbeschwerden, die uns in der normalen Lebensführung stören. Unsere Balance, unsere – um einen modernen Ausdruck zu gebrauchen – „Wellness" ist beeinträchtigt und wir wollen unser normales Leben wieder haben und uns wohl fühlen. Und genau das ist es, was die Philosophie der Chinesischen Medizin impliziert: Es gibt einen Normzustand – Gesundheit. Krankheit ist gleich Abweichung von der Norm. Ziel der Chinesische Medizin ist die Erhaltung bzw. die Wiederherstellung des Normzustandes.

Yin und Yang

Das Yin-Yang-Konzept befasst sich mit der Dynamik aller Lebensvorgänge und ist äußerst vielschichtig. Entgegen einer weit verbreiteten Meinung geht es nicht nur um eine Kategorisierung von gegensätzlichen Paaren sondern um deren Balanceverhältnisse, gegensätzliches und gemeinsames Wirken, Wechselwirkungen zwischen Materie und Energie des gleichen Dinges und um die dynamischen zyklischen Abläufe und Übergänge in der Natur.

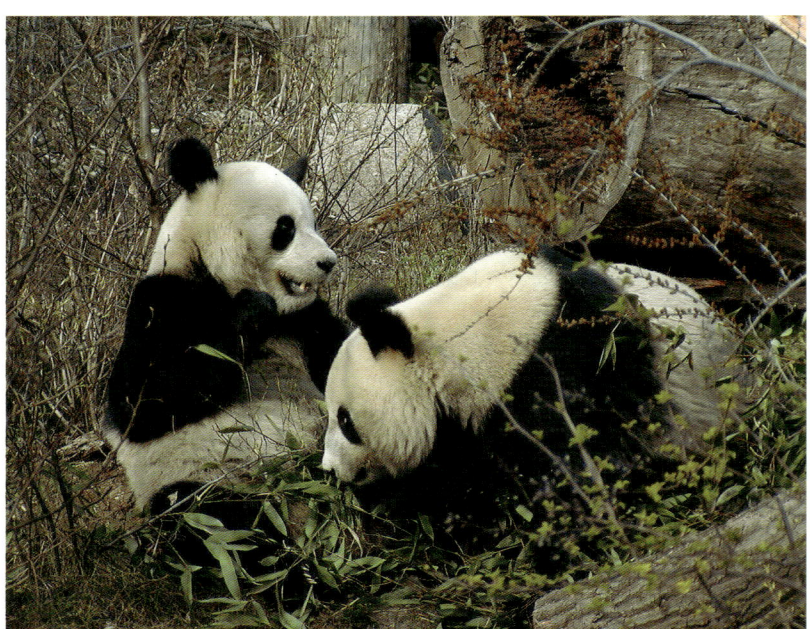

Vorweg eine kurze Charakterisierung von Yin und Yang:

- Yin ist Materie, Substanz, von Natur aus statisch, kühl und dunkel.
- Yang ist Aktion, Funktion, von Natur aus bewegt, warm und hell.

Yin und Yang sind relative Begriffe, eines ohne das andere ist sinnlos. Die Welt und der Mensch sind in Ordnung, wenn Yin und Yang in einem ausgewogenen Verhältnis stehen. Yin trägt den Keim von Yang in sich und umgekehrt, graphisch dargestellt in der Monade als jeweils ein „Auge" im Feld des anderen. *Grafik Seite 48*

Die Schriftzeichen für Yin 陰 und Yang 陽 weisen piktographisch auf deren Gegensätzlichkeit hin: Beide zeigen einen Hügel, Yin bedeutet und zeigt die Schatten-, Yang die Sonnenseite. Sonne heißt übrigens tai Yang – großes Yang!

Ziemlich chauvinistisch gelten

- als Yang: Feuer, Energie, Himmel, Sonne, Tag, Frühling und Sommer, Wärme, Aktivität, Bewegung, das Spirituelle, die Regionen außen und oben und der Mann;
- als Yin: Wasser, Materie, Erde, Mond, Nacht, Herbst und Winter, Kälte, Ruhe, das Materielle, die Regionen innen und unten und die Frau.

Prototypen der Gegensatzpaare sind Wasser für Yin und Feuer für Yang.

Diverse klassische Zitate beleuchten die Beziehungen der Partner. Manche davon sind allgemein gültig, andere wieder versteht man nur, wenn sie differenziert auf gewisse Paare angewendet werden.

Universell zu verstehen ist die Forderung nach „Harmonie zwischen Yin und Yang" als Vorbedingung für einen perfekten Zustand von Makrokosmos Umwelt und Mikrokosmos Körper. Das Zitat passt sowohl auf die Beziehung zwischen Wasser und Feuer als auch zwischen Materie und Energie.

Schnee- und Flutkatastrophen, lang anhaltende Hitze- und Dürreperioden und ähnliche Extremzustände stören die Harmonie der Welt. Für den Körper bedeutet Yin-Yang-Harmonie, dass die Körpertemperatur normal ist, weder ein Hitze- noch ein Kältegefühl besteht und dass intaktes Yin – gesunde Substanz der inneren Organe deren ordnungsgemäße Funktion garantiert. Viele Krankheiten zeigen sich als Störung der Yin-Yang-Balance im Körper, z.B. Fieber entspricht einem Überwiegen von Yang.

„Yin und Yang sind der Ursprung aller Dinge" spiegelt sich in der Fähigkeit von Frau und Mann wider, gemeinsam neues Leben zu produzieren.

47

„Wenn Yang zunimmt, dann nimmt Yin ab" und umgekehrt – illustriert, dass Yin und Yang eben keine starren Begriffe sind sondern, dass Leben aus deren dynamischen Wechselspiel besteht. Denken wir nur an den zyklischen Wechsel der Tages- und Jahreszeiten oder an die wechselnden Ruhe- und Aktivitätsphasen aller Lebewesen!

Ein weiteres Naturgesetz besagt, dass Yin und Yang in dem Augenblick, wo sie am kleinsten sind, wieder zu wachsen beginnen: Wenn die Nacht am tiefsten ist

b e - ginnt der neue Tag zu wachsen, nach der längsten Nacht werden die Tage wieder länger.

„Extremes Yang führt zu Yin-Symptomen". Dieses Phänomen lässt sich beobachten wenn uns große Hitze den Schweiß heraustreibt, der uns abkühlt.

„Extremes Yin führt zu Yang-Symptomen" ist eine Erfahrung, die jeder kennt, der schon einmal kalt geduscht oder gekneippt hat: Auf Kälte folgt wohlig prickelnde Wärme.

Yin und Yang tragen stets auch den Keim zum Gegenpol in sich: Frösteln endet in Fieber, hektische Aktivität in Erschöpfung und aus dem Yin-Zustand des Schlafes gewinnen wir neue Kräfte für neue Yang-Aktivitäten. Große Liebe kann zu großem Hass werden und umgekehrt, glückliche Lebensphasen gleiten über in dunkle Perioden: Wenn die Wogen des Lebens uns ganz nach unten gedrückt haben, die nächste Welle hebt uns wieder aus unserer depressiven Stimmung.

„Yin und Yang wurzeln ineinander" betont die Untrennbarkeit und gleichzeitig die gegenseitige Abhängigkeit von Materie und Funktion.

Dazu, sowie zur Feststellung, dass sich Yin und Yang gegenseitig erzeugen, ein Beispiel aus dem modernen Leben, zunächst zu „Yin erzeugt Yang": Zum Autofahren braucht man ein Auto und Benzin – Substanz – Yin. Das Autofahren ist ein Yang-Vorgang mit Bewegung und Wärmeentwicklung, wobei Yin-Substanz – Benzin verbraucht wird. Übrigens hängt die Qualität von Yang von der Qualität von Yin ab: Ein qualitativ hochwertiges Auto fährt besser als ein defekter Schrotthaufen und verwässertes Benzin erbringt keine befriedigende Fahrleistung. Übertragen auf den Körper: Ein defektes Organ kann nicht ordentlich funktionieren und wenn wir uns falsch ernähren wird es uns bald an Kräften fehlen. Haben wir vergessen

48

zu tanken, dann ist es mit dem Fahren überhaupt Essig, denn es fehlt uns an „Yin" um daraus „Yang" zu produzieren.

„Yang erzeugt Yin" und beeinflusst dabei dessen Qualität: Ein Auto muss hergestellt werden – ein Yang-Vorgang, jeder kennt die Problematik eines „Montag-Morgen-Autos", nämlich ein mieser Haufen Blech – Yin – durch schlampige Arbeit – Yang. Fossile Brennstoffe brauchen Jahrmillionen zu ihrer Entstehung und müssen noch einen aufwändigen Raffinierungsprozess – Yang – durchlaufen, bis sie als besseres oder schlechteres Benzin (Yin) materielle Grundlage der Energie (Yang) für unser Auto liefern.

Auch für das Auto ist die Harmonie zwischen Yin und Yang wichtig: Haben wir zu viel Yin – Substanz aufgeladen – Verpflegung für vier Wochen, Zelt, Schwiegermutter etc., dann wirkt sich das hemmend auf die Funktion unseres Autos aus und wir werden uns schwer tun, eine Bergstrasse hinaufzufahren! Um das Yin-Yang-Gleichgewicht wieder herzustellen können wir das Auto um das Yin der Schwiegermutter erleichtern indem wir sie aussteigen lassen. Wir können sogar noch Yang zulegen wenn wir die Schwiegermutter anschieben lassen!

Das Auto bietet auch ein gutes Beispiel für die Bedeutung der Harmonie zwischen Wasser-Feuer: Ein Verbrennungsmotor produziert naturgemäß Hitze – Yang und dabei wird Kühlwasser – Yin konsumiert, denn Yang frisst Yin. Um das Yin-Yang-Gleichgewicht zu erhalten müssen wir also gelegentlich Kühlwasser nachfüllen.

Als Beispiel für die Relativität von Yin und Yang kann man Benzin und Wasser nehmen: Als Substanzen sind beide an sich Yin, beide tragen das Potenzial zu Yang in sich, aber Benzin ungleich mehr als Wasser: Benzin ist leichter und flüchtiger als Wasser und entflammbar; daher im Vergleich dazu relativ mehr Yang. Um die gleiche Menge Strom zu erzeugen braucht man große Mengen an Wasser aber es genügen schon wenige Liter Benzin.

WIR HALTEN FEST:

■ **Yin ist nicht nur der Grundstoff für Yang, sondern kühlt und hemmt es auch.**

■ **Yang frisst und verbrennt, wärmt, bewegt und transformiert Yin.**

49

Die Chinesische Medizin verwendet Yin und Yang auch um Regionen, Bewegungen und Zustände zu beschreiben: Innen und unten sind Yin-Regionen, außen und oben Yang-Regionen: So ist der Kopf sehr stark Yang, weil er als höchste Körperregion dem Himmel am nächsten ist. Haut, Muskeln, Gelenke sind im Verhältnis zu den inneren Organen relativ Yang. Trotzdem unterscheidet man auch an der Körperoberfläche und im Körperinneren Zonen und Organe, welche dem Yin und welche Yang zugeordnet sind: Bereiche, die bei der Feldarbeit – die alte chinesische Gesellschaft war ja eine bäuerliche – von der Sonne gebräunt werden, sind Yang, die weiß bleibenden Regionen – die Innenseite von Arm und Bein – sind Yin. Dem entsprechend gibt es Yin- und Yang-Meridiane. Auch werden Yin- und Yang-Organe unterschieden:

■ Herz, Niere, Perikard - Herzbeutel, Leber, Lunge und Milz (wozu auch die Bauchspeicheldrüse gehört), medizinisch die parenchymatösen Organe, sind Yin-Organe, chinesisch „zang";
■ Dünndarm, Blase Dreifacher Erwärmer, Gallenblase, Dickdarm und Magen – also die Hohlorgane – sind Yang-Organe, chinesisch „fu".

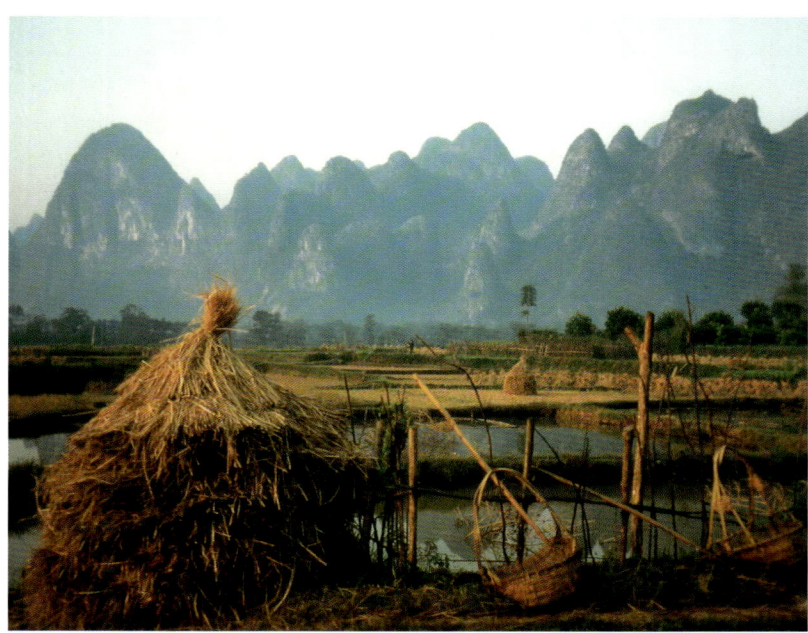

Die Substanzen des Lebens

Die fünf Substanzen des Lebens:

- jing – Essenz
- qi – Vitalenergie
- shen – Geist
- xue – Blut
- jin ye – Körperflüssigkeit

Jing, qi und shen heißen auch die drei Schätze, da nur sie dem Menschen wirklich gehören.

Jing – Essenz

Jing – Essenz ist die materielle Grundlage für alle weiteren Substanzen des Lebens und auch z.B. für die Muskulatur etc. Knochen- und Rückenmark sowie Hirnsubstanz, die „Meer des Markes" heißt, sind jing – Essenz. Die Samenflüssigkeit gilt als „weißes jing", daher das Bestreben, nicht zu viel davon zu verlieren – das könnte zu Lasten des Nervensystems gehen. Drei Arten von Essenz – jing werden unterschieden.

- Angeborenes jing: Angeborene Essenz ist eigentlich die materielle Basis unserer Erbanlagen. Bereits im Augenblick der Zeugung, der Vereinigung von mütterlicher und väterlicher Essenz – jing wird festgelegt wie wir einmal sein und aussehen werden – blond oder schwarz, groß oder klein, grob- oder feinknochig, lang- oder kurzlebig. Angeborenes jing wird in der Niere aufbewahrt.
- Erworbenes jing: Mit der angeborenen Essenz allein würden wir nicht weit kommen, deshalb müssen wir ständig Luft und Nahrung aufnehmen und daraus Essenz produzieren. Deren Qualität wird einerseits bestimmt durch die angeborene Essenz, anderseits durch die Art von Luft und Nahrung, die wir zu uns nehmen. Eine Hauptrolle in der Jing-Produktion wird der Milz zugeschrieben.
- Reproduktions-Essenz: Angeborene Essenz nimmt im Lauf des Lebens unmerklich aber unweigerlich ganz langsam ab. Erworbene Essenz nimmt nach der Geburt zu – vergleichen wir nur einen Säugling mit drei Kilo mit einem Teenager von 60 Kilo! Die Zeit der Geschlechtsreife ist bestimmt von einem gewissen Überschuss an Essenz, die zur Produktion von Nachkommenschaft verwendet werden kann.

51

Jing-Pathologien

Erbkrankheiten, Missbildungen, verzögerte Entwicklung der Kleinkinder werden als fehlerhaftes angeborenes jing interpretiert. Die tausend Alterswehwehchen sowie die Altersschwerhörigkeit hingegen als eine Erschöpfung desselben. Angeborene Essenz kann nicht ersetzt werden; ist sie aufgebraucht, dann bedeutet das den Tod.

Ohne Überschuss an Essenz keine Fruchtbarkeit. Der Wechsel ist definiert durch die natürliche Abnahme von angeborener Essenz mit fortschreitendem Alter. Bei jungen Mädchen kommt es zum Ausbleiben der Monatsblutung und damit zur Unfruchtbarkeit wenn sie sich entsprechend dem modernen Schönheitsideal herunterhungern und damit zu wenig erworbene Essenz aufbauen, wie wir das bei der Anorrhexia nervosa und bei der Bulimie kennen.

Qi – Energie

Für das Schriftzeichen Qi 氣 gibt es viele Übersetzungen: Es heißt u.a. Gas, Luft, Atem, Wetter, Benehmen, Laune, jemanden in Rage bringen und – in der TCM – physiologische Aktivität, funktionelle Vitalität des Organismus[3]. Qi – Lebensenergie fließt ständig in unserem Körper, hält uns am Leben, lässt uns bewegen und unsere inneren Organe funktionieren. Kurz gesagt – qi ist, was Leben von Tod unterscheidet. Erinnert das nicht an die Genesis, wo der „Odem Gottes" – also qi – einen Lehmklumpen zum lebenden Adam erweckt? Jede Aktivität verbraucht qi. Jede Energie entsteht aus Materie, so auch qi.

Das alte Schriftzeichen[4] 氣 macht das deutlich, es besteht nämlich aus zwei Piktogrammen:

气 – Dampf und modernes vereinfachtes Zeichen für qi, verkörpert die funktionelle Komponente – Action (Yang).

米 – Reis = Essen, verkörpert die materielle Komponente (Yin).

Qi entsteht im Körper aus Essenz – jing. Da es zwei Arten von jing gibt, muss es zwei Arten von qi geben. Gibt es, und noch viel mehr!

■ Wahres qi – zhen qi – bezeichnet allgemein die den Körper erfüllende und nährende Energie.

■ Quellen-Qi, auch Ursprungs- oder vorhimmlisches qi – xian tian zhi qi, entsteht aus angeborenem jing – Essenz, der Basis der Konstitution. Es prägt daher jede weitere Art von qi und bewirkt so, dass jedes Lebewesen seine individuelle Körpersubstanz und Energie bildet.

- Erworbenes oder nachhimmlisches qi – hou tian zhi qi – wird – geprägt durch Quellen-Qi – transformiert aus erworbenem jing, also aus Luft (die da qi – großes qi heißt), sowie aus Wasser und Nahrung – gu qi. Transformator und Raffinerie ist die Milz.
- Reines qi – qing qi – ist das gereinigte Destillat des Nahrungs-Qi. Qing qi wird teils direkt zum Herzen geschickt, wo es rot gefärbt und so zu Blut ungewandelt wird, teils geht es zur Lunge und sorgt für die Körperwärme.
- Ein großer Teil von qing qi geht zur Mitte der Brust, wo laut TCM die Ahnen – zong – mit ihrem Ahnen-Q – zong qi – sitzen und prüfen, ob das Zeug brauchbar ist oder nicht. Gemeint ist damit das Immunsystem, repräsentiert durch die Thymusdrüse. Unbrauchbares qing qi führt zur allergischen Reaktion; brauchbares wird in zwei Fraktionen unterteilt:
  - Der noch nicht ganz saubere Anteil wird zum Abwehr-Qi – wei qi; findet sich in den oberflächlichen Meridianen und schirmt uns gegen schädliche Umwelteinflüsse ab
  - Der ganz saubere Anteil wird zu nährendem Qi – ying qi, welches als Meridian-Qi in den tieferen Meridianen und in den Netzverbindungen fließt und als Organ-Qi die Organe versorgt.
- Trübes qi ist Abfall, wird noch einmal destilliert und extrahiert um Verwertbares zu verwerten, der Rest wird als Harn und Stuhl entsorgt.
- Übles qi – xie qi – werden Äußere Krankmacher genannt. Aufgrund der Unkenntnis von Bakterien, Viren etc. gelten saisonale Witterungseinflüsse als potenziell krankmachend.

Qi-Pathologien

Qi-Mangel entsteht, wenn wir zu wenig produzieren oder zu viel verbrauchen. Ersteres passiert, wenn wir zu wenig, zu viel oder falsch essen, weil unser Verdauungssystem nicht richtig funktioniert oder weil wir verbrauchte Luft einatmen. Nach dem Essen werden wir in einem überfüllten Vortragssaal schrecklich müde! Zu viel qi verbrauchen wir, wenn wir zu viel arbeiten, studieren, Sex haben und zu wenig schlafen oder wenn wir mit einer Krankheit fertig werden müssen. Auch Kummer und Sorge zehren an unseren Lebensgeistern und Angst lähmt sie überhaupt.

Man unterscheidet zwischen allgemeinem Qi-Mangel und Organ-Qi-Mangel. Eine schlechte Kondition ist das beste Beispiel für ersteren: Schon bei der geringsten Anstrengung kommt man außer Atem, fängt an zu schwitzen und man hat eigentlich zu gar nichts Lust. Besteht ein Organ-Qi-Mangel kommen organspezifische Symptome dazu. Akupunktur führt zwar kein qi zu, kann aber verborgene Reserven aktivieren und die Qi-Produktion anregen.

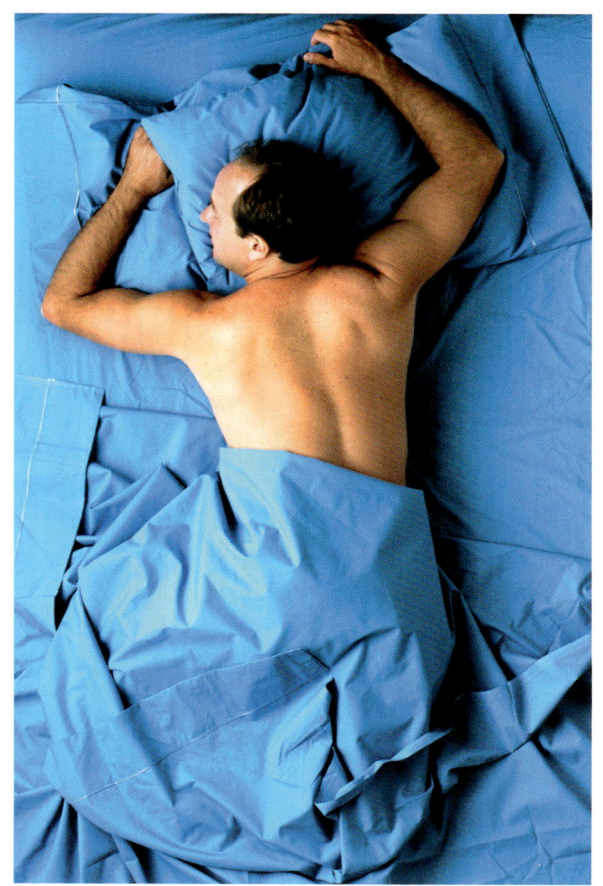

Qi-Stagnation heißt, dass Qi nicht glatt fließen kann und das erzeugt Spannungsgefühl bis Schmerz. Ursache kann ein Strömungshindernis sein, z.B. eine Verletzung. Auch Emotionen können schuld sein, z.B. sind wir kaum fähig, uns zu bewegen, wenn wir wirklich traurig sind. Übrigens kann auch Qi-Mangel den glatten Qi-Fluss beeinträchtigen, ebenso wie überflüssiger Müll, welcher durch Milzschwäche liegen bleibt.

Qi-Gegenfluss: Wie das Wasser im Fluss hat qi im Meridian eine bestimmte Flussrichtung. Das gilt auch für das qi der inneren Organe. Kehrt sich die Flussrichtung um, dann nennt man das „rebellierendes qi". Beispiel: Magen-Qi soll entsprechend der Peristaltik nach unten laufen. Rebellierendes Magen-Qi bedeutet Aufstoßen, Erbrechen. So reagiert der Magen auf jede Irritation. Auch Lungen-Qi geht normalerweise nach unten, Rebellion äußert sich in Husten.

Sinkendes Qi bedeutet, dass innere Organe oder Gewebe nicht aktiv gehalten werden und nach unten zu fallen drohen, z.B. Gebärmuttersenkung, Hämorrhoiden, Vorfall des After, Magensenkung, Wanderniere etc. Ursache ist eine Schwäche des Milz-Qi, welches die Organe entgegen der Schwerkraft im Körper an ihrem Platz halten soll.

Shen – Geist

Shen – Geist ist ein Destillationsprodukt aus qi, ist verankert im Herz-Blut und eigentlich ein Synonym für die Arbeit unseres Großhirns und für alles, was uns vom Tier unterscheidet: Hausverstand, Moral, Esprit, Sprache, Geistes- und Bewusstseinszustand, aber auch Schlafen oder Wachen. Von den drei Substanzen – jing, qi und shen – ist shen die leichteste und daher auch am leichtesten zu bewegen und zu irritieren – auch mit Akupunktur! Geisteskrankheiten werden in China oft mit Akupunktur behandelt – allerdings stationär in Kliniken! Bei uns ist man dabei mit Recht vorsichtig, denn Akupunktur wird vorwiegend ambulant durchgeführt. In der Suchtbehandlung hingegen macht man sich die Beeinflussbarkeit von shen durch Akupunktur sehr erfolgreich zunutze.

Jing – qi – shen

So lange wir wach sind destillieren wir aus jing – Essenz qi – Vitalenergie und daraus in weiterer Folge shen – Geist. Schlafen wir, dann wird shen – Geist zu qi und qi wieder zu jing rücktransformiert. Deshalb nehmen wir ab wenn wir wenig, und zu wenn wir viel schlafen.

Für die Transformationsvorgänge verantwortlich sind die inneren Organe, dank der ihnen innewohnenden Energie qi – in diesem Fall sprechen wir von Organ-Qi. Die TCM schreibt diversen Organen Funktionen zu, die uns heute ziemlich absurd erscheinen, beispielsweise gilt die Milz als Zentrum des gesamten Verdauungssystems, der Produktion von qi – Vitalenergie, Blut und Muskulatur, des Flüssigkeitshaushalts und der Ausscheidung. Modernen „gestandenen Schulmedizinern" stellen sich bei dieser Vorstellung natürlich vor Entsetzen die Haare auf und wir täten uns viel leichter, wenn wir gar nicht von diesen „Absurditäten" sprächen. Aber für das Verständnis der Akupunktur sind nun einmal die klassisch chinesischen Organfunktionen wichtig, weil man sonst nicht verstehen kann, wieso ein Punkt auf dem Meridian der Milz beispielsweise helfen kann, angesammelte Flüssigkeit loszuwerden.

Blut und Körperflüssigkeit

Auch Blut und Körperflüssigkeit entstehen aus jing – Essenz. Der menschliche Körper besteht zu 70% aus Flüssigkeit, an deren Produktion, Transformation und Transport insbesondere Milz, Niere und Lunge beteiligt sind – wohlgemerkt nicht die Organe in unserem Sinn sondern im Sinn ihrer Funktion in der TCM.

Blut entsteht aus bereits gereinigtem und zu qi transformiertem jing, wird im Herzen rot gefärbt und von qi ständig in Bewegung gehalten.

HALTEN WIR ALSO FEST:

In den Meridianen und ihren Verbindungen – in den „Schläuchen" – fließt ständig qi sowie Blut, welches von qi bewegt wird. Der Grundstoff für diese beiden Substanzen, aber auch für die Körperflüssigkeit und shen – Geist, ist Essenz – jing, welche aus Luft und Nahrung hergestellt wird. Nahrungsbrei wird im Magen zerkleinert und von der Milz – in der TCM ein Synonym für das Verdauungssystem – in einen brauchbaren Grundstoff umgewandelt. Individuell geprägt werden dieser Grundstoff – die erworbene Essenz – jing und damit alle weiteren Stoffe durch die angeborene Essenz – jing, welche in der Niere gespeichert ist und der Basis der Konstitution, den Erbanlagen entspricht.

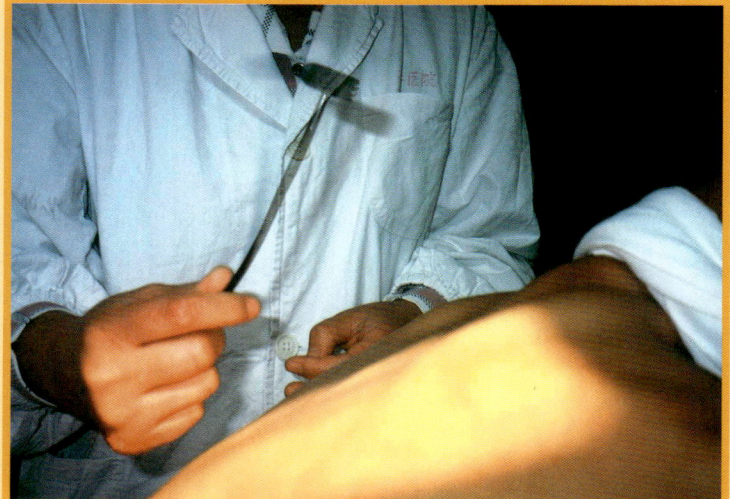

Pflaumenblütenhämmerchen

Die Fünf-Elemente-Lehre

Während die Yin-Yang-Philosophie chinesischen Ursprungs ist, kam die Fünf-Elemente-Lehre zusammen mit dem Buddhismus aus Indien, wurde für die chinesische Denkweise adaptiert und in die bestehenden Lehren integriert. Jedem Element entsprechen zahlreiche Phänomene der Umwelt ebenso wie im menschlichen Körper. Sämtliche einem Element zugeordneten „Entsprechungen" nennt man einen Funktionskreis.

Die Fünf Elemente und damit auch ihre Entsprechungen stehen in mannigfaltigen wechselseitigen Beziehungen. Original Chinesisch spricht man von (xiang) sheng ke cheng wu, was soviel wie „wechselseitig hervorbringen, kontrollieren, überkontrollieren, rebellieren" heißt, der guten Beobachtungsgabe der Chinesen entspringt und in Form von Zyklen dargestellt wird.

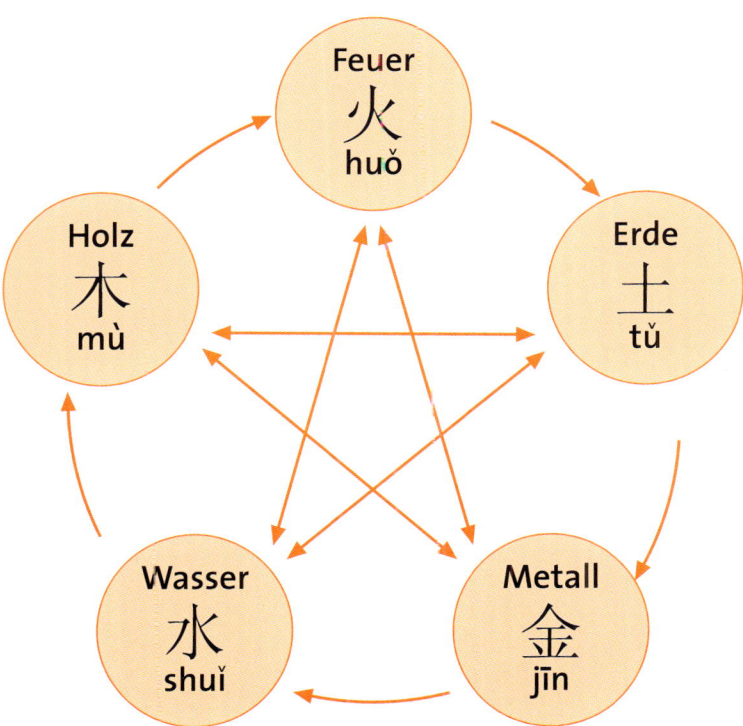

Der Zyklus des Hervorbringens – auch Mutter-Kind-Zyklus genannt – symbolisiert eine Art natürliches Recyclingsystem: Holz gebiert Feuer, Feuer gebiert Erde, Erde gebiert Metall, Metall gebiert Wasser – das heißt Wasser entspringt aus metall- und mineralstoffreichem Erdreich und gebiert seinerseits Holz, womit alle Pflanzen gemeint sind. Dass die Mutter dem Kind immer gibt und es stets stärkt, ist normal.

Krankhaft wird die Beziehung wenn die Mutter ungeeignete Dinge an ihr Kind weitergibt, wie im realen Leben z.B. zu viele Süßigkeiten, einen Schnupfen oder sonstige Infektionskrankheiten. In der Chinesischen Medizin wird so beispielsweise eine chronische Bronchitis beschrieben, welche auf Fehlernährung und Fehlverdauung beruht: In diesem Fall produziert die „chinesische Milz" statt guter Nährstoffe und klarer Flüssigkeiten Schleim und gibt ihn an ihr Kind – die Lunge – weiter, die ihn hortet und dadurch in ihrer Funktion gestört wird.

Es ist auch normal und natürlich, dass ein Kind stets von seiner Mutter nimmt – so lange die Mutter genug zu geben hat. Diese Beziehung ist in der umgekehrten Reihenfolge der Mutter-Kind-Sequenz ausgedrückt: Feuer verzehrt Holz, Holz (jede Pflanze) verbraucht Wasser, Wasser arrodiert Metall, Metall bearbeitet Erde und Erde erstickt Feuer. Krankhaft wird diese Beziehung, wenn das Kind der Mutter zu viel abverlangt, insbesondere wenn die Mutter ohnedies schon geschwächt ist.

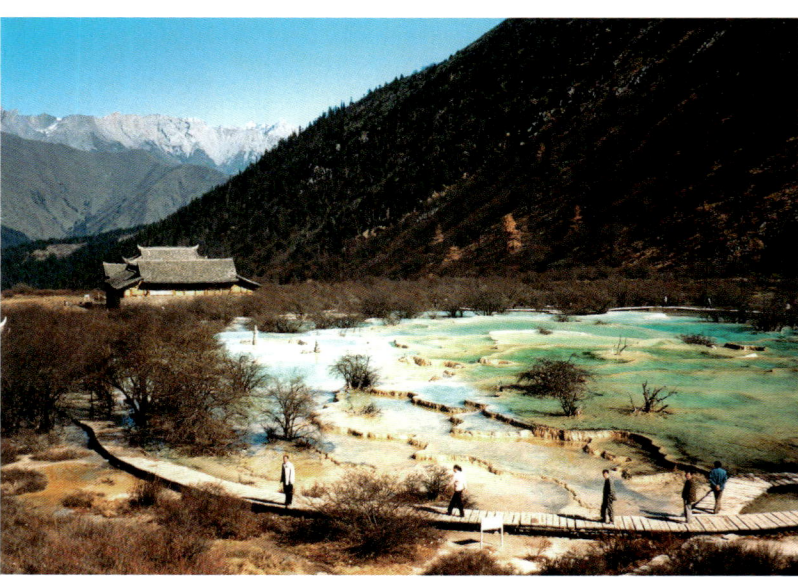

Erde kontrolliert Wasser

Zwei weitere normale Beziehungen bestehen –
wie im täglichen Leben – in Kontrolle und Widerstand:

- Wasser kontrolliert Feuer – denken wir nur an die Feuerwehr;
- Feuer kontrolliert Metall, welches man ja nur in rotglühendem Zustand bearbeiten kann;
- Metall kontrolliert Holz – mit metallenen Sägen und Hacken bearbeitet man den wuchernden Dschungel;
- Holz kontrolliert Erde – holzt man zu viel ab, dann führt das nächste Unwetter zu Muren;
- Erde kontrolliert Wasser – jedes Wasser ist von Erde begrenzt.

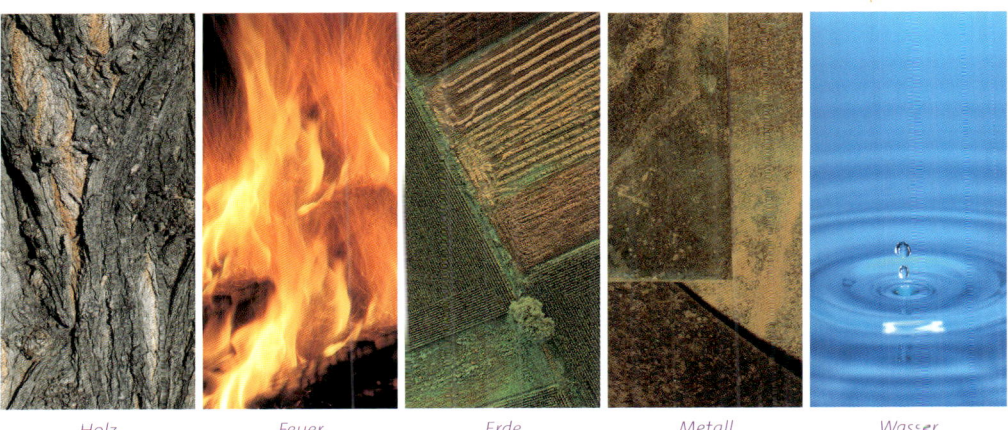

Holz   Feuer   Erde   Metall   Wasser

Auch hier gibt es krankhafte Auswüchse entweder in Form von Über-Kontrolle oder von Rebellion gegen die Kontrolle. Beispiel: Erde soll Wasser kontrollieren. Ein Dammbruch führt zur Überschwemmung. Übersetzt auf den menschlichen Körper hieße das, dass die Milz (Erde) zu schwach ist um die Niere (Wasser) zu kontrollieren und es kommt zu Flüssigkeitsansammlung im Gewebe – Ödeme genannt. Stellt man so eine krankhafte Beziehung zwischen Milz und Niere fest, muss man versuchen, die Harmonie zwischen Milz und Niere wieder herzustellen.
Der Körper wird nicht nur mit dem natürlichen Ambiente verglichen, sondern z.B. im berühmten Klassiker Nei Jing auch mit einem Staat mit all seinen zeitgemäßen hierarchischen Strukturen. Führend sind hier die dem Yin zugeordneten Organe. Ihre Yang-Partner gehören zwar zum gleichen Element, spielen aber eine relativ untergeordnete Rolle und sind daher in Klammer gesetzt.

59

Die Funktionskreise der Fünf Elemente

Element	Holz	Feuer	Erde	Metall	Wasser
Organ / Meridian	Leber (Gallenblase)	Herz (Dünndarm) sowie zusätzlich Perikard (3 Erwärmer)	Milz (Magen)	Lunge (Dickdarm)	Niere (Blase)
Rolle im „Staat Körper"	Stratege	Kaiser	Lagermeister	Premierminister	Energiezentrale
5 (6) Umweltfaktoren	Wind	Sommer-Hitze (Feuer)	Feuchtigkeit	Trockenheit	Kälte
7 Emotionen	Zorn	Freude	Grübeln	Trauer und Melancholie	Angst und Schreck
Öffner	Auge	Zunge	Mund	Nase	Ohr
Gewebe	Sehnen	Gewebe um Gefäße	Muskulatur, Fleisch	Haut	Knochen
Seele	hun – Instinkt, Territorialverhalten	shen – Geist, Hausverstand, „Ober-Seele"	yi –Philosophenseele, „verdaut" Gelerntes	po – Körperseele, reguliert Vegetativum	zhi – Willenskraft
System	Bewegung	Gefäße	Verdauung	Atmung, qi	Urogenitale
Saft	Tränen	Schweiß	Speichel, der bei gutem Essensduft rinnt	Nasentröpferl	Feuchtigkeit der Schleimhäute

Praktische Nutzanwendung

- Element: Kernstück des Funktionskreises
- Organ / Meridian: Stehen zu einander in gleicher Beziehung wie die Fünf Elemente, sind besonders anfällig auf Umweltfaktoren und Emotionen des gleichen Funktionskreises.
- Rolle im „Staat Körper": Definiert die Stellung eines Organes innerhalb einer Hierarchie.
- Fünf (Sechs) Umweltfaktoren: Fünf der sechs – alle außer Feuer – treten zu bestimmten Jahreszeiten auf und können krank machen, wenn sie sehr intensiv einwirken oder die Abwehr-Energie – wei qi – zu schwach ist. Akupunktur versucht, in den Körper eingedrungene störende Umweltfaktoren zu entfernen bzw. behandelt Symptome, welche den Umweltfaktoren ähneln, über die zugeordneten Meridiane.

- Sieben Emotionen: Sind an sich lebensnotwendig, bewegen qi in bestimmten Richtungen. Krank machen sie nur, wenn total überraschend, übermächtig oder ständig einwirkend.
- Öffner: Sind Kommunikationsstellen des Körpers mit der Umwelt – Sinnesorgane. Hier zeigt sich oft eine Erkrankung des Organs des gleichen Funktionskreises, z.B. Leberkrankheiten im Auge, manche Nierenschwäche im Ohr.
- Gewebe: Jedem Organ ist ein Gewebe zugeordnet und wird über den entsprechenden Meridian behandelt, z.B. Muskelschwäche über Milz, Bewegungsstörungen über Leber / Gallenblase.
- Seele: Jedes Yin-Organ hat eine Seele mit spezifischen Aufgaben. Auch die Seelen unterliegen der gleichen zyklischen Reihung wie die Elemente. Dass es zu Problemen kommen kann, wenn die empfindsame Seele der Lunge po die wilde Seele der Leber hun kontrollieren soll, kann man sich wohl vorstellen.
- System: Jedes Yin-Organ ist zuständig für ein bestimmtes System, welches über den zugeordneten Meridian behandelt wird.
- Saft: Krankhafte Erscheinungen, die einen der Säfte betreffen, werden u.a. über den Meridian des gleichen Funktionskreises behandelt, also beispielsweise nervöses Schwitzen über den Herz-Meridian, Nasenrinnen über den Lungen- und seinen Partner, den Dickdarm-Meridian.

Yin und Yang, die Fünf Elemente und deren wechselseitige Beziehungen sind im Makrokosmos Umwelt ebenso wie im Mikrokosmos Körper allgegenwärtig: Es gibt Yin-Organe und Yang-Organe und daher Yin-Meridiane und Yang-Meridiane. Entsprechend der untrennbar partnerschaftlichen Natur von Yin und Yang gehören stets ein Yin- und ein Yang-Organ sowie ein Yin- und ein Yang-Meridian zusammen. Jedes dieser Paare ist einem der Fünf Elemente zugeordnet.

---

3 *Das Neue Chinesisch Deutsche Wörterbuch S.636f*
4 *In der Volksrepublik China wurden in den letzten 50 Jahren mehrere Vereinfachungen der Zeichenschrift durchgeführt, welche das Lesen und Schreiben zwar erleichtern, aber so manchem Piktogramm den Sinn nehmen.*

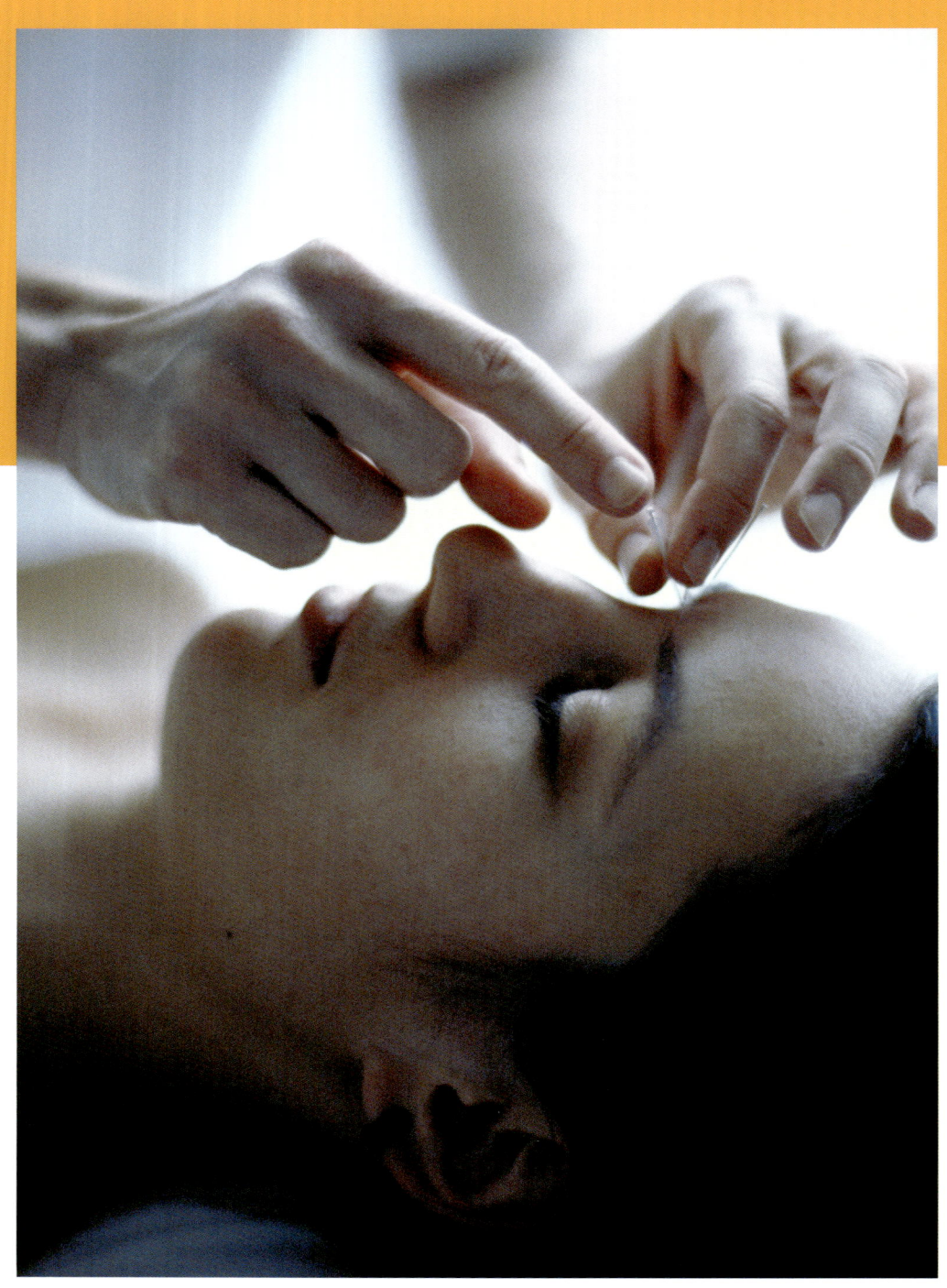

Gesundheit und Krankheit aus der Sicht der Traditionellen Chinesischen Medizin (TCM)

Gesundheit

TCM geht immer vom gesunden Organismus aus und vergleicht damit den kranken: Gesund ist der Mensch, wenn qi – Energie und xue – Blut glatt und ungehindert in der richtigen Richtung fließen, die Substanzen des Lebens ausreichend vorhanden und sowohl Yin und Yang als auch die Fünf Elemente in perfekter Harmonie sind. Wobei Harmonie nicht nur innerhalb des Mikrokosmos Mensch sondern auch mit dem Makrokosmos Umwelt zu verstehen ist.

Krankheit – Ursachen und Behandlungsstrategien

Krankheit entsteht durch Störung dieses Idealzustandes. Alle Methoden der TCM zielen darauf ab, diese Störungen zu beseitigen, bzw. im Idealfall das Gleichgewicht zu erhalten.

Ist der glatte Qi-Fluss behindert, kommt es zu Spannungsgefühl, Unbehagen, wechselnden und wandernden Schmerzen, z.B. bei Blähungen oder leichten Krämpfen. Ist der glatte Fluss des Blutes gestört, entstehen heftige stechende, örtlich fixierte Schmerzen, wie wir es an den Händen kennen, wenn wir im Winter ohne Handschuhe einen Schneemann bauen; oder wenn wir uns ein Bein brechen.

Ursache für so eine Stagnation kann beispielsweise eine Verletzung sein, aber auch eine Muskelverkrampfung durch Fehlhaltung oder körperliche Überanstrengung oder durch unbewusste seelische Reaktionen – wie beispielsweise die Nackenschmerzen vieler geknechteter Sekretärinnen.

Auch Witterungseinflüsse gelten als mögliche Ursache. Die TCM spricht dann von „Äußeren Krankmachern". Auch das kennen wir: Nacken- oder Schulterschmerzen, ausgelöst durch Zugluft oder ein Ischiasanfall nachdem uns bei der Gartenarbeit ein Gewitter erwischt und heftig abgekühlt hat, sind ebensolche Beispiele dafür wie eine Erkältung nachdem wir Wind und Kälte ausgesetzt waren. Da nach altchinesischer Vorstellung diese Äußeren Krankmacher – wahrlich überflüssiges Zeug – in den Körper eindringen und den glatten Qi-Fluss behindern, ist das Ziel der Behandlung, sie wieder loszuwerden und damit den glatten Qi-Fluss wieder herzustellen. Also eine hervorragende Domäne der Akupunktur, die ja qi bewegt! Man manipuliert die Akupunkturnadel und betont dabei die Richtung „weg vom Körper". Außerdem macht man ja mit der Nadel ein Loch, welches man in diesem Fall nicht verschließt, sondern eher noch vergrößert wenn man die Nadel wieder herauszieht. Dadurch kann das überflüssige Zeug sozusagen herauspfeifen. Man spricht hier von sedierender oder ableitender oder reduzierender Technik. Der Befall durch Krankmacher spielt sich übrigens meist recht dramatisch ab.

An einer Qi- oder Blutstagnation kann aber auch ein Mangelzustand schuld sein! Denken Sie daran, dass sich z.B. ein WC nicht nur dadurch verstopfen kann, dass man ungeeignete Sachen hinein wirft, sondern auch durch fortgesetzt ungenügendes Betätigen der Spülung – was einem Qi-Mangel entspricht – oder durch Wassermangel – entsprechend beispielsweise einem Blutmangel! In diesem Fall müssen wir unsere Strategie ändern: Wir versuchen zwar auch, Qi mit Akupunktur zu bewegen, achten aber darauf, dass uns kein kostbares qi mit austretendem Blut oder Gewebsflüssigkeit verloren geht indem wir bei Entfernen der Nadel das Loch sofort verschließen und die Stelle leicht massieren. Außerdem wird bei der Nadelmanipulation die Richtung zum Körper betont, als wollte man etwas hineinstopfen. Man spricht hier von tonisierender Technik. Die beste tonisierende Akupunkturtechnik kann aber keine materiellen Substanzen – wie Blut, Yin, Körperflüssigkeit – ergänzen; sie kann nur die Organe stimulieren, welche mit deren Produktion befasst sind. Hier bewährt sich die Kombination mit chinesischer Arzneitherapie ausgezeichnet!

Der Begriff „Disharmonien zwischen den Fünf Elementen" bezieht sich auf Ungleichgewichte zwischen den inneren Organen. „Holz kontrolliert Erde" bedeutet beispielsweise, dass die Leber die Milz und damit das Verdauungssystem kontrolliert. Die Leber hat sehr viel mit Emotionen zu tun. Verdauungsstörungen in Zusammenhang mit Stress oder Ärger entsprechen einer Über-Kontrolle der Milz durch die Leber. Mit Akupunktur kann man die Balance wieder herstellen indem man die Leber mittels sedierender Technik beruhigt und die Milz mittels tonisierender Technik stärkt.
Hauptdomäne der Akupunktur sind und bleiben aber Störungen des glatten Energieflusses in den Meridianen.

Was macht uns krank?

Die TCM unterscheidet vier Gruppen von Krankmachern.

1. Äußere Krankmacher

Zur Entstehungszeit der TCM kennt man noch keine Bakterien oder Viren. Man beobachtet aber einen Zusammenhang zwischen Jahreszeit, Wetter, Infektionskrankheiten, Befall bestimmter Gewebe und Organe. Systemisiert finden wir diese Zusammenhänge in den Entsprechungen der Fünf Elemente. Jeder Krankmacher verändert den Qi-Fluss und kann so indirekt die inneren Organe schädigen; vorwiegend gilt das für jenes Organ, welches dem gleichen Element zugeordnet ist.
Der Wind des Frühlings ist Holz – Leber und Gallenblase zugeordnet und kann beim Eindringen in den Gallenblasen-Meridian Kopfschmerzen verursachen; im Frühsommer kann die Sommerhitze durch Beschleunigung des Qi-Flusses zu Herzbeschwerden führen, im Spätsommer verursacht die Feuchtigkeit oft rheumatische Beschwerden und Verdauungsstörungen, wobei die „chinesische Milz" eine wichtige Rolle spielt; im Herbst wirkt sich die Trockenheit oft negativ auf die Lunge aus – Asthmaanfälle

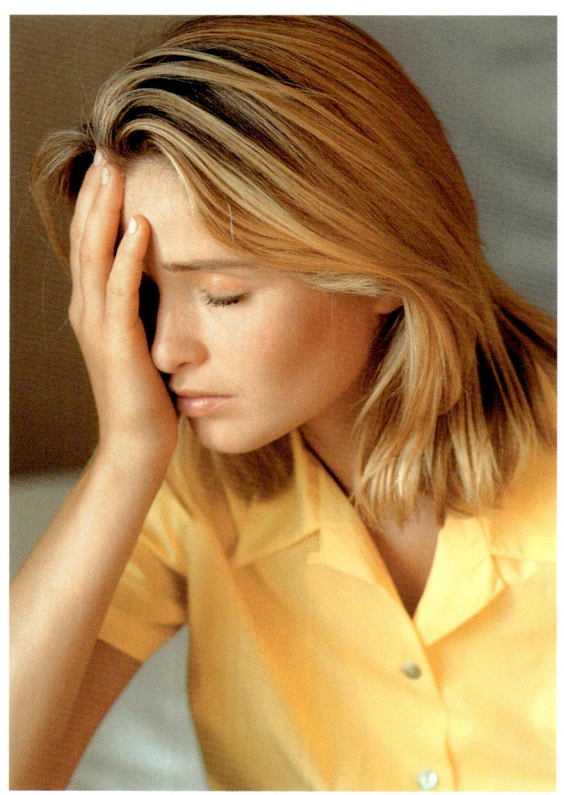

werden häufiger und bei Kindern tritt der Pseudokrupp auf; im Winter greift die Kälte Blase und Niere an. Feuer, welches merkwürdigerweise zu den Äußeren Krankmachern gezählt wird, ist nicht an eine bestimmte Jahreszeit gebunden und kann jederzeit im Körper selbst durch das Zusammenwirken mehrerer Krankmacher – Äußerer oder Innerer – entstehen. Eine besondere Rolle spielt der Wind, der alle Äußeren Krankmacher transportiert und verstärkt. So wird beispielsweise eine Erkältung als Eindringen von „Wind und Kälte" interpretiert.

Hier sieht man sehr schöne Beispiele für mehr oder minder geglückte Erklärungsversuche bestimmter Phänomene aus zwei Epochen: Dafür, ob man eine Erkältung bekommt oder nicht, ist – modern ausgedrückt – die Relation zwischen Immunsystem und Virulenz des Krankheitserregers ausschlaggebend.

Die TCM sagt das Gleiche mit anderen Worten: Äußere Krankmacher können nur dann krank machen, wenn sie übermächtig sind oder wenn die Abwehrenergie – wei qi – geschwächt ist.

Für das Phänomen der Wetterfühligkeit hingegen findet sich in der modernen Medizin weder eine entsprechende Erklärung noch eine geeignete Behandlungsmethode. Die TCM hingegen sieht es als Störung des glatten Qi-Flusses durch Witterungseinflüsse an und behandelt pragmatisch und erfolgreich indem sie den Krankmacher z.B. mittels Akupunktur entfernt.

Der Organismus kann ürigens auch selbst krankhafte „Substanzen" bilden, welche den Äußeren Krankmachern ähneln: Die Leber kann Wind produzieren, welcher sich als Schwindel, Zittern oder Anfallsgeschehen zeigt; Leber (Element Holz) und Herz neigen zur Entwicklung von Feuer; eine schwache Milz kann aufgrund mangelhafter Transformation Feuchtigkeit produzieren, welche in eingedickter Form zu Schleim wird. Fehlt Yang, dann entsteht Kälte; fehlendes Yin, transformierte Kälte und jede längere Stagnation verursachen hingegen Hitze.

2. Innere Krankmacher

Damit sind die Emotionen gemeint, die an sich lebensnotwendig sind, da jede Emotion qi in einer bestimmten Weise oder Richtung bewegt. Krank machen sie nur, wenn sie völlig überraschend auftreten, überwältigend sind oder ständig einwirken (wie z.B. der tägliche Frust). Im Gegensatz zu den Äußeren Krankmachern schädigen diese die inneren Organe direkt und werden als Hauptursache innerer Erkrankungen angesehen.

3. „Weder Äußere noch Innere" Krankmacher

Dazu zählt die TCM so nette Dinge wie Katastrophen, Hunde- und Schlangenbisse, aber auch einen verweichlichenden Lebensstil ebenso wie ständigen Raubbau und Fehlernährung – zu wenig, zu viel, zu kalt, einfach falsch, z.B. zu viel Rohkost und Milchprodukte. Ja, Sie lesen richtig! Vieles, was bei uns als besonders gesund gilt, hält die TCM für schädlich: Rohkost braucht viel Energie bis sie verwertbar ist und Milch „verschleimt". Siehe gleich unten.

4. Sekundäre Krankmacher

Sekundäre Krankmacher entstehen im Körper durch Zusammenwirken mehrerer Krankmacher – mindestens zwei Faktoren sind immer beteiligt. Beispiel Gichtanfall: Kommt zu feuchtkaltem Wetter auch noch Ärger und Aufregung, dann flammt die Gicht oft auf, es treten Schleim- und Feuer-Symptome auf. Die beiden klassischen gemischten Krankmacher sind „gestocktes Blut" – static blood – beispielsweise ein alter Bluterguss und Schleim. Letzterer entsteht, wenn Flüssigkeit oder Feuchtigkeit liegen bleiben und eingedickt werden. Schuld daran ist eine Milzschwäche. Die Milz ist ja das Transformations- und Transportorgan. Unter Schleim versteht man im physischen Sinn beispielsweise Fettgewebsgeschwülste, Gallen- oder Nierensteine und Gelenksauflagerungen; im psychischen Sinn „Vernebelungen" des Geistes – Verwirrtheitszustände.

Physischer Schleim und gestocktes Blut sind zähe oder sogar solide Substanzen und können eine erfolgreiche Akupunktur verhindern; schlimmer noch – Akupunktur kann sogar stärkere Schmerzen verursachen: Akupunktur bewegt qi – Energie und damit auch Blut. Wenn die bewegte Qi-Welle an einem Schleim- oder Blutklumpen anprallt, kommt es zum Stau und Stau bedeutet Schmerz. Daher muss Schleim oder gestocktes Blut vor der Akupunktur aufgelöst werden und das geht nur chemisch, z.B. mit chinesischer Arzneitherapie.

67

Die inneren Organe
in der Chinesischen Medizin

Allgemeine Vorbemerkung

Die inneren Organe sind Teil der Entsprechungen aus den Funktionskreisen der Fünf Elemente. Welche Äußeren Krankmacher und Emotionen eine spezielle Beziehung zu den einzelnen Organen haben, zu welcher Jahreszeit eine besondere Anfälligkeit besteht, Geschmäcker, welche Medikamente und sonstige Substanzen zu den einzelnen Organen leiten und Vieles Andere mehr ist nachzulesen im Kapitel „Die Fünf Elemente Lehre", Seite 57.

> Ein Organ ist in der TCM eine Summe von Funktionen, welche oft nicht den modernen medizinischen Erkenntnissen entsprechen!

Daher Vorsicht, wenn von den inneren Organen aus der Sicht der TCM die Rede ist! Spricht Ihr Arzt von Leber oder Niere, dann fragen Sie bitte rück, wie das gemeint ist: In unserem modernen westlichen Sinn oder in Sinne der TCM.
Auch wenn die Meridiane nach den inneren Organen benannt sind, muss man doch deutlich zwischen diesen beiden Begriffen unterscheiden: Die Meridiane sind die Verbindungswege zwischen den inneren Organen untereinander und mit der Körperoberfläche. Eine Störung in einem Meridian – z.B. Rückenschmerz – kann wohl, muss aber nicht durch eine Störung im zugeordneten Organ verursacht sein. Vermengen wir die Begriffe Organ und Meridian, kann es zu schwerwiegenden Missverständnissen kommen, so geschehen bei einem lieben Freund von mir: Er ist Zahnarzt und lässt sich von einem Kollegen mittels Elektroakupunktur testen. Dabei werden an den Finger- bzw. Zehenspitzen elektrische Potenziale der Meridian-Endpunkte gemessen. Der Kollege diagnostiziert eine Blasen- und Nierenstörung. Mein Freund lebt jetzt in der Panik, er werde demnächst an seiner Nierenkrankheit sterben. Dabei ist er pumperlgesund! Nur zahlt er aufgrund seines Berufes den typischen Zahnarzt-Zoll: Yang-Partner der Niere ist die Blase; deren Meridian über den Rücken verläuft und in diesem Fall mechanisch durch die ständige gebückte und verdrehte Arbeitshaltung irritiert ist!
Wie wir schon im Kapitel Yin und Yang gesehen haben, unterscheidet die TCM zwischen Yin-Organen, genannt zang und Yang-Organen, genannt fu,

gemeinsam zang fu. Jeweils ein Yin- und ein Yang-Organ bilden ein Paar, welches zum gleichen Funktionskreis im Rahmen der Fünf Elemente gehört.

- Die Zang-Organe werden auch als „Speicher" bezeichnet. Die moderne Medizin kategorisiert sie aufgrund ihres spezifischen Gewebes als parenchymatöse Organe, wozu Herz und Herzbeutel, Lunge, Leber, Niere und Milz inklusive Bauchspeicheldrüse gehören. Ihre Hauptfunktion ist die Aufbewahrung und die Transformation der lebenswichtigen Körpersubstanzen.
- Die Fu-Organe heißen „Paläste". Es handelt sich dabei um die Hohlorgane Dünndarm, Magen, Blase, Gallenblase, Dreifacher Erwärmer, Dickdarm und Magen. Ihre Hauptfunktion ist der Transport und die Aufbereitung aufgenommener Nährstoffe und der Abtransport von „Müll".

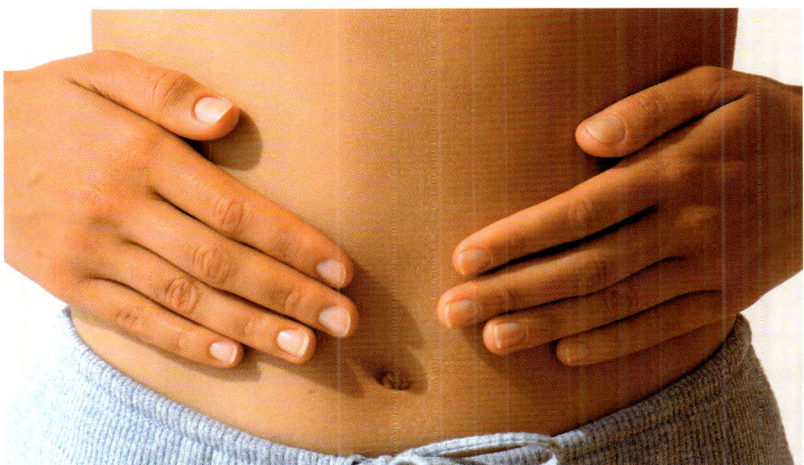

Wird ein Organ irritiert, dann antwortet es darauf in einer spezifischen Weise, entsprechend der Störung seiner normalen Funktion im Sinn der TCM. Da das Netzwerk der Meridiane die Organe mit der Körperoberfläche verbindet, zeigen sich dort Organveränderungen, die man von hier aus mittels Akupunktur behandeln kann. In der Regel verwendet man dazu den zugeordneten Meridian und weitere spezielle Punkte, die im gleichen Nervenabschnitt liegen wie das erkrankte Organ. Daher muss man die Funktionen und die spezifischen Reaktionen der Organe ebenso kennen wie die Meridianverläufe sowie die speziellen Regeln und Punkte zur Behandlung von Organstörungen.

Im Huang Di Nei jing – Huang Di´s Klassiker der Inneren Medizin – wird der Körper mit einem Staat verglichen und jedem Organ eine politische oder Beamtenfunktion zugewiesen.

Normale Funktion und krankhafte Reaktion der einzelnen inneren Organe

Herz

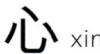 xin

Im Staat Körper ist das Herz Kaiser. Daher sind bei gröberen Herzstörungen stets auch andere Organe mit betroffen.
Das Herz regiert Blut und Blutgefäße, beherbergt den Geist shen, öffnet sich in der Zunge, manifestiert sich in Gesichtsfarbe / Gesichtsausdruck („complexion");
Schweiß ist Saft des Herzens; Das Herz beherbergt die Seele „shen".

Organspezifische Symptome
Typische Symptome sind Herzrhythmus-, Schlaf-, Sprach-, Geistesstörungen, Geschwüre an der Zunge, Schweißausbrüche bei Nervosität.
Der Yang-Partner des Herzens ist der Dünndarm.

Dünndarm

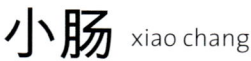 xiao chang

Der Dünndarm ist der Beamte der Trennung des Klaren vom Trüben, „regiert" transportiert Flüssigkeiten, resorbiert „Schmutzwasser", welches von der Niere zu Urin transformiert und zur Blase weiter geleitet wird.
Erkrankungen des Dünndarms:
Fortgeleitetes Herz-Feuer kann zur Blasenentzündung mit Blutungen führen. So interpretiert die TCM die sogenannte Flitterwochen-Zystitis.

Organspezifische Symptome
Typische Dünndarmsymptome sind krampfartige Schmerzen bei gestörter Transportfunktion.

Milz

脾 pi

Die „chinesische Milz" hat– selbst wenn man die Bauchspeicheldrüse einbezieht – in der TCM ganz andere und komplexere Funktionen als in der Westlichen Medizin!

Im Staat Körper ist sie der Lagerhausmeister. Die Milz regiert Transport und Transformation von Nährstoffen und Flüssigkeiten. Das heißt, sie transformiert den vom Magen vorbereiteten Nahrungsbrei, produziert daraus jing – Essenz und daraus wiederum schönes reines qi – Energie (qing qi), welches zur weiteren Verteilung zur Lunge geschickt wird. Ist diese Funktion aufgrund einer Milz-Schwäche gestört, dann entsteht die krankhafte Substanz Feuchtigkeit im Körper, welche – wenn sie länger liegen bleibt – zu Schleim eingedickt wird. Den Schleim schickt die Milz dann anstelle von reinem qi zur Lunge und wir haben die schönste chronische Bronchitis.

Qi – Energie – ist die Triebfeder für alle Lebensvorgänge. Produziert eine schwache Milz zu wenig, kommt es zu Müdigkeit, Laxheit und Lethargie – Erscheinungen des allgemeinen Qi-Mangels.

Jing und gereinigtes qi sind auch die Grundstoffe für Muskulatur und Blut; daher heißt es, die Milz „regiert Muskeln, Fleisch und Glieder". Milz-Qi-Mangel gilt als Ursache für ungenügende Muskelbildung und bestimmte Formen der Blutarmut. Auch der Zungenmuskel wird wie die übrigen Muskeln von der Milz zusammengehalten. Ein schlaffer Zungenkörper mit Zahneindrücken ist ein Zeichen für Milz-Mangelzustände.

„Unreines qi", sozusagen der Müll aus der Nahrung, wird von der Milz an den Darm weiter geschickt, dort weiter extrahiert, in noch Verwertbares und Müll getrennt und Letzteres teils als Stuhl, teils als Harn ausgeschieden. Ist die Transformationsfunktion der Milz gestört, wird der Stuhl nicht eingedickt und es entstehen breiige, ungeformte Stühle, ja sogar Durchfälle. Der Meisterpunkt dagegen liegt dementsprechend auf dem Milz-Meridian. Eine Störung der Transportfunktion wirkt sich gegenteilig als Darmträgheit aus; zusätzlich bleibt Flüssigkeit im Gewebe liegen und es kommt zu sogenannten Ödemen. Als Zentrale des Verdauungssystems haben Milz und Magen auch Einfluss auf Hunger und Appetit: Die Milz ist mehr für das Hungergefühl zuständig, weil sie ja auch die Bauchspeicheldrüse repräsentiert. Der Magen hingegen hat mehr mit Appetit zu tun.

Die Milz „managt" Blut, d.h. hält es in den Gefäßen. Daher kann eine Milzschwäche auch die Ursache für Blutungen sein, z.B. eine verlängerte oder

verstärkte Regelblutung oder undramatische Hautblutungen. Milz-Qi zieht normalerweise nach oben. Daher wird der Milz in der TCM die Funktion, die Organe an ihrem Platz zu halten, zugeschrieben. Milz-Qi-Mangel kann zur Senkung von Geweben und Organen führen. Daher werden Bindegewebs- schwäche, Krampfadern, Senkmagen, Wanderniere, Vorfall von Gebärmut- ter oder After u.a. über den Milz-Meridian oder über Punkte, die auf die Milz wirken, behandelt. Die Milz öffnet sich im Mund, wo sich Störungen der rei- nen Geschmacksempfindung – süß, sauer, bitter, salzig, scharf – zeigen. Die Milz manifestiert sich in den Lippen. Blasse Lippen können auf einen Milz- Qi-Mangel hinweisen. Die Milz beherbergt die Philosophenseele yi, welche uns hilft, Erfahrungen zu verarbeiten und Gelerntes zu „verdauen". Daher wird die Milz bei Seminaren sehr beansprucht und die Teilnehmer zeigen alle nach wenigen Tagen deutliche Zeichen von Milz-Qi-Mangel.
Übrigens: Die Milz liebt Wärme und Trockenheit und hasst Feuchtigkeit. Bei Milzschwächesymptomen kombiniert man daher Akupunktur oft mit Moxibustion, kurz Moxa genannt.

Organspezifische Symptome
Verdauungsstörungen, vor allem breiige Stühle; Vorliebe für Süßes; Lern- schwierigkeiten; Senkungstendenz von Organen, bestimmte Arten von Blutungen. Yang-Partner der Milz ist der Magen.

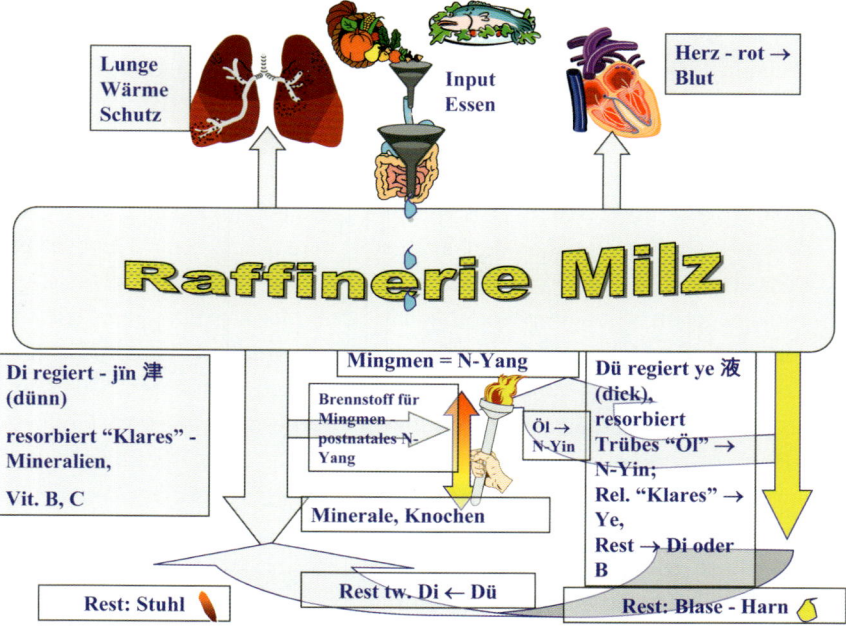

Magen
胃 wei

Der Magen ist eine Art Futter-Zerkleinerungs- und Mischmaschine: Er zerkleinert die aufgenommene Nahrung und bringt sie auf die richtige Temperatur. Gleichzeitig fungiert er als „Si o", in welchem der Nahrungsbrei reift und fermentiert wird. Nur wenn die Milz vom Magen den richtigen Stoff zur Weiterverarbeitung erhält, kann sie ihre mannigfachen Aufgaben erfüllen! Der Magen kontrolliert gemeinsam mit der Milz den Transport der Nahrungsessenzen in den ganzen Körper, v. a. in die Gliedmaßen. Im Gegensatz zur Milz, die es warm und trocken liebt, braucht der Magen Flüssigkeit um klaglos zu funktionieren.

Organspezifische Symptome
Aufstoßen, Erbrechen.

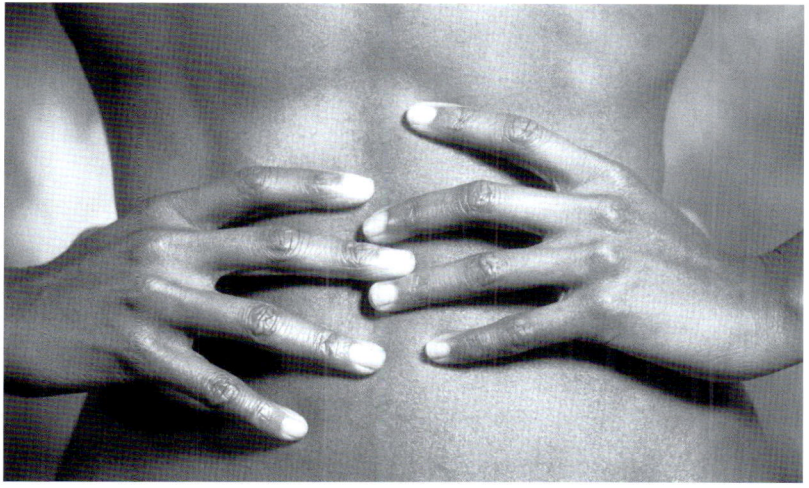

Lunge
肺 fei

Im Staat Körper arbeitet die Lunge als Premierminister eng mit dem Kaiser zusammen, d.h. unterstützt das Herz bei der Blutzirkulation. Herzfehler beeinträchtigen die Lungenfunktion, Lungenkrankheiten die Herzfunktion. Die Lunge regiert qi, kontrolliert die Atmung und führt dabei qi abwärts.

Weiters kontrolliert die Oberfläche des Körpers – Haut und Körperhaar sowie das Abwehr-Qi – wei qi und damit Schwitzen bei körperlicher Anstrengung und die Infektabwehr. Die Lunge sorgt für die richtige Verteilung der Flüssigkeit am und im Körper; Ödeme im oberen Bereich gelten als Lungenstörung. Die Lunge öffnet sich in der Nase und drückt sich mittels der Stimme aus.

Organspezifische Symptome
Husten, Atemnot, Heiserkeit, Schwitzen bei Anstrengung, erhöhte Infektanfälligkeit.
Yang-Partner der Lunge ist der Dickdarm.

Dickdarm
 大肠 da chang

Im Staat Körper gilt der Dickdarm als Palast der Weiterleitung. Er regiert die dünnflüssigen Flüssigkeiten (liquids).

Organspezifische Symptome
Durchfall oder Verstopfung.

Niere
肾 shen

Im Staat Körper ist die Niere die Energiezentrale. Sie bewahrt die angeborene Essenz – Jing und kontrolliert daher Geburt, Entwicklung, Reife, Altern und alles was damit zusammenhängt: Z.B. den altersabhängigen Zustand des Kopfhaares, der Zähne, der Knochen und des Gehörs. Obwohl die Niere zum Funktionskreis Wasser gehört, repräsentiert sie als Doppelorgan Wasser und Feuer und ist die Lieferantin von allem Yin und Yang. Bei jedem Yin- oder Yang-Mangel muss man daher an eine Nieren-Schwäche denken. Die Niere regiert Knochen und Mark, sie „füllt die Knochen", das heißt, sie ist für Knochenmark aber auch Rückenmark und Hirnsubstanz verantwortlich. Sie spiegelt sich in den Zähnen wider, die als Ausläufer der Knochen gelten. Die Niere spielt eine wesentliche Rolle im Flüssigkeitshaushalt; Ödeme der unteren Körperregionen gelten als Nierensymptom. Bei der Atmung hilft die Niere der Lunge: Die Lunge nimmt Luft – qi auf und führt sie abwärts, die Niere hat die Aufgabe, qi „zu ergreifen" und „festzuhalten", damit nicht bloß gehechelt sondern ruhig geatmet wird. Da sich die Niere im Ohr öffnet, gehen manche Formen von Schwerhörigkeit und Ohrensausen (Tinnitus) auf eine Nierenschwäche zurück, z.B. die Altersschwerhörigkeit.

Die Niere beherbergt die Seele zhi, zuständig für Willenskraft und Beharrlichkeit.

Organspezifische Symptome

Leitsymptom sind Kreuzschmerzen und Schwäche in den Knien, da die Niere in der Lendenregion liegt. Ist die angeborene Essenz – jing, die ja in der Niere aufbewahrt wird, schadhaft, kommt es zu Missbildungen, Erbkrankheiten und Entwicklungsstörungen der Kinder.

Mangelnde Essenz – jing kann auch der Grund für Störungen der Sexualität und v.a. der Fruchtbarkeit sein, da der männliche Samen und das Blut der Frau in der Gebärmutter als Essenz – jing gelten. Weitere Störungen durch aufgebrauchtes jing entstehen naturgemäß im Alter oder frühzeitig durch Raubbau, insbesondere ein exzessives Sexualleben bei Männern und viele Geburten bei Frauen. Es kommt dann zu frühzeitigem Ergrauen, Zahnausfall, ja sogar Alzheimer.

Genereller Yin- oder Yang-Mangel beruht ebenfalls auf einer Nierenschwäche. Um herauszubekommen, ob manche Störungen beim Urinieren, Kurzatmigkeit und Asthma auf einer Nierenstörung beruhen, lässt sich das mit Hilfe der Frage nach immer wiederkehrenden Kreuzschmerzen klären.

Blase
胖胱 pang guang

Im Staat Körper ist die Blase als Schleusenwärter für das Halten und Entleeren des Urins zuständig. Aufgrund ihrer direkten Verbindung mit der Außenwelt ist die Blase besonders anfällig auf Äußere Krankmacher, insbesondere Kälte und Feuchtigkeit. Außenwelt!

Organspezifische Symptome

Blasenstörungen äußern sich naturgemäß in Störungen beim Urinieren: Bettnässen, Harnverlust aber auch Harnverhaltung.

Leber
肝 gan

Im Staat Körper ist die Leber der "Planungs-General", zuständig für Strate-gie und Aktion. Die Leber bewahrt Blut auf und Blut kehrt in Ruhe zur Leber zurück. Symptome in Zusammenhang mit Blut-Mangel verstärken sich da-her im Ruhezustand, z.B. Herzrhythmusstörungen. Eine besonders wichtige Funktion der Leber ist die Regulation des freien Flusses von Qi, Galle und Emo-tionen: Qi-Stagnation bedeutet nämlich Schmerz oder Spannungsgefühl.
Die Leber beherbergt die Geisterseele hun, die Instinkte und Territorial-verhalten prägt und sehr leicht durch Emotionen zu irritieren ist. Freier, glatter Qi-Fluss ist auch die Voraussetzung für harmonische Bewegungen und so heißt es weiters, die Leber kontrolliert Aktivität und Geschmeidig-keit von Muskeln, Sehnen, Bändern.

Organspezifische Symptome
Wie der zugeordnete Äußere Krankmacher Wind sind Lebersymptome unberechenbar und treten anfallweise und wechselhaft auf. Von der psy-chischen Seite betrachtet haben wir es mit Launenhaftigkeit und emoti-oneller Labilität zu tun. Physisch gehören Veränderungen der Augen und der Nägel sowie Bewegungsstörungen und Anfallgeschehen zur Leber, ebenso wie Spannungs- und Druckgefühl im Brustkorb und unter dem

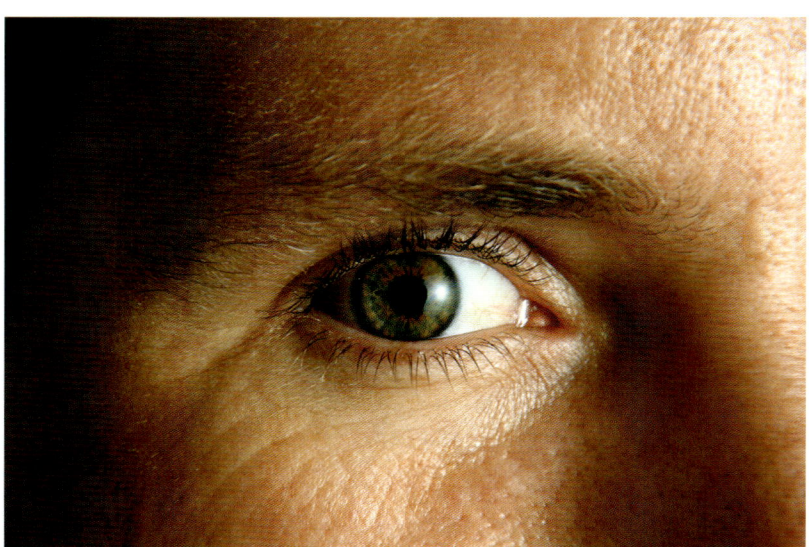

Rippenbogen, Seufzen und Zwangsweinen. Weil die Leber die Verdauungs-funktion von Magen und Milz beeinflusst, können Emotionen Verdauungs- und Appetitstörungen verursachen, dazu gehören z.B. Magenschmerzen durch Stress. Leberstörungen zeigen sich in den Augen, wo sich die Leber „öffnet". Denken wir nur an das gelbe Augenweiß bei Hepatitis oder an das blitzende Auge im Zorn, welcher übrigens die spezifische Emotion der Leber ist. Weil sich die Leber in den Nägeln „manifestiert" geben abnor-male Nägel so manchen Hinweis auf Leberstörungen; beispielsweise ist Nägelbeißen ein Zeichen für Autoaggression, trockene und rissige Nägel weisen auf einen Mangel an Leberblut hin.
Der Yang-Partner der Leber ist die Gallenblase.

Gallenblase

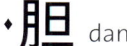 dan

Im Körper Staat ist die Gallenblase der weise und unparteiische Richter, zuständig für das Treffen von Entscheidungen. Die Gallenblase bewahrt und scheidet Galle aus. Unter den Yang-Organen nimmt die Gallenblase eine Sonderstellung ein: Sie ist nämlich gleichzeitig ein Fu und ein Extra-Fu-Organ. Alle anderen Fu-Organe transportieren unreine Flüssigkeiten, die Gallenblase hingegen gilt als „fu der inneren Reinheit", weil die Gallen-flüssigkeit ja rein ist.

Organspezifische Symptome
Entscheidungsschwäche / cholerisches Verhalten.

Perikard - Herzbeutel

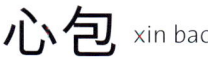 xin bao

Das Zeichen heißt wörtlich übersetzt Hülle des Herzens.
Das Perikard ist der Leibwächter des Herzens und fängt Krankmacher ab, um das Herz selbst zu schützen. Klassische Perikard-Muster beschreiben Hitze-Muster, welche den im Herzblut verankerten Geist – shen beunruhi-gen. Das geschieht z.B. bei Fieberphantasien, bei Meningitis, Enzephalitis etc. Schleim kann die Öffnungen des Herzens „vernebeln". Damit ist eine getrübte Wahrnehmung der Realität – wie wir sie bei echten Geisteskrank-heiten finden – gemeint.

Moderne Interpretation: Das Perikard repräsentiert die Funktion des Herzens als Pumpe, weniger als Sitz des Geistes shen oder als Synonym für Hirnfunktion. Störungen der organischen Herzfunktion werden über Punkte des Perikard-Meridians behandelt.

Organspezifische Symptome
Verwirrtheitszustände durch hohes Fieber oder Geisteskrankheit.
Modern: Herzrhythmus- und Kreislaufstörungen, hoher oder niedriger Blutdruck, Angina pectoris.

Dreifacher Erwärmer (3E)

Abkürzung: 3E

三焦 san jiao

Hier geht es um ein vielschichtiges, nicht ganz leicht verständliches Konzept: Ein Aspekt ist die räumliche Dreiteilung der Körperhöhle in einen oberen, mittleren und unteren Abschnitt, wobei alle inneren Organe und deren Funktionen einbezogen sind insofern sie mit der Verteilung von qi – Energie, Nährstoffen und Flüssigkeit zu tun haben. Wir haben ja bei den bisher erörterten inneren Organen gesehen, dass beispielsweise beim Flüssigkeitshaushalt Milz, Lunge, Niere, Magen, Blase und Darm zusammenarbeiten müssen. Nicht zu vergessen die Pumpleistung des Herzens, ohne welche die ständige Verteilung nicht möglich wäre und die Funktion der Leber, aktivierend und für den glatten Fluss von qi und Blut sorgend.
Zum oberen Erwärmer gehören Herz und Lunge, zum mittleren Erwärmer die Verdauungsorgane Milz und Magen und zum unteren Erwärmer Nieren, Darm und merkwürdigerweise die Leber.
Der Dreifache Erwärmer gilt in erster Linie als Transportkanal für Quellen-Qi und Körperflüssigkeiten. Quellen-qi entsteht in der Niere aus angeborener Essenz – jing und prägt jede Form später gebildeter Körpersubstanz und Energie.
Zur Zeit der Qing Dynastie (1644-1911) wurde von Wu Jutong ein Konzept zur Differenzierung der feuchten Hitze entwickelt. Feuchtigkeit und Hitze neutralisieren einander und können sich daher jahrelang ohne Krankheitserscheinungen im Körper aufhalten, so lange bis eine

zusätzliche Belastung eintritt. Z.3. flammt so manche Nebenhöhlenentzündung jeden Winter von Neuem auf wenn Kälte von außen eindringt.

Organspezifische Symptome
Bei gestörter Flüssigkeitsregulation Harnverhaltung.
Feuchte Hitze:
Im oberen Erwärmer:
Immer wiederkehrende Nebenhöhlenentzündung.
Im mittleren Erwärmer:
Chronische Pankreatitis, Gallenblasenentzündung oder Hepatitis.
Im unteren Erwärmer:
Chronischer Blasenkatarrh, Prostatitis, Colitis.

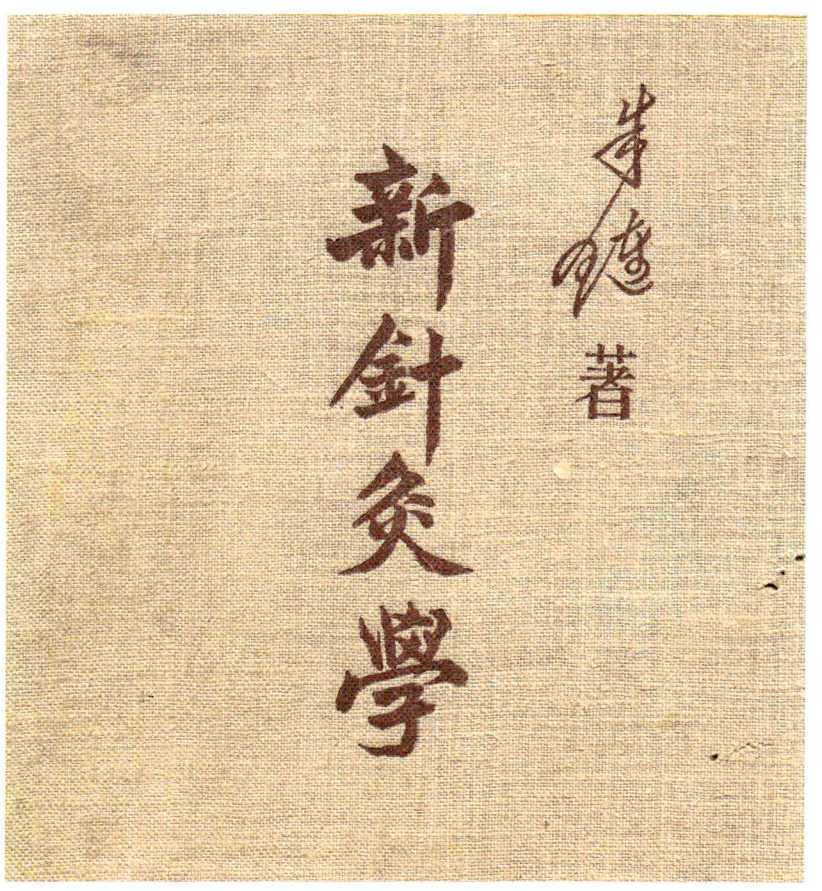

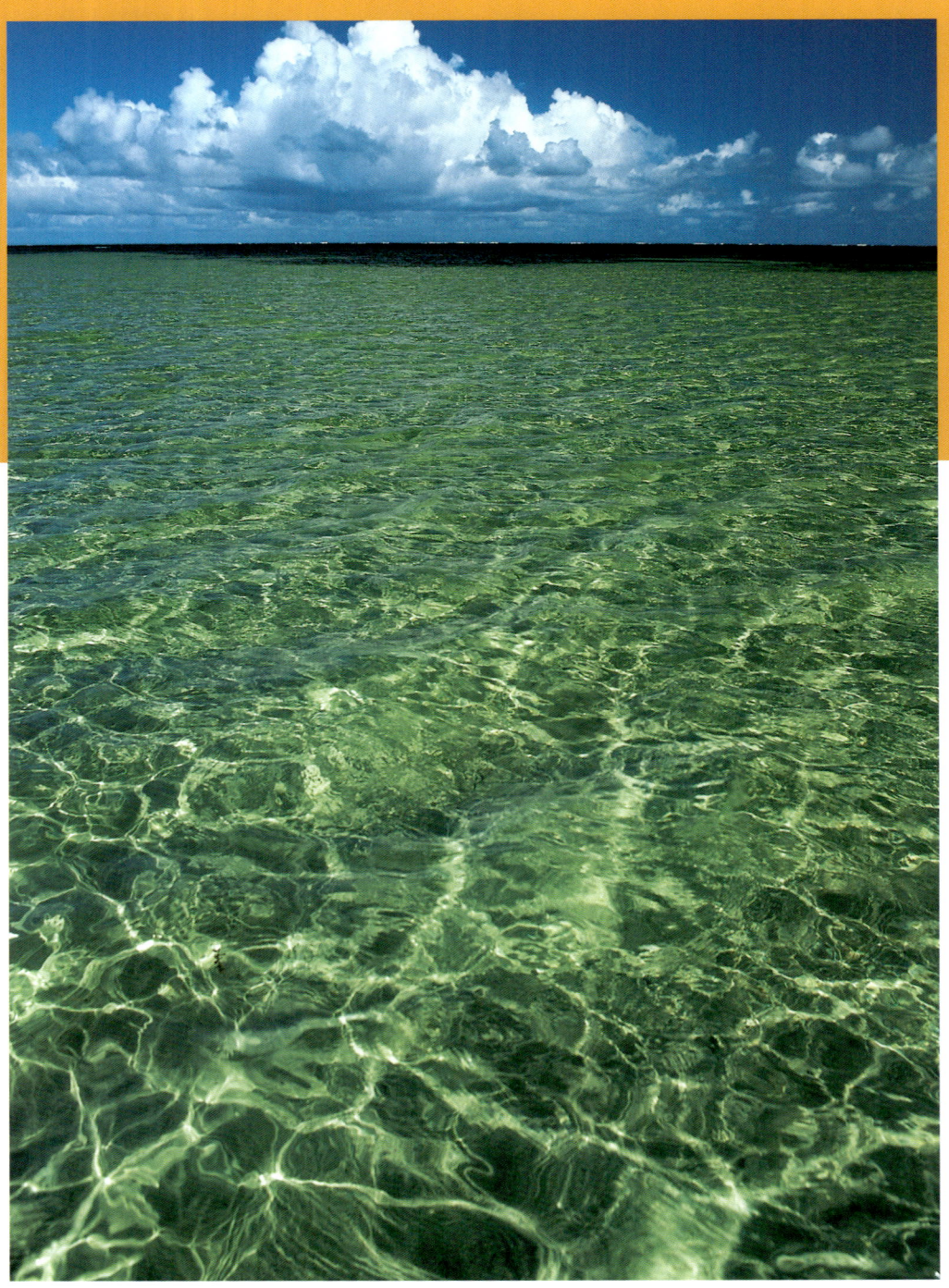

Spezielle Meridiansysteme

Acht Wundermeridiane – qi jing ba mai

Die Acht Wundermeridiane entsprechen „Meeren der Energie". Sie beinhalten statisch die Reserven an Energie – qi und angeborener Essenz – jing. Erst die Punktion der Kardinalpunkte öffnet die Wundermeridiane, aus welcher die regulären Meridiane ihre stets strömende Energie beziehen. Die Kardinalpunkte müssen nicht zwingend auf ihrem zugeordneten Wundermeridian liegen. Mit Ausnahme von Ren Mai – Gefäß der Empfängnis in der vorderen Mittellinie – und Du Mai – Lenkergefäß in der hinteren Mittellinie entlang der Wirbelsäule – haben die Wundermeridiane keine eigenen Punkte sondern benützen die Punkte mehrerer Mericiane, welche so verbunden werden. Werden Kardinalpunkte am Anfang eines Programms gestochen, dann fungieren sie wie Schleusen, welche Kanäle zwischen den regulären Meridianen öffnen. Vier der acht Kardinalpunkte sind übrigens gleichzeitig auch Durchgangspunkte – zuständig für die Verbindung zwischen dem jeweiligen Yin-Yang-Paar. Akupunktur mit Kardinalpunkten vereint die Wirkung des verwendeten Kardinalpunktes mit der Wirkung der verknüpften Meridiane. Daher kann man mit wenigen Nadeln große Wirkung erzielen, allerdings – wenn falsch eingesetzt – auch größeren Schaden. Daher sollte diese Methode echten Könnern vorbehalten bleiben. Am wirkungsvollsten setzt man Wundermeridiane paarweise ein. Die neu eröffneter Wege verlaufen – mit Ausnahme des

Dai Mai – von unten nach oben und sind annähernd parallel. Dadurch verstärken die neu eröffneten Energieströme der Partner-Meridiane einander gegenseitig. Aus Gründen der Platz-Ökonomie werden hier die Wundermeridiane und – vorgreifend – die Kardinalpunkte kurz gemeinsam abgehandelt.

Die Acht Kardinalpunkte und die Acht Wundermeridiane:

Mi 4 eröffnet Chong Mai, das „Meer der 12 Meridiane", Meer des Blutes: Fungiert als Reservoir von qi und Blut für alle 12 regulären Meridiane.

Pe 6 eröffnet Yin Wei Mai, welches die inneren Organe und alle Yin-Meridiane regiert.

Gemeinsam zuständig für Probleme von Herz, Brustkorb, Magen. Beklemmungsgefühl, Übelkeit, Aufstoßen.

Lu 7 eröffnet Ren Mai, das „Meer der Yin-Organe". Reguliert qi aller Yin-Meridiane: Kommt aus dem Unterbauch und verläuft entlang der Mittellinie vorne aufwärts bis zur Kinn-Lippen-Falte, wo es mit dem Lenkergefäß kommuniziert. Hat 24 eigene Punkte.

Ni 6 eröffnet Yin Qiao Mai, den „Beschleuniger des Yin": Reguliert den Lidschluss und – zusammen mit Yang Qiao Mai – die Bewegung des Beins. Kommt aus der Gegend des Innenknöchels, begleitet Ren Mai auf dem Rumpf und verstärkt dessen Wirkung. Benützt Punkte des Nieren-Meridians, den es im Augenwinkel bei der Nase mit dem Blasen-Meridian und dem Yang Qiao Mai verbindet.

Gemeinsam zuständig für Hals, Brustkorb, Lunge. Asthma, Frauenkrankheiten.

Dü 3 eröffnet Du Mai, das „Meer der Yang-Meridiane", welches für das Zentralnervensystem zuständig ist

Bl 62 eröffnet Yang Qiao Mai, den „Beschleuniger des Yang". Reguliert das Öffnen der Augenlider und – zusammen mit Yin Qiao Mai – die Bewegung des Beins.

Gemeinsam zuständig für Rücken, Schulter, Nacken, innerer Augenwinkel. Erkrankungen des Zentralnervensystems – Rückenmarks, Hirns.

Gb 41 eröffnet Dai Mai, das „Gürtelgefäß", hält alle auf- und absteigenden Meridiane wie ein Gürtel zusammen und ist daher zuständig für die Kommunikation zwischen oberer und unterer Körperpartie.

3E 5 eröffnet Yang Wei Mai, den „Bewahrer des Yang". Regiert die Körperoberfläche und reguliert den Qi-Fluss in allen Yang-Meridianen. Sorgt zusammen mit Yin Wei Mai für die Koordination und das Gleichgewicht zwischen den Yin- und den Yang-Meridianen.

Gemeinsam mit Dai Mai zuständig für Flanke, Schläfe, seitlicher Augenwinkel, Gelenkschmerzen.

Man kann übrigens auch einfach Punkte auf den Wundermeridianen nadeln, ohne Einsatz der Kardinalpunkte. Da die Wundermeridiane sehr tief liegen, ist ein tiefer Stich notwendig.

12 Reguläre Meridiane – shi er jing

Hauptdomäne des Akupunkteurs sind die 12 Regulären Meridiane, welche mit ihrem Meridian-Partner, über das allgegenwärtige Netzwerk *(siehe nächsten Absatz)* auch mit den anderen Meridianen und natürlich mit ihrem zugeordneten Organ und dessen Yin- bzw. Yang-Partner verknüpft sind. Sie verlaufen als Längsstreifen entlang von Armen, Beinen, Rumpf und Kopf und führen reinste nährende und wärmende Energie – ying qi und Blut. Man verwendet Punkte der regulären Meridiane um Krankmacher loszuwerden aber auch um innere Organe zu beeinflussen. Da sie relativ tief liegen ist ein ziemlich tiefer Einstich notwendig. Zusätzlich gibt es aber noch mehrere Meridiansysteme. *Siehe Abb. Seite 85 und 95.*

Die Netzgefäße – luo mai

Ihre Funktion ist die Vernetzung der Meridiane, Organe und Körperregionen. Man unterscheidet zwischen 15 (bei manchen Autoren 16) großen Netzgefäßen und unzähligen kleinen. Letztere muss man sich vorstellen wie die feinsten Verästelungen der Blutgefäße und Nerven. Zu den großen Netzbahnen zählen die 12 Verbindungen zwischen den Yin-Yang-Partner-Meridianen, welche man über den jeweiligen Luo-Durchgangspunkt erreicht *(siehe unten, Seite 85)*. Weiters gibt es drei (vier) ganz große Netzgefäße: Ein universelles Netzwerk findet sich, jeweils ausgehend von den Punkten Ren 15, Du 1 und Milz 21 in der Flankengegend. Letzterer ist besonders wichtig für Patienten, die überall Schmerzen haben. Nicht bei allen Autoren erwähnt ist die „leere Meile" xu li, eine Verbindung zwischen Magen und Herz. Dass die Liebe durch den Magen geht und dass Geschäftsessen das Gesprächsklima optimieren, ist allgemein bekannt.

12 Divergente Meridiane – jing bie

Die 12 Divergenten Meridiane verlaufen parallel aber oberflächlicher als die Hauptmeridiane und verstärken deren Wechselbeziehung. Sie führen nicht – wie die Hauptmeridiane – nährendes ying qi sondern Abwehr-Energie – wei qi. Ihr Verlauf führt von Finger- bzw. Zehenspitzen zum Rumpf und zum Kopf. Yin- und Yang-Partner kommunizieren miteinander, auch besuchen sie Herz und Hirn. So bringen sie uns Informationen aus der Außenwelt zur Wahrnehmung. Wenn die Seele durch äußere Einflüsse gekränkt ist und sich dies in körperlichen Beschwerden ausdrückt, sind sie das Meridiansystem der Wahl. Wir sprechen hier von psychosomatischen Krankheiten. Aufgrund ihrer oberflächlichen Lage kann man seicht nadeln. Außerdem sind es nur wenige Punkte, die hier relevant sind: Ganz wichtig ist der höchste Punkt auf dem Kopf, Du 20, denn dort treffen sich alle Divergenten Yang-Meridiane. Diese wieder stehen in Verbindung zu allen Divergenten Yin-Meridianen, damit zu allen inneren Organen und – über die Divergenten Yin-Meridiane auch mit den Sinnesorganen. Wichtig sind auch die Endpunkte der Meridiane an den Finger- bzw. Zehenspitzen und Punkte um Knie oder Ellbogen.

12 Muskel-Sehnen-Meridiane – Muskulotendinäre Meridiane (MTM) – jing jin

Die 12 Muskulotendinären Meridiane führen ebenfalls Abwehr-Energie – wei qi. Sie sind unmittelbar unter der Haut zu finden und machen sich schmerzhaft bemerkbar wenn Wind, Kälte, Feuchtigkeit aus der Umwelt eindringen und sie „verstopfen". Eine sehr kunstlose aber effektive Methode ist es, bei akuten Schmerzen mit entsprechender Krankengeschichte kurz direkt in den Schmerzherd einzustechen und die Nadel nach kurzem „Umrühren" sofort wieder herauszuziehen. Zusätzlich nadelt man sinnvoller Weise den Endpunkt des betroffenen Meridians an Finger- bzw. Zehenspitzen mit der gleichen Technik.

12 Hautregionen – pi bu

Die 12 Hautregionen zeichnen oberflächlich den Verlauf der 12 regulären Meridiane nach. Naturgemäß findet sich hier Abwehrenergie – wei qi. Oft zeigen sich Veränderungen innerer Organe an der Haut. Man benützt die Hautzonen zur Massagebehandlung empfindlicher und schwacher Patienten, z.B. bei kleinen Kindern oder bei geschwächten Erwachsenen. Hier wird nicht genadelt sondern man verwendet eigene Massageplättchen aus Horn, manchmal auch Kupfermünzen. *Abb. Seite 40 (Schaben)*

● **Akupunktur**
Akupressur

Spezielle Akupunkturpunkte

Besondere Punkte auf dem Rumpf

Hinten, auf dem Rücken und vorne auf Brust und Bauch finden sich wichtige Punkte zur Beurteilung und zur Regulation der inneren Organe, deren Wirkung die moderne Medizin mit bekannten Nervenverbindungen erklärt. Die Punkte auf dem Rücken heißen auf Englisch „Back-Shu-Points", was übersetzt soviel wie „Transportpunkte auf dem Rücken" bedeutet und sich auf den Energietransfer zwischen Punkt und Organ bezieht. Auf Deutsch nennen wir sie „Zustimmungspunkte". Vorne auf dem Rumpf finden sich die so „Alarmpunkte", auf Englisch „Front-Mu-Points". Veränderungen an allen diesen Punkten zeigen an, dass mit dem zugeordneten Organ etwas nicht stimmt. Die Alarmpunkte werden dabei hauptsächlich für die Hohlorgane, die Zustimmungspunkte für die Vollorgane eingesetzt.

■ Für die Hohlorgane kombiniert man vorzugsweise Alarmpunkt und unteren He-Punkt,

■ für die Vollorgane kombiniert man vorzugsweise Shu-Zustimmungs-Punkt und Quellpunkt.

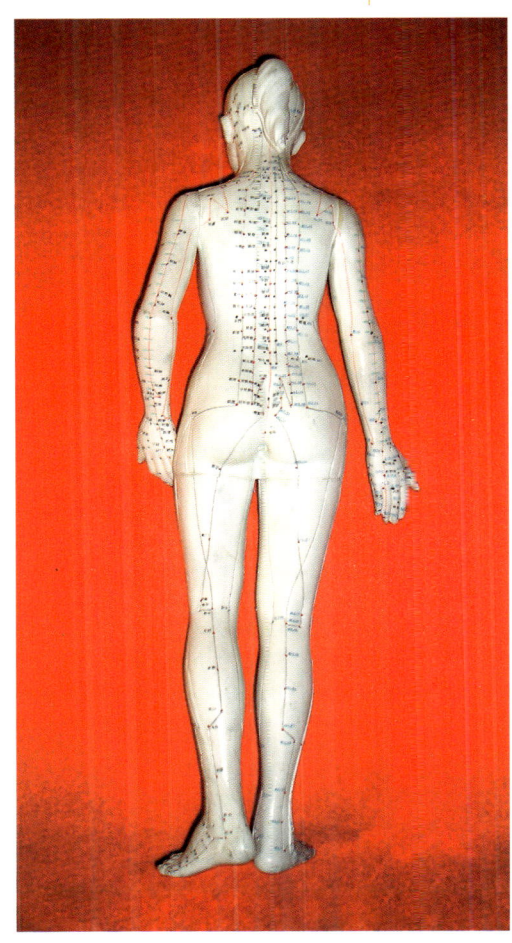

Besondere Punkte an Armen und Beinen, die jeder Meridian hat

■ Yuan-Quellpunkte: Liegen auf allen Yin-Meridianen an dritter Stelle, auf allen Yang-Meridianen an vierter Stelle, gerechnet von Finger- oder Zehenspitzen. Sie mobilisieren Quellen-Qi *(siehe Seite 52)* im Meridian und werden besonders gern zusammen mit den entsprechenden Zustimmungspunkten zur Behandlung von Störungen von Yin-Organen verwendet.

■ Luo-Durchgangspunkte: Liegen näher zum Körper als die Quellpunkte und stehen für die Verbindung zwischen Yin- und Yang-Meridian. Die Luo-Punkte der Yin-Meridiane haben übrigens einen besonderen Bezug zu den zugeordneten Sinnesorganen: Z.B. der Durchgangspunkt des Herzens (He 5) zur Zunge, und wird daher bei Sprachstörungen wie Stottern etc. eingesetzt. Der Durchgangspunkt der Leber (Le 5) zum Auge, u.s.w. *Siehe „Funktionskreise" Seite 60.* Darüber hinaus gibt es noch vier spezielle Durchgangsregionen.

■ Xi-Akutpunkte: Werden bei ganz akuten oder sehr obstinaten Beschwerden, die jeder Behandlung trotzen, eingesetzt. Z.B. ist der Akutpunkt des Lungenmeridians (Lu 6) sehr bewährt beim akuten Asthmaanfall; der des Herz-Meridians (He 6) wirkt gegen Nachtschweiß (Schweiß ist der Saft des Herzens!).

■ Shu-Transport-Punkte, auch „Antike Punkte" genannt: Hierbei handelt es sich um ein System, welches älter ist als das Meridian-System. Es geht dabei um fünf Punkte auf jedem Meridian an Hand oder Fuß, welche den Fünf Elementen zugeordnet sind und den Strömungszustand von qi – Vitalenergie – im Meridian symbolisieren.

Der erste Punkt, wo qi zu fließen beginnt, ist an Finger- oder Zehenspitzen, der zweite und der dritte Shu-Transport-Punkt sind jeweils der zweite und dritte Meridianpunkt näher zum Körper. Aber Achtung! Nicht alle Meridiane beginnen mit Punkt 1 an den Spitzen! Beispielsweise endet der Blasen-Meridian mit Punkt Nummer 67 an der fünften Zehe. Der erste Shu-Transport-Punkt ist daher Bl 67, der zweite Bl 66 und der dritte Bl 65!

Der fünfte Shu-Transport-Punkt ist auch einfach zu finden, denn er liegt bei Ellbogen oder Knie. Nur der Vierte macht Probleme: Er liegt irgendwo zwischen drittem und fünften und man muss ihn sich entweder merken oder nachschlagen.

Shu-Trans-port-Punkt	Name Chin.	Name Deutsch	Name Englisch	Zustand von qi – Vitalenergie
1. Shu-Trans-port Punkt	Jing	Brunnen-Punkt	Well Point	Wo das Meridian-Qi zu sprudeln beginnt.
2. Shu-Trans-port Punkt	Ying	Quellen-Punkt	Spring Point	Wo das Meridian-Qi zu strömen beginnt.
3. Shu-Trans-port Punkt	Shu	Strömungs-Punkt	Stream Point	Wo das Meridian-Qi „in Blüte steht", bei Yin-Meridianen glztg. Yuan-Quellpunkt!
4. Shu-Trans-port Punkt	Jing	Fluss-Punkt	River Point	Wo das Meridian-Qi sich kräftig ergießt.
5. Shu-Trans-port Punktr	He	He-Meer-Punkt	Sea-Point	Wo das Meridian-Qi sich in einem Meer von Qi vereint. Hier ist das Meridian-Qi am stärksten entwickelt.

Die Fünf Shu-Transport-Punkte jedes Meridian sind gesetzmäßig den Fünf Elementen zugeordnet. Die Sequenz der Elemente beginnt an den Finger-bzw. Zehenspitzen und folgt der Mutter-Kind-Regel, nur leider beginnt es auf Yin- und Yang-Meridianen unterschiedlich. Jener Punkt, welcher dem Mutter-Element zugehört, dient speziell zur Kräftigung – „Tonisie-rungspunkt"; der dem Element des Kindes zugeordnete zur Ableitung von Übeln sowie zur Beruhigung – „Sedativpunkt". Die Tonisierungs- und Se-dativpunkte kann man sich also ausrechnen, Unsicherheitsfaktor ist dabei immer nur der vierte Punkt.

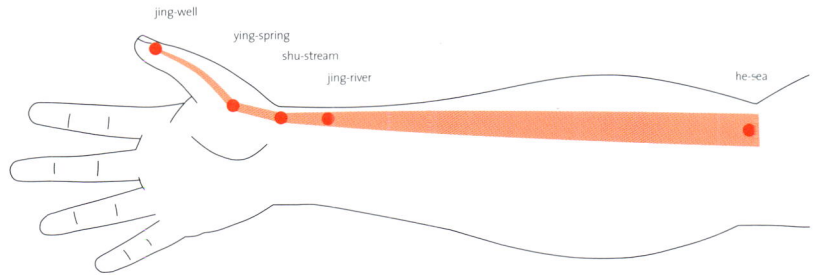

jing-well
ying-spring
shu-stream
jing-river
he-sea

Eine Sonderstellung nehmen die „Unteren He-Punkte" ein: Dabei handelt es sich um ein Privileg jener Yang-Meridiane, welche auf dem Arm verlau-fen: Sie sind Dickdarm, Dreifachem Erwärmer und Dünndarm zugeordnet und haben unterhalb des Knies noch extra He-Punkte, die zur Behandlung von Organbeschwerden hervorragend geeignet sind und vorzugsweise zusammen mit den entsprechenden Alarmpunkten zum Einsatz kommen. Im Chor der Fünf Elemente dürfen sie allerdings nicht mitspielen, das heißt, sie können weder Tonisierungs- noch Sedativpunkte sein aber auf das zugeordnete Organ wirken sie! Von den drei unteren He-Punkte liegen zwei auf dem Magen-Meridian – nämlich Dick- und Dünndarm, jene, die mit der Verdauung etwas zu tun haben. Der dritte liegt auf dem Blasen-Meridian, weil der Dreifache Erwärmer ja mit dem Flüssigkeitshaushalt zu tun hat. Die drei unteren He-Punkte:

- **Ma 37** für Dickdarm, bestens zusammen mit Ma 25 für entsprechende Beschwerden – z.B. Colitis
- **Ma 39** für Dünndarm, bestens mit Ren 4 angewendet, beispielsweise bei Morbus Crohn
- **Bl 39**[5] für den Dreifachen Erwärmer, wenn es um Harnverhaltung geht. Der Dreifache Erwärmer reguliert ja bekanntlich die Wasserwege!

Besondere Punkte, die nicht jeder Meridian hat

Die vier bzw. sechs „Kommando-Punkte" liegen auf den Divergenten Meridianen und sind jeweils für eine bestimmte Region besonders wirksam. Wenn man auch alles Andere vergisst, diese Punkte sollte man sich merken.

Region	Kommando-Punkt
Bauch	Ma 36
Rücken / oben / unten	Bl 40[6]
Kopf, Hals	Lu 7
Gesicht, Mund	Di 4

Später wurden zwei weitere Kommandopunkte hinzugefügt

Region	Kommando-Punkt
Brustkorb / Rippen	Pe 6
Wiederbelebung	Du 26

Acht Einflussreiche Punkte

Beeinflussen Gewebe oder ganze Systeme. Die Punkte:

Ren 12	>	für die Hohlorgane
Leber 13	>	Vollorgane
Ren 17	>	steht für Atmung, Qi
Blase 17	>	ist für Blut – und wie!
Lunge 9	>	Gefäße dehnen
Galle 34	>	Sehnen
Galle 39	>	Mark
Blase 11	>	macht Knochen stark

- ■ **Acht Kardinalpunkte**

   Nicht jeder Meridian trägt einen Kardialpunkt! Wir haben ja 12 Reguläre Meridiane und nur Acht Kardinalpunkte! *Siehe Seite 81 ff.*

Europäische Punktesammlungen

Meisterpunkte

Diese Punkte sind für den Leserkreis dieses Buches besonders interessant. Dabei handelt es sich um Punkte, welche sich bei bestimmten Krankheiten als besonders wirksam erwiesen haben.

Akne	Di 2, Di 3
Arm	Di 15
Arm, Lähmungen	Di 11
Bein, Lähmung	Gb 30
Bindegewebsschwäche	Mi 5
Blutbildung	El 43
Depression	He 3
Durchfälle	Mi 4
Energiemangel, Erschöpfung	Ren 6
Erbrechen, Übelkeit	Pe 6, früher Le 14
Erschöpfung geistig	Du 20

89

Erschöpfung physisch	Du 14
Gefäßkrankheiten	Lu 9
Gelenke große	Gb 41
Gelenke kleine	3E 5
Halskrankheiten	Lu 11
Ischias	Gb 30
Kater-Kopfschmerz	3E 4
Klimakterium	Bl 31
Konzentrationsschwäche	Du 20
Magen	Bl 21
Muskulatur	Gb 34
Rheuma	3E 5
Schlaflosigkeit	Ni 6 + Bl 62
Schmerzen	Bl 60
Schwindel	Ren 6
Sex	Du 4
Spasmen, Schleimhaut	Dü 3
Brustkorb	Lu 7
Urinieren	Mi 9
Wetterfühligkeit	3E 15
Zahnschmerz	Di 1

Stoffwechselpunkte

Acht Punkte haben sich besonders bei Allergien bewährt. Es sind das Di 2, Di 3, Di 4, Ni 2, Ni 8, Bl 40 , Bl 58 und Le 13.

Namen, Verbindungen und Punkte der 12 Regulären Meridiane

Die Namen der 12 Meridiane, die im Westen gebräuchlich sind, beziehen sich auf die Organe, mit welchen diese Meridiane speziell in Verbindung sind. Jeweils zwei Organe und damit auch Meridiane bilden ein untrennbares Paar nach der Yin-Yang-Theorie, und nehmen zusammen jeweils ein Drittel von Arm oder Bein ein. Zusammen gehören:

● Akupunktur
Akupressur

- Lunge und Dickdarm
- Milz und Magen
- Herz und Dünndarm
- Niere und Blase
- Perikard und Dreifacher Erwärmer
- Leber und Gallenblase

Eine andere wichtige Partnerschaft besteht zwischen je zwei Meridianen der gleichen Yin- oder Yang-Kategorie, wobei ein Partner stets auf dem Arm, der andere auf dem Bein an anatomisch korrespondierender Stelle zu finden ist. Daher kommt der Ausdruck „korrespondierende Meridiane" nach der Oben-Unten-Regel in westlichen Büchern, während die chinesische Originalliteratur die Bedeutung dieser Partnerschaft durch den Begriff „Sechs Meridiane" betont.

Jeweils zwei Meridiane	heißen zusammen	Übersetzung	Auf dem Arm endend (Yin-Meridiane) oder beginnend (Yang-Meridiane)	Auf dem Bein beginnend (Yin-Meridiane) oder endend (Yang-Meridiane)
Herz- und Nieren-Meridian	shao yin	kleines Yin	Herz-Meridian = Hand-Shao-Yin	Nieren-Meridian = Fuß-Shao-Yin
Perikard- und Leber-Meridian	jue yin	geringes Yang	Perikard-Meridian = Hand-Shao-Yang	Leber-Meridian = Fuß-Shao-Yang
Lungen- und Milz-Meridian	tai yin	großes Yin	Lungen-Meridian = Hand-Tai-Yin	Milz-Meridian = Fuß-Tai-Yin
Dünndarm und Blasen-Meridian	tai yang	großes Yang	Dünndarm-Meridian = Hand-Tai-Yang	Blasen-Meridian = Fuß-Tai-Yang
Dreifacher-Erwärmer- und Gallenblasen-Meridian	shao yang	kleines Yang	Dreifacher Erwärmer Meridian = Hand-Shao-Yang	Gallenblasen-Meridian = Fuß-Shao-Yang
Dickdarm- und Magen-Meridian	yang ming	strahlendes Yang	Dickdarm-Meridian = Hand-Yang-Ming	Magen-Meridian = Fuß-Yang-Ming

Körpermaße zur Lokalisation der Akupunkturpunkte

Verwendet wird ein individuelles Körpermaß, das cun, was so viel wie Daumenbreite (DB) bedeutet. Wenn es also im Text heißt „eine DB", dann ist die Breite des Patientendaumens gemeint! Natürlich besteht da ein gewaltiger Unterschied zwischen einem cun bei Arnold Schwarzenegger und einem kleinen Säugling!

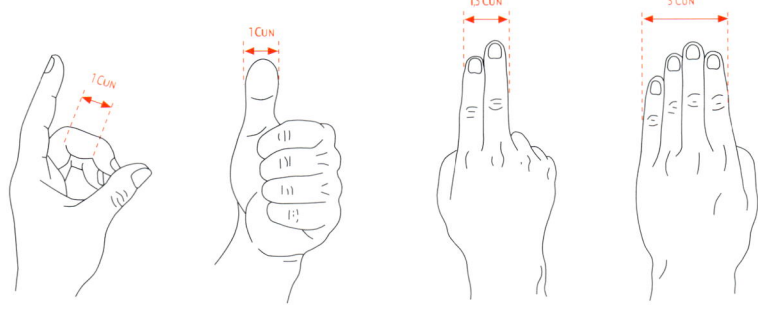

Allgemeine Heilanzeigen der Meridiane und einiger besonderen Punkte

Ist ein Meridian oder sein zugeordnetes Organ gestört, dann nadelt man den betroffenen bzw. zugeordneten Meridian. Direkt in einen schmerzenden Punkt einzustechen ist nicht immer angenehm und hat vor allem dann einen Sinn, wenn es sich um ein ganz frisches Geschehen handelt und aus der Krankengeschichte hervorgeht, dass ein äußeres Pathogen im Spiel ist. Ansonsten gibt es für akute Schmerzen allerdings auch noch andere sehr wirksame Methoden, beispielsweise die Verwendung von Mikrosystemen, wie Ohr-, Hand-, Schädelakupunktur. Der Körper widerspiegelt sich in seinen Teilen und wenn man weiß, welche Region sich wohin projiziert, kann man eine Schmerzstillung erzielen ohne im betroffenen Gebiet direkt zu nadeln. Das hat den Vorteil, dass man den Patienten gleich während der Nadelung das schmerzende Gelenk bewegen lassen kann. Stecken nämlich Nadeln in der schmerzenden Region, trauen sich die Patienten nicht, diese zu bewegen.

Man kann sich auch der Oben-Unten-Regel bedienen: Akute Schmerzen im Verlauf eines Meridians in der oberen Körperpartie behandelt man generell am besten über Punkte auf dem Partner-Meridian der unteren Regionen: Z.B. Schulterschmerzen, insbesondere im Verlauf des Dickdarm-Meridians, sprechen bestens an auf den Punkt Ma 38 auf dem Unterschenkel. Dickdarm- und Magen-Meridian bilden ja zusammen den großen Meridian Yang-Ming.

Abgesehen von obigem Beispiel – akute Schmerzen mit frischem Pathogenbefall – kann man sich an folgende einfache Regeln halten:

Akute Schmerzen in einem Meridianverlauf	Zuerst Fernpunkte nach der Oben-Unten-Regel auf dem korrespondierenden Partner des betroffenen Meridians; schmerzendes Gelenk bewegen lassen. Nach Schmerzlinderung eventuell noch lokale Punkte auf dem betroffenen Meridian.
Länger bestehende Schmerzen in einem Meridianverlauf	Ebenfalls zunächst mit Fernpunkten versuchen, anschließend jedenfalls Lokalpunkte auf dem betroffenen Meridian nadeln!
Chronische Schmerzen in einem Meridianverlauf	Lokalpunkte sind besonders wichtig.
Hohlorgane	Alarmpunkt plus unteren He-Punkt nadeln.
Vollorgane	Quellpunkt auf dem zugeordneten Meridian plus Zustimmungspunkt auf dem Blasenmeridian.
Alle Organe, „obstinate" Leiden	Will man ein Organ sicher erreichen, dann nadelt man vorne den Alarm- und hinten den Zustimmungspunkt. Für Hohlorgane fügt man den unteren He-Punkt, für Vollorgane den Quellpunkt hinzu.

5 *Bei Bischko Bl 53*
6 *Bei Bischko Bl 54*

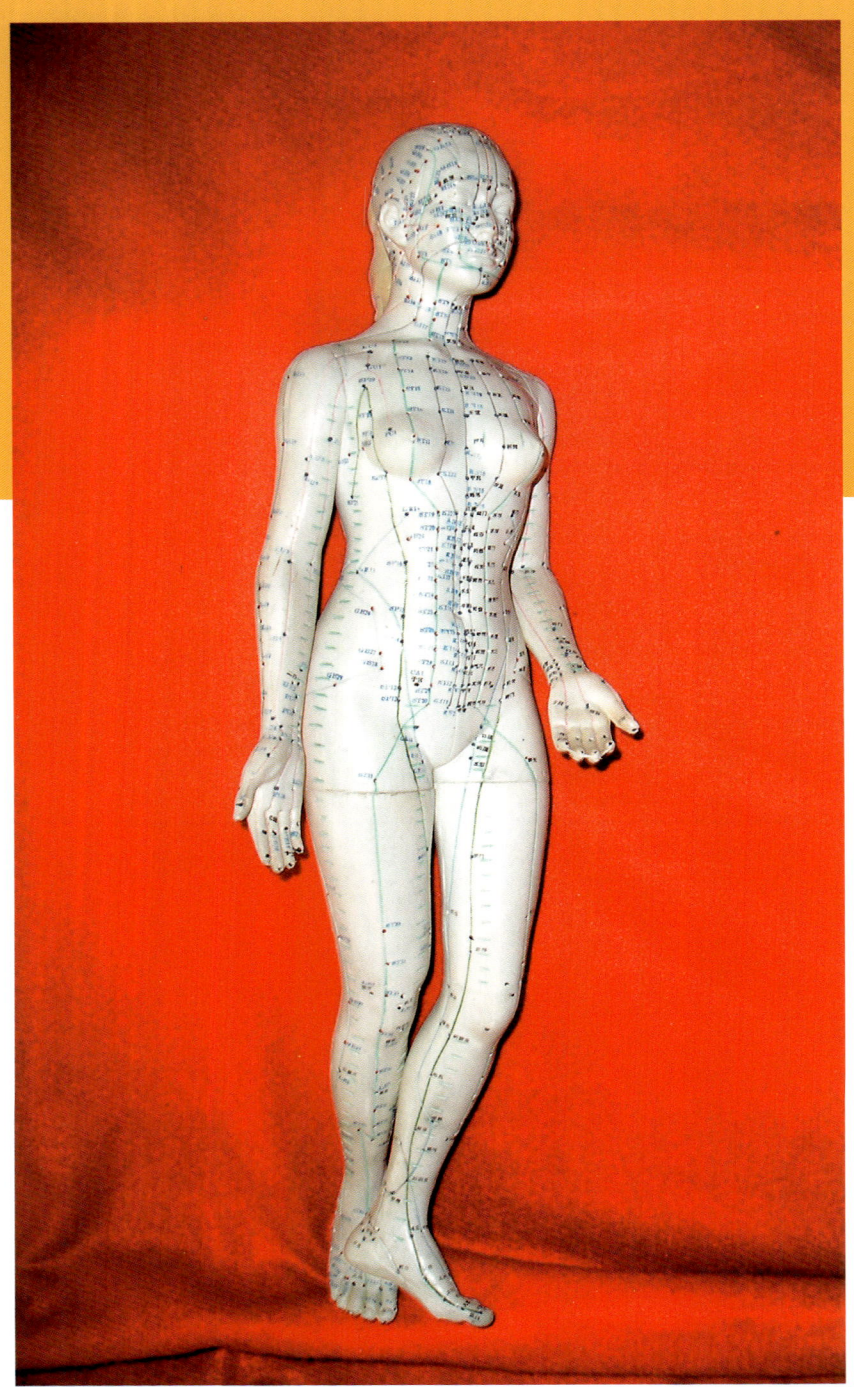

Meridiane und Punkte im Detail

Beschrieben werden hier nur einige wenige ausgesuchte Punkte, welche einerseits leicht aufzufinden und anderseits einfach mittels Akupressur behandelt werden können.

Herz-Meridian

Yin-Meridian, 9 Punkte, Verlauf Brustkorb – an der Beugeseite des Armes hinten – Hand (Kleinfingerspitze). Yang-Partner: Dünndarm.
Herz- und Nieren-Meridian bilden zusammen Shao Yin.
Der Herz-Meridian kommt aus dem Herz-Gefäß-System durch die Lunge, tritt in der Achselhöhle an die Oberfläche und verläuft auf der Beugeseite des Armes zum kleinen Finger. Aus dem Herz-Gefäß-System schickt er weiters einen Ast hinunter zu seinem Partnerorgan, dem Dünndarm, sowie Äste nach oben entlang der Speiseröhre zu den Augen und ins Hirn.

Heilanzeigen

Vor allem kommen Herz-Punkte für Herz-Störungen im übertragenen Sinn zum Einsatz – für Herz als Sitz des Geistes – shen, z.B. bei Schlafstörungen,

Nervosität, und Sprachstörungen (Öffner: Zunge!) und getrübte Lebensfreude. Für die Kreislaufregulation sind die Punkte des Perikard-Meridians wichtiger.

Wichtige Punkte

He 1: ji quan – jí quán – „Tiefste Quelle": In der Tiefe der Achselhöhle. Bei Schlaflosigkeit mit der Faust in der Achselhöhle massieren. *Abb. Seite 114.*

He 3: shao hai – shào hâi: Kleines Meer: Bei starker Armbeugung zwischen Ende der Ellbogenfalte u. kleinfingerseitigem „Närrischen Bein".
He-Meer-Punkt, Meisterpunkt Depression, daher bei depressiver Verstimmung massieren. Wirkt auch bei Zittern, eingeschlafenem Gefühl der Hände.

He 7: shen men – shén mén - Göttliches Tor, Pforte des Geistes: Kleinfingerseitig, Handgelenksfalte, daumenseitiger Rand des Erbsenbeins.
Quellpunkt, Sedativpunkt, Shu-Strömungs-Punkt.
Wirkt bei Nervosität, Schlafstörung, Lampenfieber, Prüfungsangst, Schmerzen der Handgelenke, Herzjagen. *Abb. Seite 115.*

He 9: shao chong – shào chõng – Geringer Angriffspunkt: Neben dem daumenseitigen Nagelfalzwinkel des kleinen Fingers. Tonisierungspunkt! Bei Kollaps massieren! Wird scherzhaft auch „Leichenträgerpunkt" genannt, weil früher die Totengräber ihre „Klienten" angeblich dort bissen um einen Scheintod auszuschließen. Wirkt auch bei niederem Blutdruck; Nervosität, Angst; Herzschmerz. *Abb. Seite 114.*

Dünndarm-Meridian

Yang-Meridian, 19 Punkte; Verlauf Hand – Kopf. Yin-Partner: Herz-Meridian. Dünndarm- und Blasen-Meridian bilden zusammen den Tai Yang.
Der Dünndarm-Meridian beginnt an der Kleinfingerseite der Kleinfingerspitze, hat 19 Punkte und verläuft von der Hand, an der Streckseite der Ellenregion des Arms zum Kopf, wo er vor dem Ohrläppchen endet. Er verzweigt sich im Grübchen oberhalb des Schlüsselbeins und sendet einen Ast aufwärts zu Gesicht, Augen und in die Ohren. Ein weiterer Ast steigt entlang der Speiseröhre zum Herzen ab und von hier weiter durch den Magen zu seinem Organ, dem Dünndarm. Von hier geht ein Ast hinunter zu seinem unteren He-Punkt M 39.

Heilanzeigen

Aufgrund seines Verlaufs und seiner Kontakte kann man über den Dünndarm-Meridian die hintere Arm- und Schulterpartie, die Halspartie um
den Kieferwinkel sowie Auge und Innenohr beeinflussen.

Wichtige Punkte

Dü 3: hou xi – hòu xï – Hintere Schlucht: Bei Faust auf Handrücken im
Grübchen hinter dem Ende der obersten Handtellerquerfalte. Bei Rückenschmerz oder Kopfschmerz entlang des Mittelscheitels kräftig massieren.

Dü 9: jian zhen - jiãn zhën – Schulterbewegung: Eine Daumenbreite oberhalb des Endes der Achselfalte. Fester Druck erleichtert Schulterschmerzen hinten ("Schürzenbandpunkt").

Dü 17: tian rong – tiãn róng – Himmelsantlitz: Unter dem Unterkieferwin-
kel. Halsschmerzen und lokale Schwellung, z.B. bei Angina oder Mumps.

Dü 18 – quan liao – quán liáo – Grube des Backenknochens: Am Ansatz des
großen Kaumuskels am Oberkiefer. Zähne zusammenbeißen lassen. Bei Kiefersperre kräftig massieren, ist der Me sterpunkt Kiefersperre. Wirkt auch
bei Tic (Gesichtszucken).

Dü 19 – ting gong – tïng gõng – Palast des Gehörs: Bei offenem Mund in
Grübchen zwischen dem kleinen dreieckigen Ohrknorpel und Kieferge-
lenk. Bei allen Ohrenproblemen inklus ve Ohrensausen; weiters Kieferge-
lenkproblemen, Gesichtsnervenlähmung.

Blasen-Meridian

Yang-Meridian, 67 Punkte, Verlauf Kopf – Rücken – Fuß. Yin-Partner: Nieren-
Meridian. Blasen- und Dünndarm-Mer dian bilden zusammen Tai Yang.
Beginnt zwischen innerem Lidwinkel und Nasenwurzel, verläuft rückwärts
über den Schädel und dann in zwei Bahnen den Rücken abwärts: Die innere
Bahn verläuft zwei Querfinger seitlich der Mittellinie und trägt die Zustim-
mungspunkte für die inneren Organe. Die äußere Bahn verläuft vier Querfinger

seitlich der Mittellinie und trägt psychosomatisch wirksame Punkte. Zur Orientierung dienen die Dornfortsatzspitzen. Auf dem Schädel gibt es Verbindungen zum Gb-Meridian und zum Gehirn, in der Lendengegend zur Niere zur Blase.

Heilanzeigen

Alle Schmerzen im Meridianverlauf – Augen, Kopf, Nacken, Rücken, Beine. Über die Zustimmungspunkte auf dem Rücken können sich Störungen innerer Organe zeigen und mittels Massage, Wärmebehandlung und / oder Akupunktur beeinflusst werden, was vor allem für die Vollorgane reichlich genützt wird. Die Punkte in Höhe des Schulterblattes behandeln Probleme der Brustkorborgane Herz und Lunge, die Punkte darunter sind zuständig für die Organe im Oberbauch – Leber, Gallenblase, Milz und Magen, in der Lenden- und Kreuzbeingegend für das Hormongeschehen, Darm und Blase. Über die Punkte auf dem äußeren Ast werden können psychosomatische Probleme behandelt.

Wichtige Punkte

Bl 1: Wo die Brille auf der Nase sitzt, dort sitzt Punkt eins der Blase. Wenn man vom vielen Lesen schon ganz müde Augen hat, reibt man sich Bl 1 instinktiv, aber eine kräftigere Massage kann auch Kopfschmerzen lindern. *Abb. Seite 112.*

Bl 10 liegt im Nacken unter der Hinterhauptschuppe neben dem Ansatz des Kapuzenmuskels. Eine Massage hier wirkt beruhigend und entspannend bei Nackenschmerz. *Abb. Seite 116.*

Auf dem Rücken beginnt jetzt die lange Reihe der Zustimmungspunkte. Sie liegen alle zwei Querfinger neben der hinteren Mittellinie. Als Orientierungspunkte dienen die Dornfortsätze der Wirbelkörper. Die Wirkung der Zustimmungspunkte lässt sich mit der gemeinsamen Nervenversorgung der Organe und der oberflächlichen Zonen erklären.
Im oberen Brustkorbbereich liegen zwischen dem dritten und fünften Dornfortsatz und dem Schulterblatt die Zustimmungspunkte für Lunge (Bl 13), Perikard (Bl 14) und Herz (Bl 15). In Höhe des Unteren Schulterblattwinkels liegt Bl 17, ein Punkt der einerseits auf das Zwerchfell andererseits auf das Blut wirkt. Darunter folgt die Zone für die Organe im Oberbauch: Neben dem neunten Brustwirbeldornfortsatz liegt der Zustimmungspunkt für die Leber (Bl 18), neben dem zehnten für die Gallenblase (Bl 19), neben dem elften für die Milz (Bl 20) und neben dem 12. für den Magen (Bl 21).

In Höhe der Dornfortsatzspitze des ersten Lendenwirbels liegt der Zustimmungspunkt des Dreifachen Erwärmers (Bl 22), in Höhe des zweiten Lendenwirbels – das entspricht etwa Taillenhöhe – finden wir den Zustimmungspunkt der Niere (Bl 23). Bei chronischen Kreuzschmerzen tut hier eine Massage wohl, besteht dabei ein Kältegefühl, wird auch ein Thermophor als angenehm empfunden.

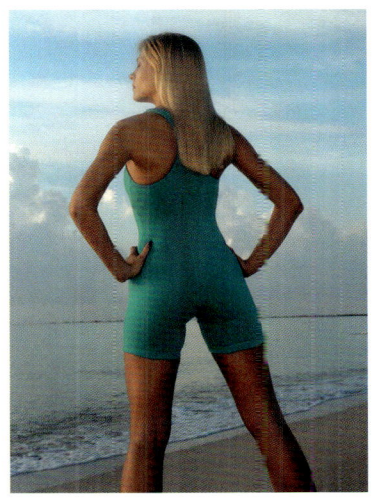

Im unteren Lendenwirbelsäulenbereich liegt der Zustimmungspunkt des Dickdarms, auf dem Kreuzbein finden wir die Punkte für Dünndarm und Blase.

Der Blasen-Meridian zackt nun kurz aufwärts und hat im Bereich des Kreuzbeins eine dritte Bahn, die einen QuF seitlich der Mittellinie verläuft. Die Punkte Bl 31 bis Bl 35 liegen in den Löchern des Kreuzbeins. Sie sind hormonell stark wirksam und werden sowohl bei klimakterischen Beschwerden als auch bei verminderter Potenz oder Libido erfolgreich eingesetzt.

Weiter geht´s abwärts auf dem Bein, vorerst bis zum Knie, wo in der Mitte der Kniekehle ein Punkt liegt, welcher sowohl bei Rücken- als auch bei Wadenschmerzen bestens wirkt.

Nun beginnt der zweite Ast oben auf dem Rücken neben der Dornfortsatzspitze (DFS) des zweiten Brustwirbels. Seine Punkte liegen vier Querfinger seitlich der Mittellinie. Seitlich von den Zustimmungspunkten für Lunge, Herz, Leber, Milz und Niere finden sich Punkte, welche auf die diesen Organen zugeordneten Seelen wirken, einfach gesagt, die für psychosomatische Leiden bestens geeignet sind.

Vom Rücken geht es abwärts zur Hinterseite des Beins. In der Kniekehle vereinigen sich äußerer und innerer Ast des Blasen-Meridians wieder.

Im Winkel zwischen den beiden Bäuchen des Wadenmuskels liegt Bl 57; sehr wirksam gegen Wadenkrampf zu massieren.

Bl 60, der Meisterpunkt der Schmerzen – natürlich vor Allem im Meridianverlauf – liegt zwischen Außenknöche und Achillessehne. Ein Versuch mit Akupressur bei Rücken- oder Nackenschmerzen lohnt sich! *Abb. Seite 120.*

Bl 67, der Endpunkt des Meridians, liegt neben dem seitlichen Nagelfalzwinkel der kleinen Zehe und ist der Gynäkologen- und Hebammenpunkt: Von hier aus kann man die Drehung des Embryo veranlassen, falls er falsch liegt, aber auch den Geburtsvorgang erheblich erleichtern und verkürzen. Das ist auch in Studien der Universität Wien nachgewiesen.

Nieren-Meridian

Yin-Meridian, 27 Punkte; Verlauf: Fuß – Bauch, Brust. Yang-Partner: Blasen-Meridian. Nieren und Herz-Meridian bilden zusammen Shao Yin.
Beginnt an der Fußsohle zwischen den Zehenballen, verläuft an der Innenseite des Beins hinter Leber- und Milz-Meridian, auf Bauch und Brust knapp neben der vorderen Mittellinie aufwärts bis zum Gelenk von Brust- und Schlüsselbein. Im Bereich des Dammes geht ein Ast zu Du 1, verläuft innen entlang der Wirbelsäule aufwärts, betritt die Niere und kontaktiert die Blase. Ein anderer Ast läuft aufwärts zu Leber, Lunge und Zungenwurzel. Aus der Lunge geht ein weiterer Seitenast zu Ren 17 auf dem Brustbein zwischen den Brüsten.

Heilanzeigen

Die Punkte auf Bein und Bauch bewähren sich für Probleme mit Harnausscheidung, Sexualleben und Fortpflanzungsfähigkeit. Die Punkte auf dem Brustkorb wirken gut bei Lungenasthma.

Wichtige Punkte

Ni 1 – yong quan – yông quán – Sprudelnde Quelle: Grübchen am Schnittpunkt beider Zehenballen mit der restlichen Fußsohle.
Schockpunkt – bei Kollaps. Patienten hinlegen, Fuß aufheben und mit Faust auf den Punkt schlagen; bei „restless legs" massieren. Weiters bei „brutalen Herzschmerzen"; unstillbarem Nasenbluten; starke Kopfschmerzen auf der Scheitelhöhe; Milchmangel. *Abb. Seite 114.*

Ni 3 – tai xi – tài xî – Leuchtendes Meer: Zwischen stärkster Vorwölbung des Innenknöchels und Achillessehne.
Spezialpunkt gegen Zahnschmerzen. Achillessehne in Höhe der Knöchel umgreifen und so gleichzeitig Ni 3 u. Bl 60 massieren bei Schmerzen in der Nierengegend. Weiters gegen Nieren- und Blasenleiden, Harnverlust, Einnässen; Hormon-, Regel- u. Sexualstörungen; Schlafsucht tagsüber, Schlaflosigkeit nachts.

Ni 5 – shui quan – shuî quán – Wasserquelle: Eine Daumenbreite unter Ni 3. Bei Reiseverstopfung abwechselnd mit 3E 6 massieren. *Abb. Seite 119.*

Perikard-Meridian

Yin-Meridian, neun Punkte; Verlauf: Brust – Hand, Ende Mittelfingerspitze. Yang-Partner: Dreifacher Erwärmer (3E); Perikard- und Leber-Meridian bilden zusammen Jue Yin.

Entspringt im Brustkorb, betritt das Perikard und kommt seitlich neben der Brustwarze zur Oberfläche. Verläuft an der Beugeseite des Armes zwischen Lungen- und Herzmeridian zur Spitze des Mittelfingers. Der innere Ast steigt durch das Zwerchfell ab, kontaktiert alle drei Ebenen des 3E.

Heilanzeigen
Organische und nervöse Herzprobleme wie Herzrhythmusstörungen, Herzstolpern, -jagen, -schmerzen; zu hoher oder zu niedriger Blutdruck.

Wichtige Punkte

Pe 6 – nei guan – nèi guān – Inner grenze: An der Beugeseite des Unterarms, drei Querfinger Richtung Ellbogen von der Mitte der Handgelenksfurche.
Meisterpunkt des Erbrechens. Bei Übelkeit, Erbrechen massieren. Sehr bewährt bei Reisekrankheit, Schwangerschaftserbrechen, Migräne, Chemotherapie etc. Trick: Armband aus Trikotstoff mit eingenähtem Druckknopf. Weiters bei Herzrhythmusstörungen, Magenschmerzen, zu hohem oder zu niederem Blutdruck, PMS, Panikattacken. *Abb. Seite 118.*

Pe 7 – da ling – dà líng – Großer Hügel: Beugeseitig in der Mitte der Handgelenksfurche.
Schreibkrampf, Metacarpaltunnelsyndrom sonst wie Pe 6 und Rippenschmerzen, Gürtelrose Brustkorb, Verwirrtheitszustände.

Pe 9 – zhong chong – zhōng chōng – Mittlerer Angriffspunkt: China: Im Zentrum der Mittelfingerspitze; Europa: Neben dem daumenseitigen Nagelfalzwinkel des Mittelfingers. Schockpunkt – einer der besten Punkte zur Wiederbelebung bei Kollaps und Hitzschlag! Herzschmerzen, niederer Blutdruck, schwere Zunge; Hitzschlag; brennende Handflächen. *Abb. Seite 114.*

101

Dreifacher-Erwärmer-Meridian

Yang-Meridian, 23 Punkte. Verlauf: Hand (Ringfingerspitze) – Streckseite des Armes – Kopf, endet neben der Augenbraue. Yin-Partner: Perikard-Meridian. 3E- und Gallenblasen-Meridian bilden zusammen den Shao Yang.
In der Schlüsselbeingrube tritt ein Ast in die Körperhöhle ein und kontaktiert sowohl seinen Partner-Meridian Perikard als auch absteigend alle seine drei Ebenen – Brust, Ober- und Unterbauch. Ein Ast steigt zu seinem unteren He-Punkt B 39 ab. Auf dem Kopf geht ein Ast ins Ohr und in der Gegend des seitlichen Augenwinkels wird der Gb-Meridian kontaktiert.

Heilanzeigen

Schmerzen im Meridianverlauf, Gelenkschmerzen, Schläfenkopfschmerz, Wind- und Wetterfühligkeit z.B. bei Migräne; Gesichtsnervenlähmung mit Wind oder Zugluft in der Krankengeschichte; Anfälle von Gesichtsneuralgie; „hitzende" Hautkrankheiten mit Rötung, eventuell auch Eiterung. Frischer grippaler Infekt mit Gliederschmerzen.

Wichtige Punkte

3E 6 – zhi gou – zhï gõu – Verzweigter Graben: Streckseitig vier Querfinger oberhalb der Mitte der Handgelenksfurche.
Bei Stuhlverstopfung abwechselnd mit Ni 5 massieren. *Abb. Seite 119.*

3E 17 – yi feng – yì fëng – Schutz vor dem Wind: Am Vorderrand des Warzenfortsatzes hinter dem Ohrläppchen.
Akupunktur macht die Nase sofort frei! Ein Versuch mit Akupressur lohnt sich. *Abb. Seite 120.*

3E 21 – er men – êr mén – Tor des Ohres: Direkt vor dem Ohrknorpel, wo die Bewegung des Kiefergelenks beim Öffnen des Mundes spürbar ist.
Bei allen Ohrkrankheiten, Trigeminusneuralgie und Arthritis des Kiefergelenkes.

Gallenblasen-Meridian

Yang-Meridian, 44 Punkte. Verlauf: Kopf (se tlich der Augenhöhle) – vor- und rückwärts zackend über den Schädel zum Nacken – abwärts in der Flankengegend, über das Darmbeinkamm und Hüftgelenk zur seitlichen Hosennaht auf dem Bein – Ende am seitlichen Nagelfalzwinkel der vierten Zehe.
Yin-Partner: Leber-Meridian. Gallenblasen- und 3E-Meridian bilden zusammen den shao Yang.

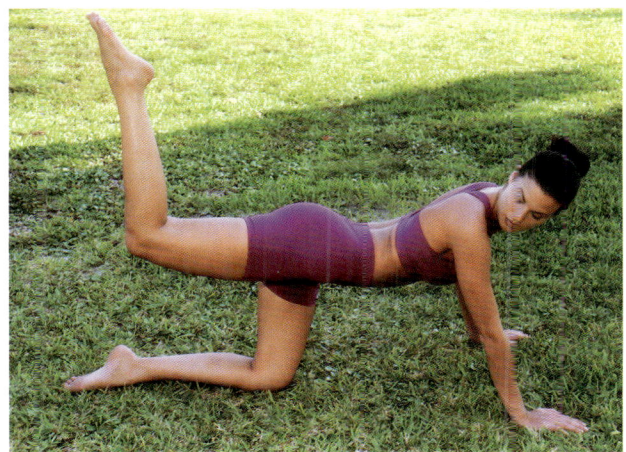

Heilanzeigen

Schmerzen im Meridianverlauf, Gelenks-, Flanken-, seitliche Rippenschmerzen, Schläfenkopfschmerz, vor allem mit Augenproblemen; Krampfanfälle, Bewegungsprobleme, Wind- und Wetterfühligkeit. Emotionell können Mut und Tatkraft gestärkt werden.

Wichtige Punkte

Gb 2 – ting hui – tïng huì – Hören könren: Hinter dem Unterkieferknochen, vor dem Übergang Ohrknorpel – Ohrläppchen.
Ohrprobleme: Ohrensausen, Schwindel.

Gb 14 – Yang bai – yáng bái – Reines, blankes Yang: Eine Daumenbreite über Brauenmitte.
Stirnkopfschmerz, Augenkrankheiten. Facialisparese, Trigeminusneuralgie; Bischko: Testpunkt für Gallenkranke ten. *Abb. Seite 117.*

Gb 20 – feng chi – fëng chí – Teich des Windes: Am Übergang des Warzenfortsatzes in die Hinterhauptschuppe.
Kopfschmerzen, besonders wenn Stress oder Wind und Wetterwechsel eine Rolle spielen, tränende oder schmerzende Augen. Vegetativ ausgleichend wern gleichzeitig Bl 10 massiert wird. *Abb. Seite 116.*

103

Gb 34 – Yang ling quan – yáng líng quán – Äußere Hügel-Quelle: Bei gebeugtem Knie in der Vertiefung vor und unter dem Wadenbeinköpfchen. Einflussreicher Punkt für Sehnen, Meisterpunkt der Muskulatur, daher wirksam bei Muskelschwäche.

Gb 40 – qiu xu – qiø xø – Hügel der Verträge: Am Schnittpunkt einer Horizontalen durch die Spitze und einer Senkrechten vorne, durch den größten Durchmesser des Außenknöchels.
Wunderpunkt bei seitlichen Brustkorbschmerzen! Akupressur wirkt sogar bei Rippenbrüchen schmerzlindernd! Außerdem wirksam bei allen Beschwerden um den Knöchel, z.B. nach Gipsabnahme!

Leber-Meridian

Yin-Meridian, 14 Punkte. Verlauf: Fuß (Große Zehe seitlich) – Innenseite des Beins – Bauch – Brust. Endet unterhalb des Brustansatzes, senkrecht unter der Brustwarze im sechsten Zwischenrippenraum.
Yang-Partner: Gallenblasen-Meridian. Leber- und Perikard-Meridian bilden zusammen den jue Yin.

Heilanzeigen
Alle Krampfzustände; Augenprobleme – rote Augen, Augenflimmern, verschwommenes Sehen; Scheitelkopfschmerz und Migräne mit Augensymptomen. Magenschmerzen und Verdauungsprobleme durch Stress und Aufregung; emotionelle Unausgeglichenheit, Launenhaftigkeit.

Wichtige Punkte

Le 2 – xing jian – xíng jiān – Gehstrecke. In der Schwimmhautfalte zwischen erster und zweiter Zehe.
Speziell gegen rasende Kopfschmerzen mit geröteten Augen.

Le 3 – tai chong – tài chōng – Großer Ansturm: Im Winkel zwischen erstem und zweitem Mittelfußknochen. Löst Krämpfe, erleichtert Kopfschmerz mit Augensymptomen.

Le 14 – qi men – qì mén – Tor der Zeit / Zyklus-Tor: Direkt unter dem Brustansatz, unter der Brustwarze.
Gegen Übelkeit, Erbrechen, z.B. Reisekrankheit, Schwangerschaftserbrechen.

Lungen-Meridian

Yin-Meridian, 11 Punkte. Verlauf: Brustkorb – Hand: Kommt ursprünglich aus dem mittleren Erwärmer (dem Verdauungssystem) – Brustkorb, zweiter Zwischenrippenraum – Schlüsselbein / Schultergrube – Beugeseite des Armes, daumenseitig, endet neben dem Daumennagel.
Yang-Partner: Dickdarm-Meridian. Lungen- und Milz-Meridian bilden zusammen Tai Yin.

Heilanzeigen
Lungen- und Kreislaufprobleme: Bronchitis und Asthma, ständig kalte Hände. Hautkrankheiten, z.B. Akne; Kopfschmerzen, besonders einseitig im Stirnbereich; frische Erkältung; lokal: Vordere Schulterschmerzen.

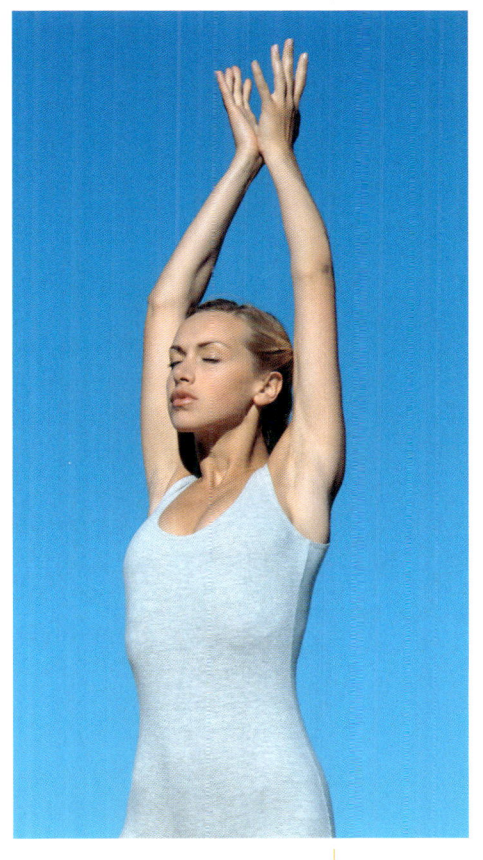

Wichtige Punkte

Lu 2 – yun men – yún mén – Tor der Wolken: An der Unterkante des Schlüsselbeins, im Grübchen vor der Schulter.
Asthma, Husten, Schmerzen in Schulter, Rücken, Brustkorb; Völlegefühl im Brustkorb.

Lu 11 – shao shang – shào shāng – Kleiner Shang (= Ton des Metalls): Neben dem daumenseitigen Nagelfalzwinkel des Daumens, (Bischko: Kleinfingerseitig).
Meisterpunkt der Halskrankheiten. Gegen alle Halsschmerzen, Fieber.

Dickdarm-Meridian

Yang-Meridian, 20 Punkte. Verlauf: Hand – Kopf: Beginnt neben dem daumenseitigen Nagelfalzwinkel des Zeigefingers – aufwärts entlang der Streckseite des Armes, daumenseitig – Hals – Kopf / Gesicht, endet neben dem Nasenflügel auf der Gegenseite.
Yin-Partner: Lungen-Meridian. Dickdarm- und Magen-Meridian bilden zusammen Yang ming.

Heilanzeigen
Schmerzen im Meridianverlauf, also Handgelenk, Arm und vordere Schulterpartie; Stirnkopfschmerzen, Gesichtsneuralgie; Erkältung besonders zu Beginn; alle Probleme im HNO-Bereich wie Schnupfen, Nebenhöhlenentzündung, Angina und Rachenkatarrh; Zahnschmerzen. Auch Stuhlverstopfung kann manchmal beeinflusst werden.

Wichtige Punkte

Di 1 – shang Yang – shāng yáng – Yang der Wandlungsphase Metall: Neben dem daumenseitigen Nagelfalzwinkel des Zeigefingers.
Meisterpunkt der Zahnschmerzen. Nimmt beim Zahnarzt dem Schmerz die Spitze wenn man den Punkt mit dem Daumennagel massiert.

Di 4 – he gu – hé gû – Talschluss: Auf dem Handrücken, am höchsten Punkt des Muskelwulstes zwischen ersten und zweitem Mittelhandknochen.
Kommandopunkte für das Gesicht – wirkt auf alles, was sich dort abspielt. Akupunktur kann eine beginnende Erkältung stoppen. Akupressur erleichtert Halsschmerz. Zusammen mit Di 11 und Du 14 Fieber senkend.

Di 11 – qu chi – qø chí – Krümmung, des Teiches: Bei maximal gebeugtem Arm am daumenseitigen Ende der Ellbogenfalte.
Spezialpunkt gegen Hitze, Fieber (zusammen mit Di 4 und Du 14). Auch bei Hautkrankheiten wirksam. Ferner Tennisellbogen, Juckreiz, Stuhlverstopfung.

Di 15 – jian yu – jiān yú – Schulterknochen: Bei seitwärts gehobenem Arm im vorderen der beiden Grübchen unter dem Schultergelenk.
Meisterpunkt für Lähmungen des Armes, sehr wirksam gegen Schulterschmerz in diesem Bereich.

Di 19 – he l ao/kou he liao – hé liáo/‹ôu hé liào – Grube des Getreides: Unterhalb des Unterrandes des Nasenflügels.

Di 20 20 – Ying xiang – yíng xiāng – Willkommen des Duftes: Neben dem Nasenflügel. Beide Punkte wirken bei behinderter Nasenatmung – Schnupfen, Nebenhöhlenkatarrh, Nasenbluten.

Magen-Meridian

Yang-Meridian, 45 Punkte. Verlauf: Kopf – Fuß: Gesicht – Hals – Brust – Bauch – Bein vorne: Auf dem Oberschenkel in der Mitte der Streckseite, seitlich vorne abwärts über das Knie, seitlich neben der Schienbeinkante abwärts, über die Mitte der Fußwurzel zum Endpunkt Ma 45, neben dem seitlichen Nagelfalzwinkel der zweiten Zehe.
Yin-Partner: Milz. Magen- und Dickdarm-Meridian bilden zusammen Yang Ming.

Heilanzeigen
Schmerzen im Meridianverlauf: Gesicht, Brust, Leiste, Knie, Fußgelenk. Da das zugeordnete Organ Magen eine zentrale Rolle bei der Aufbereitung und Verarbeitung des Nahrungsbreis zum Grundstoff für die Bildung von Muskelgewebe, Blut und Energie – qi – spielt, bei entsprechenden Problemen. Natürlich wirksam bei allen Magenkrankheiten!

Wichtige Punkte

Ma 2 – si bai – sì bái – Vierfache Helle: Eine Daumenbreite unterhalb des knöchernen Unterrandes der Augenhöhle, wo man ein Grübchen im Knochen tastet.
Nebenhöhlenentzündung, schmerzhafte Augenrötung, Augenjucken, Lid-Tick Trigeminusneuralgie, Gesichtsnervenlähmung.

Ma 12 – que pen – quë pén – Schale des Mangels: In der Mitte der Grube oberhalb des Schlüsselbeins.
Sodbrennen, (auch nach Weingenuss), Speiseröhrenkrampf.

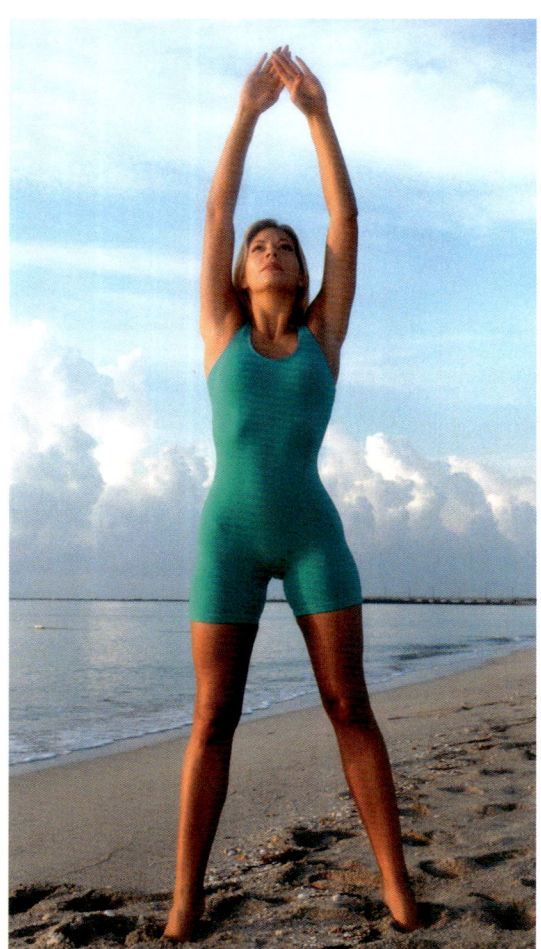

Ma 13 – qi hu – qì hù – Tor des Qi (Atems): Am Unterrand des Schlüsselbein, in der Mitte. Asthma, Schluckauf; Völlegefühl und Schmerzen im Brustkorb.

Ma 25 – tian shu – tiãn shø – Himmlische Säule: Drei Querfinger seitlich neben dem Nabel. Reguliert alle Darmfunktionen – bei Verstopfung und bei Durchfall wirksam, auch bei akuten Bauchschmerzen.

Ma 36 – zu san li – zú sãn lî – Drei-Meilenpunkt des Fußes. Zwei Querfinger unterhalb des Niveaus des Unterrandes des Wadenbeinköpfchens, ein Querfinger seitlich der Schienbeinkante.
Einer der wichtigsten Punkte überhaupt! Daher hat er auch viele Beinamen. Die wörtliche Übersetzung seines Namens hat eine schöne Doppelbedeutung: Einerseits wird damit die Lokalisation des Punktes beschrieben, denn er liegt drei cun = vier Querfinger unterhalb des Kniegelenks, kann aber auch als Befähigung müder Soldaten trotz Erschöpfung noch drei Meilen zu marschieren, nachdem der Punkt stimuliert wurde, interpretiert werden. Tatsächlich ist Ma 36 der wichtigste legale „Doping-Punkt", denn er mobilisiert vorhandene Energiereserven. Außerdem regt er aufgrund der Partnerschaft Magen-Milz die Produktion von Qi und Blut an. Ferner gilt er als Meisterpunkt des Blutdrucks und des Hormongeschehens. „Göttlicher Gleichmut" verweist auf seine psychisch ausgleichende Wirkung. *Abb. Seite 121.*

Ma 44 – nei ting – nèi tíng – Innenhof: Schwimmhautfalte zwischen zweiter und dritter Zehe.
Wirkt bei Alpträumen (mit Pe 9) und bei allen Beschwerden mit Verschlechterung in der Nacht. *Abb. Seite 114.*

Milz-Meridian

Yin-Meridian, 21 Punkte. Verlauf: Beginnt an der großen Zehe neben dem inneren Nagelfalzwinkel – aufwärts an der Innenseite des Beines – Bauch – steigt auf der Brust vorne bis zum zweiten Zwischenrippenraum auf, dann aber nach seitwärts wieder ab bis zum sechsten Zwischenrippenraum Yang-Partner: Magen-Meridian. Milz- und Lungen-Meridian bilden zusammen den tai Yin.

Heilanzeigen

Stoffwechselstörungen, insbesondere Störungen des Flüssigkeitshaushalts, besonders Flüssigkeitsansammlung im Gewebe – Ödeme; ständig ungeformte Stühle bis Durchfall oder das Gegenteil – Darmträgheit. Aus dem gleichen Grund wie beim Magen-Meridian werden auch Milz-Meridian-Punkte verwendet um den Aufbau von Muskelgewebe, Blut und Energie – qi zu fördern.

Wichtige Punkte

Mi 5 – shang qiu – shāng qiø– Shang-Hügel[10]: Bei Hakenfußstellung im Grübchen zwischen Innenknöchel und erster Sehne auf dem Rist.
Meisterpunkt des Bindegewebes. Bei schmerzenden Krampfadern kräftig massieren. Akupunktur hilft hier auch bei Gebärmuttersenkung und Hämorrhoiden.

Mi 6 – san Yin jiao – sān yïn jiāo– Treffpunkt der drei Yin: Vier Querfinger oberhalb der größten Erhebung des Innenknöchels am Hinterrand des Schienbeins.
Beiname: Herr des Blutes – bei allem was mit Blut etwas zu tun hat. Hoher oder niedriger Blutdruck, Menstruations- und Durchblutungsstörungen.

Mi 9 – Yin ling quan – yïn líng quán– Innere Hügel-Quelle: Bei gebeugtem Knie in einer Vertiefung unter dem knienahen Vorsprung des Schienbeins. Oft sieht man dort kleine Venengeflechte, besonders bei Damen.
Gegen Kniegelenksbeschwerden und krankhafte Flüssigkeitsspeicherung.

Mi 10 – xue hai – xuè hâi– Meer des Blutes: Bei gebeugtem Knie drei Querfinger oberhalb des Oberrandes der Kniescheibe. Gegen Kniegelenksbeschwerden und Menstruationsstörungen – Name: „Meer des Blutes".

Lenkergefäß – Du Mai

Wichtige Punkte

Du 4 – ming men – mìng mén– Tor des Lebens: Unter dem Dornfortsatz des zweiten Lendenwirbelkörpers. Etwa in Taillenhöhe.
Allgemein kräftigend, Potenz steigernd, Kreuzschmerz lindernd. *Abb. Seite 113.*

Du 14[11] / Du 13 Bi– da zhui – dà zhuï– Großer Wirbel: Unter dem Dornfortsatz des siebenten Halswirbelkörpers, welcher sich am Übergang Hals-Brust befindet und etwas vorspringt.
Aufgrund seiner Lage hat der Punkt Verbindung zu allen Yang-Meridianen. Mit Di 4, Di 11 Fieber senkend; Rückenschmerzen, Nacken- und Kopfschmerzen; erleichtert auch bei akuter Erkältung. *Abb. Seite 113.*

Du 20 – bai hui – bâi huì– Hundertfaches Zusammentreffen: Auf dem höchsten Punkt des Schädels.
Bestens geeignet für alle psychosomatischen Probleme, da hier der Treffpunkt aller Divergenten Meridiane ist. Kopfkrankheiten; Schwindel; Ohnmacht; Vorfall v. Uterus, Anus. *Abb. Seite 115.*

Konzeptionsgefäß – Ren Mai

Wichtige Punkte

Ren 6 – qi hai – qì hâi– Meer des Qi (der Energie): Zwei Querfinger unterhalb des Nabels.
Sehr stark energetisch wirksam, bei allen Erschöpfungs- und Mangelzuständen, Bauchschmerzen, allen Potenz-, Sexual- und Fruchtbarkeitsstörungen.

Ren 8 – shen que – shén què– Wachturm des Geistes: Mitte des Nabels.
Wird niemals genadelt sondern allenfalls vorsichtig mit Moxakraut über isolierendem Salz, mit dem der Nabel gefüllt wird und einer darauf gelegten Ingwerscheibe erwärmt oder gelasert.
Vorsichtig erwärmen bei kaltschweißigem Kollaps (z.B. mittels Thermophor). Wirkt auch bei Durchfall, Colitis; Ödeme; Sterilität, Prolaps; Potenz steigernd.

Ren 12 – zhong wan – zhõng wân– Mitte des Magens: In der Mitte zwischen Nabel u. Schwertfortsatz des Brustbeins.
Stärkt und fördert Magen und Verdauung: Alle Magenleiden inklusive Ulcus; Meteorismus, Übelkeit, Erbrechen, Schluckauf, Darmverschluss. *Abb. Seite 121.*

Ren 15 – jiu wei – jiø wêi– Taubenschwanz: Eine Daumenbreite unterhalb der Schwertfortsatzspitze. Schmerzen in Magen-, Herzregion; Schluckauf. Mit Du 20 vegetativ ausgleichend. *Abb. Seite 115.*

Ren 17 – dan zhong (shao zhong) – dàn zhõng– Mitte der Brust: Mittellinie des Brustbeins, zwischen den Brustwarzen.
Mädchen für alles am und im Brustkorb: Interkostalneuralgie, Stillschwierigkeiten, Herz- und Lungenkrankheiten, Beklemmungsgefühl.

Ren 24 – cheng jiang– chéng jiãng– Aufnahme der Flüssigkeit: In der Mitte der Kinn-Lippen-Falte.
Obligat bei Lähmung der Unterlippe, Störung beim Trinken, übermäßiger Speichelfluss.

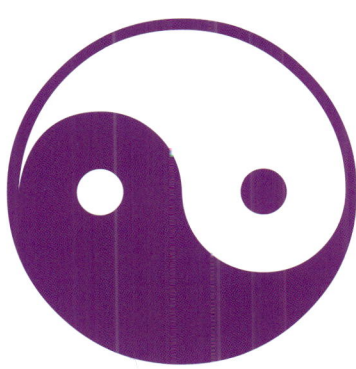

10 Shang ist der Ton des Metalls, MP 5 ist der Metall-Punkt des Meridians.
11 Bischko: Du 13!

Einige Anleitungen zur Akupressur

In der Regel soll der Arzt die Indikation zur Akupunktur und Akupressur stellen. Manchmal kann aber Akupressur zur Selbst- oder Notfallbehandlung sehr nützlich sein. Die Auswahl der Punkte beschränkt sich auf ganz wenige leicht aufzufindende.

Augenprobleme

Bl 1 – jing ming – klare Augen

Wo die Brille auf der Nase sitzt, dort sitzt Punkt eins der Blase.
Wenn man vom vielen Lesen schon ganz müde Augen hat, reibt man sich Bl 1 instinktiv, aber eine kräftige Massage kann auch Kopfschmerzen lindern.

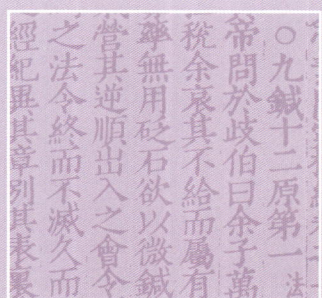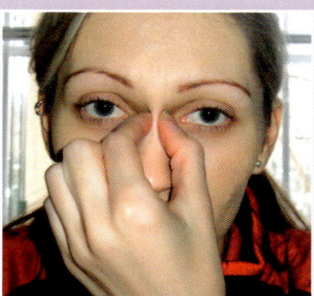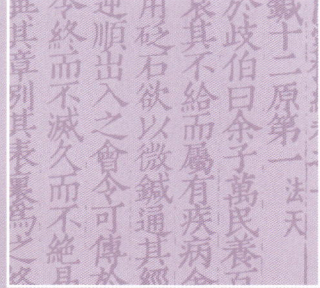

Depressive Verstimmung

H3 – shao hai – kleines Meer

Beugeseitig am Ende der Ellbogenfalte.

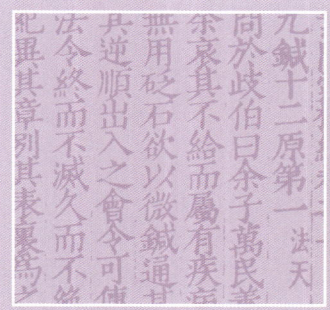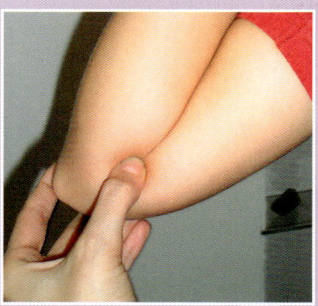

Erkältung

Di 4 – he gu – Talschluss

Auf dem Handrücken, zwischen erstem u. zweitem Mittelhandknochen.
Wirkt als Kommandopunkte auf das Gesicht. Akupunktur kann eine beginnende Erkältung stoppen. Akupressur erleichtert Kopf-, Hals,- Zahnschmerz.

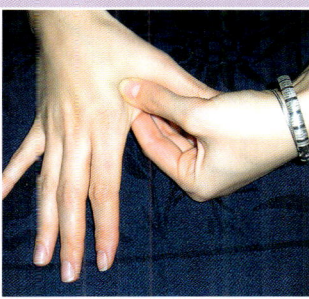
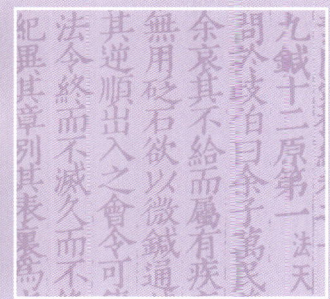

Fieber

Di 4 siehe Erkältung.

Di 11 – qu chi – Krümmung, des Teiches

Bei maximal gebeugtem Arm am daumenseitigen Ende der Ellbogenfalte. Spezialpunkt gegen Hitze, Fieber (mit Di 4 und Du 14). Tennisellbogen, Hautkrankheiten, Juckreiz, Stuhlverstopfung.

Du 14 / Du 13 Bi– da zhui – Großer Wirbel

Unter dem Dornfortsatz des siebten Halswirbelkörpers, am Übergang Hals-Brust vorspringend.
Der Punkt hat Verbindung zu allen Yang-Meridianen. Wirkt auch bei Rückenschmerzen, Nacken- und Kopfschmerzen.

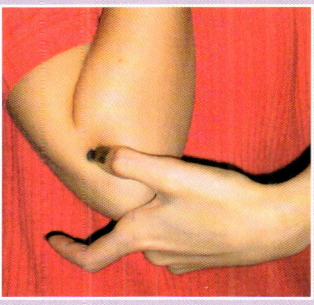
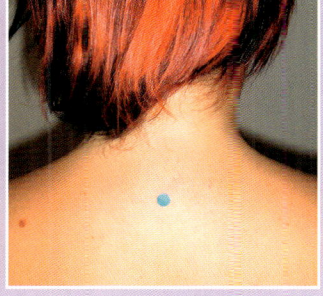

Schlaflosigkeit

He 1: ji quan – „Tiefste Quelle"

In der Tiefe der Achselhöhle. Bei Schlaflosigkeit mit der Faust in der Achselhöhle massieren.

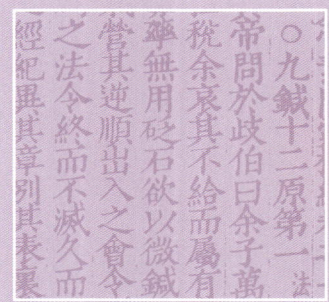 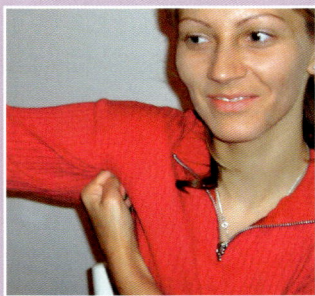 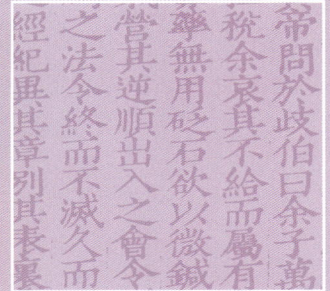

Kollaps, Schock

He 9 – shao chong – kleines Fort

Daumenseitiger Nagelfalzwinkel des kleinen Fingers.

Pe 9 – zhong chong – zentrales Fort

China: Ca ein mm handflächenwärts von der Mitte des Mittelfingernagels; Bischko: Daumenseitiger Nagelfalzwinkel des Mittelfingers.

Du 26 – ren zhong – Mensch in der Mitte

Zwischen oberem und mittlerem Drittel der zentralen Nasen-Lippen-Falte.

Ni 1 – yong yuan – sprudelnde Quelle

Grübchen zwischen vorderem und mittlerem Drittel der Fußsohle, zwischen Großzehen- und restlichen Ballen. Laienmethode: Mit der Faust auf die Zehenballenregion schlagen.

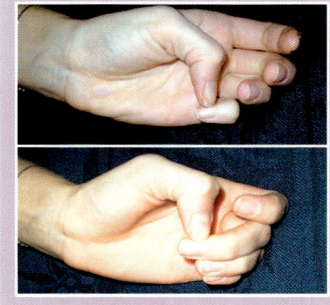 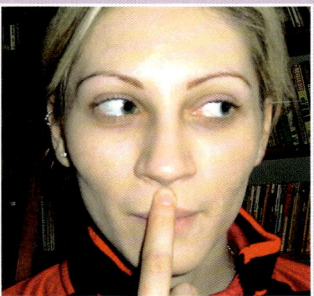 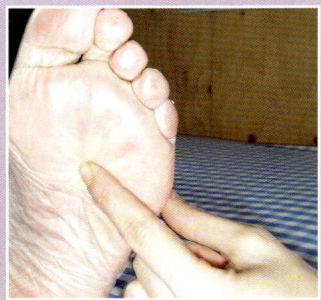

Nervosität

Du 20 – bai hui – Hundertfaches Zusammentreffen

Auf dem höchsten Punkt des Schädels. Bestens geeignet für psychosomatische Probleme, da sich hier alle Divergenten Meridiane treffen.

Wirkt bei Kopfkrankheiten, Schwindel, Ohnmacht, Vorfall v. Uterus, Anus.

He 7: shen men – Göttliches Tor, Pforte des Geistes

Kleinfingerseitig, Handgelenksfalte, daumenseitiger Rand des Erbsenbeins.

Wirkt bei Nervosität, Schlafstörung, Lampenfieber, Prüfungsangst, Schmerzen der Handgelenke, Herzjagen.

Ren 15 – jiu wei – Taubenschwanz

Ein DB unterhalb der Schwertfortsatzspitze.

Wirkt bei Schmerzen in Magen-, Herzregion, Schluckauf. Mit Du 20 vegetativ ausgleichend.

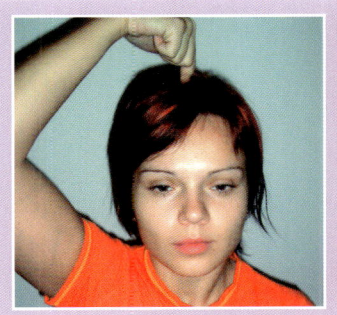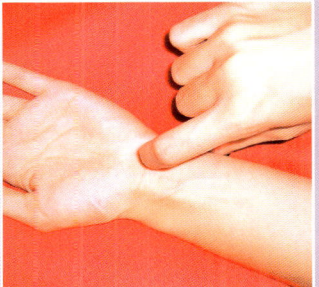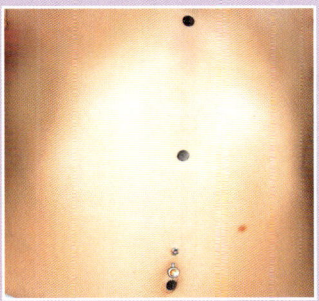

Kopfschmerzen

Basisprogramm
Di 4 – he gu – Talschluss

Auf dem Handrücken, zwischen erstem und zweitem Mittelhandknochen. Wirkt als Kommandopunkte auf das Gesicht. Akupunktur kann eine beginnende Erkältung stoppen. Akupressur erleichtert Kopf-, Hals,- Zahnschmerz. Zusammen mit Di 11 und Du 14 Fieber senkend.

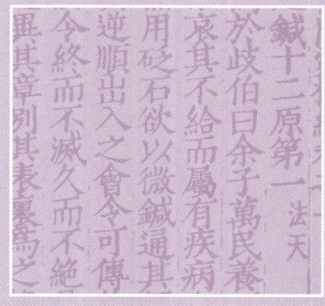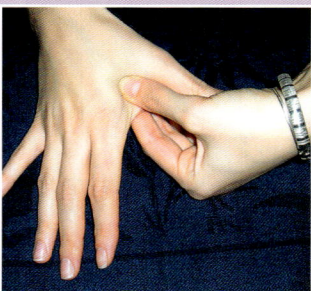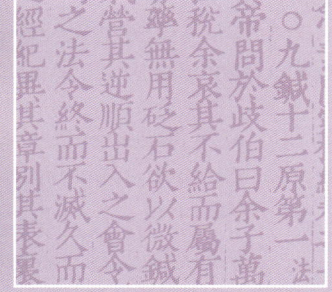

Nackenkopfschmerz
Bl 10 – tian zhu – Himmlische Säule

Liegt im Nacken unter der Hinterhauptschuppe neben dem Ansatz des Kapuzenmuskels. Eine Massage hier wirkt beruhigend und entspannend bei Nackenschmerz.

Gb 20 – feng chi – Teich des Windes

Am Übergang des Warzenfortsatzes in die Hinterhauptschuppe. Kopfschmerzen in Zusammenhang mit Stress, Wind und Wetterwechsel, tränende oder schmerzende Augen. Vegetativ ausgleichend wenn gleichzeitig Bl 10 massiert wird.

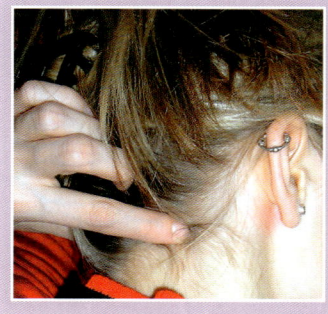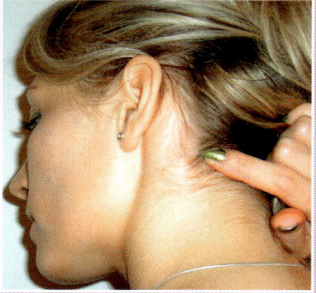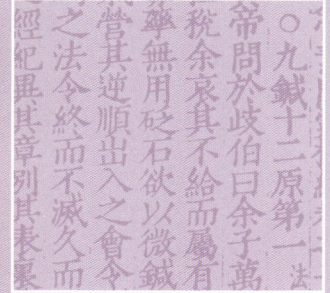

Schläfenkopfschmerz

Extrapunkt Tai yang – Sonne

In der Schläfengrube.

Kopfschmerz auf der Scheitelhöhe

Du 20 – bai hui – Hundertfaches Zusammentreffen

Auf dem höchsten Punkt des Schädels.
Auch gegen Augenflimmern, Nervosität.

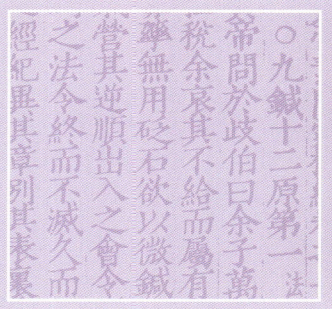 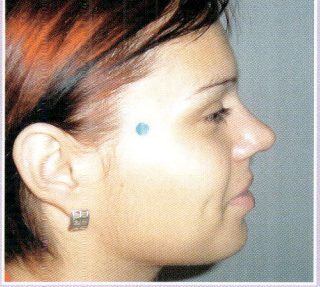 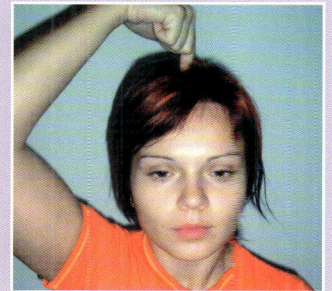

Stirnkopfschmerz

G 14 – yang bai – Yang-Weiss

Ein Cun (ein DB) über Brauenmitte, Mediopupillarlinie. Auch Testpunkt für
Gallenkrankheiten – empfindlich!
Bl 1: Siehe Augenprobleme.

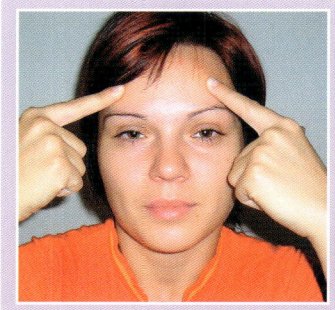 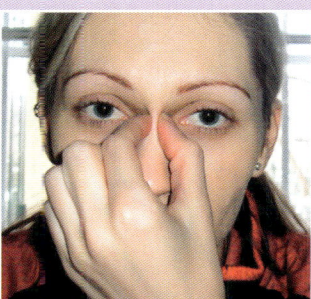

Übelkeit, Erbrechen

Pe 6 – nei guan – Innengrenze

An der Beugeseite des Unterarms, drei Querfinger Richtung Ellbogen von der Mitte der Handgelenksfurche.

Meisterpunkt des Erbrechens.

Bei Übelkeit, Erbrechen massieren. Sehr bewährt bei Reisekrankheit, Schwangerschaftserbrechen, Migräne, Chemotherapie etc.

Trick: Armband aus Trikotstoff mit eingenähtem Druckknopf. Weiters bei Herzrhythmusstörungen, Magenschmerzen, zu hohem oder zu niederem Blutdruck, PMS, Panikattacken.

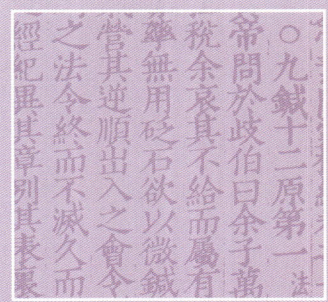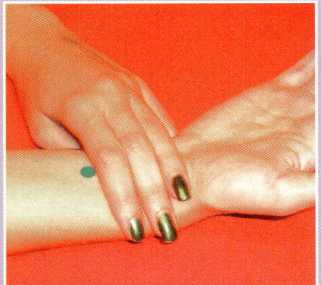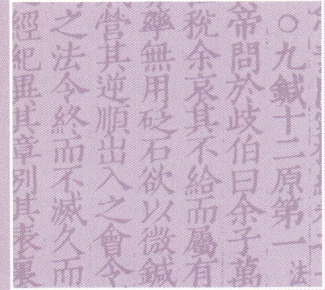

Schwangerschaftserbrechen

Pe 6 Siehe Übelkeit, Erbrechen.

Ma 36 Siehe Gastritis, Ulcus.

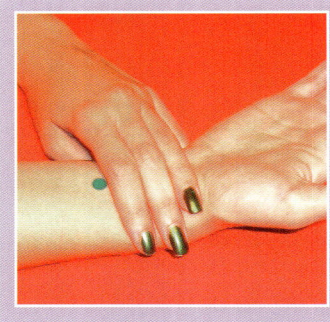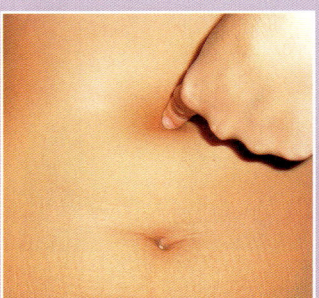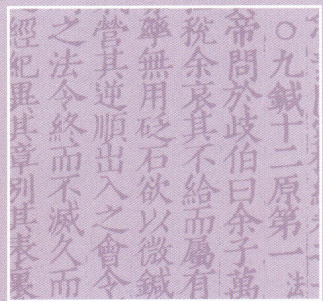

Stuhlverstopfung, z. B. auf der Reise

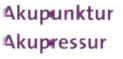
3E 6 – zhi gou – Verzweigter Graben
Streckseitig, vier Querfinger oberhalb der der Mitte der Handgelenksfurche. Bei Stuhlverstopfung abwechselnd mit Ni 5 massieren.

Ni 5 – shui quan – Wasserquelle
Kreuzung zwischen einer Waagrechter ein DB unterhalb der größter Vorwölbung und einer Senkrechten durch den Hinterrand des Innenknöchels, auf dem Fersenbein.

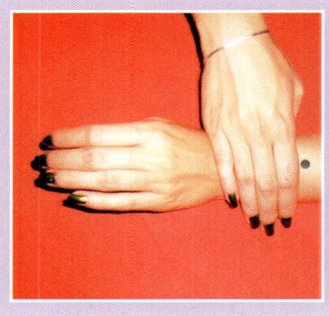
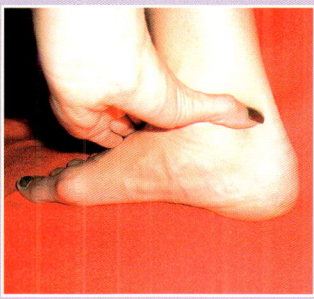
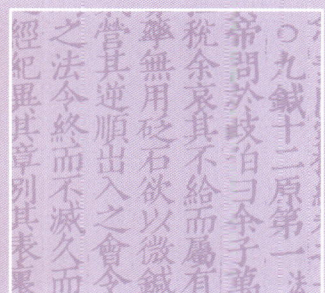

Zahnschmerzen

Di 1 – shang yang
Shang ist der dem Metall und damit dem Dickdarm-Meridian, einem Yang-Meridian zugeordnete Ton: Neben dem daumenseitigen Nagelfalzwinkel des Zeigefingers. Gut geeignet auch zur Akupressur während der Zahnbehandlung: Nimmt dem Schmerz die Spitze.

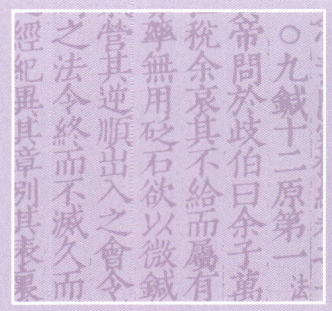
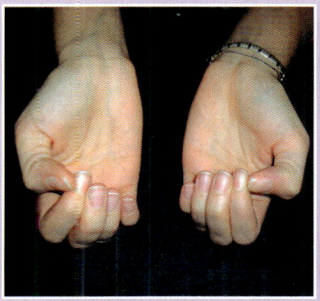

Kreuzschmerzen

Bl 40 – wei zhong – mittlerer Speicher
In der Mitte der Kniekehle, daher nicht zu verfehlen. Ist der Kommandopunkt für den Rücken und auch bei vielen Hautkrankheiten erfolgversprechend.

Bl 60- Kunlun – kun lun
Das ist der Name eines hohen Berges, entspricht dem Außenknöchel (Abb 29=Abb40): der Meisterpunkt der Schmerzen – natürlich vor Allem im Meridianverlaúf – liegt zwischen Außenknöchel und Achillessehne.

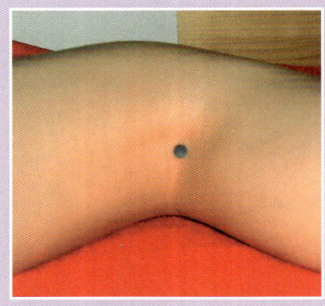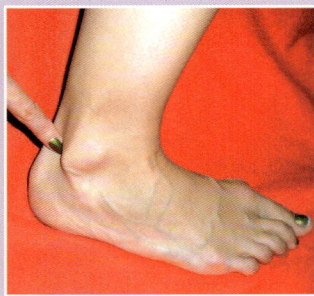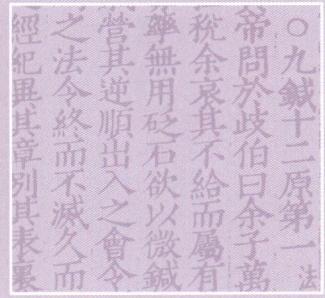

Nase frei machen

Di 4 Siehe Erkältung.

3E 17 – yi feng – Schutz vor dem Wind
Am Vorderrand des Warzenforsatzes hinter dem Ohrläppchen. Akupunktur macht die Nase sofort frei! Ein Versuch mit Akupressur lohnt sich.

Extrapunkt Bi Tong – bi tong – freie Nase
Am den oberen Enden der beiden seitlichen Nasen-Lippenfalten.

Nasenrachen-Punkt im Ohr
Mit dem Fingernagel den Oberrand des Einganges zum Gehörgang massieren.

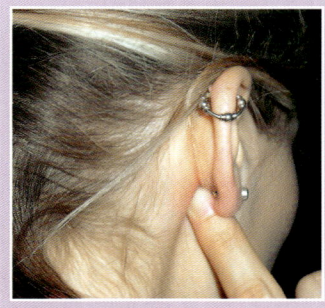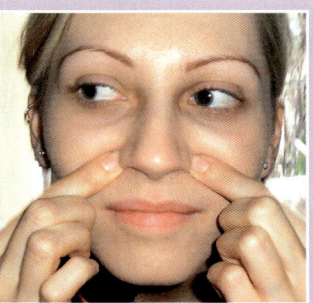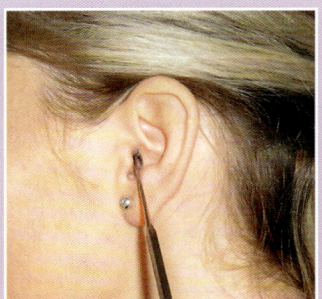

Gastritis, Ulcus

Ren 12 – zhong wan – Mitte des Magens

Mitte zwischen Nabel und Schwertforsatz des Brustbeins. Stärkt und fördert Magen und Verdauung, daher bei allen Magenleiden inklusive Ulcus, Blähbauch, Übelkeit, Erbrechen, Schluckauf, Darmverschluss.

Ma 36 – zu san li – 3 Meilenpunkt des Fußes

Zwei Querfinger unterhalb des Niveaus des Unterrandes des Wadenbeinköpfchens, ein Querfinger seitlich der Schienbeinkante.

Einer der wichtigsten Punkte überhaupt! Daher hat er auch viele Beinamen: Die wörtliche Übersetzung seines Namens hat eine schöne Doppelbedeutung. Einerseits wird damit die Lokalisation des Punktes beschrieben, denn er liegt drei cun = vier QuF unterhalb des Kniegelenks; wird auch als Muntermacher für müde Soldaten, trotz Erschöpfung noch drei Meilen zu marschieren, interpretiert.

Tatsächlich ist Ma 36 der wichtgste legale „Doping-Punkt", denn er mobilisiert vorhandene Energiereserven. Außerdem regt er aufgrund der Partnerschaft Magen-Milz die Produktion von Qi und Blut an. Meisterpunkt des Blutdrucks und des Hormongeschehens.

„Göttlicher Gleichmut" wegen seiner psychisch ausgleichender Wirkung.

Pe 6

Siehe Übelkeit, Erbrechen.

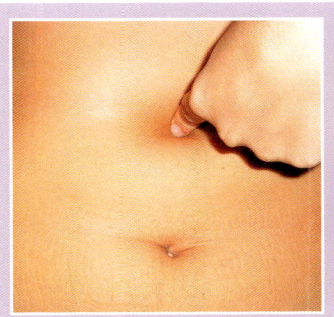 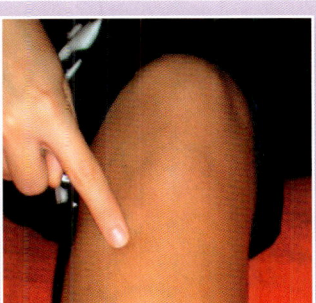

Glossar

Somatotopie: Projektion des ganzen Körpers in einen Körperteil, z.B. Ohr, Hand, Schädel

Acht Prinzipien: Methode der Vorselektion zur Erstellung einer chinesischen Diagnose durch Differenzierung von Symptomen in die Yin-Kategorien Innen, Mangel, Kälte und die Yang-Kategorien Außen, Fülle, Hitze

antibiotisch: wörtlich: Gegen das Leben. Gemeint ist das Leben von Mikroorganismen

Außen: Unterkategorie der Acht Prinzipien.

Begriff: Interpretation

Bioklimatische Faktoren: Wind, Kälte, Feuchtigkeit, Trockenheit, Sommerhitze, Feuer. Werden als potenzielle Pathogene angesehen

cun: Ein Körpermaß, das der Daumenbreite des Patienten – nicht des Behandlers – entspricht. Verschiedene Regionen haben eigene Cun-Einteilungen, z.B. auf dem Oberbauch entspricht ein cun zwischen Nabel und Schwertfortsatz einem Achtel dieser Strecke; die Strecke zwischen Schambeinfuge und Nabel wird in fünf Teile unterteilt.

Delir: Verwirrtheitszustand mit Wahnerlebnissen

Endemiologie: Örtlich gehäuftes Auftreten von Erkrankungen

Endoskopie: Untersuchung des Körperinneren mittels starrer oder biegsamer Rohre mit Spezialoptik

Entsprechungen: Begriffe aus Umwelt und Körper, welche einem der Fünf Elemente zugeordnet sind, z.B. bioklimatische Faktoren, Emotionen, innere Organe, Meridiane

Enzephalitis: Gehirnentzündung

Epidemie: Gehäuftes Auftreten eine Erkrankung

fu: Dünndarm, Blase, Dreifacher Erwärmer, Gallenblase, Dickdarm und Magen – also die Hohlorgane

Fülle: Unterkategorie der Acht Prinzipien. Bedeutet Anwesenheit von Überflüssigem, z.B. bioklimatischen Faktoren

Fünf Elemente: Besser Fünf Wandlungsphasen. Dabei handelt es sich um Holz, Feuer, Erde, Metall und Wasser, welche allgegenwärtig in und um uns sind. Zu jedem Element gehören zahlreiche Begriffe aus Umwelt und menschlichem Organismus > Funktionskreis. In der obigen Reihenfolge bringen sie einander hervor, was als Zyklus des Hervorbringens oder Mutter-Kind-Zyklus bezeichnet wird. Dreht man die Abfolge um, erhält man den Konsumations- oder Kind-Mutter-Zyklus. Weitere wichtige Beziehungen sind wechselseitige Kontrolle und Widerstand dagegen: Diese Konstellation gilt für Wasser und Feuer, Feuer und Metall, Metall und Holz, Holz und Erde, Erde und Wasser. Alle bisher angeführten Beziehungen sind an sich normal und erhalten das Gleichgewicht in und um uns aufrecht. Zu krankhaften Veränderungen kommt es nur bei Ungleichgewicht zwischen den jeweiligen Partnern, z.B. wenn das Kind einer geschwächten Mutter zu viel wegnimmt, wenn das kontrollierende Element das zu kontrollierende überwältigt oder wenn der Widerstand gegen die Kontrolle zu groß wird.

Funktionskreis: Die Summe der Entsprechung eines der Fünf Elemente

Gastroskopie: Magenuntersuchung > Endoskopie

Hämatom: Bluterguss

hämorrhagisches Fieber: Hohes Fieber mit Blutungen, z.B. in der Haut. Kommt bei manchen Tropenkrankheiten, Hirnhautentzündung und Sepsis vor. Hitze Unterkategorie der Acht Prinzipien. Typisch: beschleunigt, Farben Rot und Gelb, Geruchsentwicklung

Huang Di: Legendärer Gott-Kaiser, dem die Erfindung der Akupunktur und die Autorenschaft des Nei Jing, des „Klassikers der Inneren Medizin" zugeschrieben wird

Inkontinenz: Unvermögen, Blasen- oder Darminhalt zurückzuhalten

Innen: Unterkategorie der Acht Prinzipien.

jing – Essenz: Materielle Grundlage aller Energie – qi. Man unterscheidet drei Formen:

Angeborenes jing = Erbanlagen, aufbewahrt in der Niere

Erworbenes jing = von der Milz aus der Nahrung transformierte Substanz

Reproduktions-Essenz = bis zur Pubertät erworbener Überschuss an Substanz, der für die Fortpflanzung verwendet wird

Kälte: Unterkategorie der Acht Prinzipien. Typisch: Verlangsamt, Farbe Weiß, kein Durst, keine Geruchsentwicklung

Laryngitis: Kehlkopfentzündung

Lipom: Geschwulst aus Fettgewebe

Mangel: Unterkategorie der Acht Prinzipien. Mangel an Physiologischem (z.B. Blut, Energie)

Meningitis: Hirnhautentzündung

Mikroorganismen: Bakterien, Viren, Pilze

Moxa: Getrocknetes und fermentiertes Beifußkraut = Artemisia vulgaris, verwandt mit Artemisia absinthi, einem Bestandteil des Wermuts

Moxibustion: Abbrennen von Moxa zur gezielten Erwärmung

Nei Jing: Klassisches Werk, wörtlich übersetzt „Innerer Klassiker". Beinhaltet normale Funktionen und krankhafte Veränderungen im Mikrokosmos Mensch. Der Körper wird dabei mit einem Staat verglichen, den inneren Organen werden verschiedene politische und Beamten-Funktionen zugeordnet. Bis heute wird mit dem dort beschriebenem Meridiansystem und Akupunkturpunkten gearbeitet. Entstanden ist das Werk lange vor unserer Zeitrechnung (laut Legende etwa

123

4000 v.Chr.), schriftlich niedergelegt in Form eines Dialogs des Gelben Kaisers Huang Di mit seinem Leibarzt

Neuralgie: Nervenschmerz

Ödem: Flüssigkeitsansammlung im Gewebe

Paranoia: Verfolgungswahn, Psychose, eine Form der Schizophrenie

Parenchym: Spezifisches Funktionsgewebe der lebenswichtigen inneren Organe

parenchymatös: Parenchym

pathogen: Krankmachend

Pathogen: Krankmachender Faktor

Pathogenese: Entstehung einer Krankheit

Pathologie: Lehre von den krankhaften Veränderungen oder die krankhafte Veränderung selbst

Phantomschmerz: Schmerzempfindung in einem nach Amputation nicht mehr vorhandenem Körperteil

Physiologie: Lehre von den Lebensvorgängen

physiologisch: Normaler Zustand und Funktionen des Körpers

Piktogramm: Bildzeichen

prophylaktisch: Vorbeugend, Erkrankungen verhindernd

Psychose: Seelische Erkrankung beispielsweise

psychosomatisch: Durch seelische Störung ausgelöste körperliche Erkrankung

qi: Lebensenergie = Vitalenergie

Quellen-Qi: Qi aus angeborenem jing – Essenz. Prägt die Charakteristik des erworbenen qi

Schulterblattgräte: Siehe Spina scapulae

Sedieren: Ableitende Behandlungstechnik

Shang Han Lun: Abhandlung (Lun) über Kälte-Krankheiten von Zhang Zhong-Jing. Gilt heute noch in Japan als Grundlage der dort modifizierten Form der Traditionellen Chinesischen Medizin

shen: Geist, Transformationsprodukt aus jing und qi

Spina scapulae: Schulterblattgräte. Deutlich tastbare Knochenleiste im oberen Anteil des Schulterblattes

subglottisch: Glottis sind die Stimmbänder, also die Region unterhalb der Stimmbänder

Subglottische Laryngitis: Eine besonders häufig im Herbst auftretende Erkrankung der Kleinkinder mit bellendem Husten und Atemnot; laut TCM ist die Ursache Trockenheit

Symphyse: Schambeinfuge

Symptom: Anzeichen

Syndrom: Kombination von verschiedenen Krankheitszeichen

Therapeutisches Prinzip: Art der Heilbehandlung, vorgegeben durch die chinesische Diagnose

Therapie: Heilbehandlung

Therapiemethode: Die chinesische Medizin kennt acht Therapiemethoden – ba fa: Schwitzen, Abführen, Erbrechen, Harmonisieren, (Hitze) Klären, Wärmen, Stärken oder Nähren, Regulieren, d.h. bewegen und allfällige Verhärtungen auflösen

Thorax: Brustkorb

Tinnitus: Ohrgeräusche

Tonisieren: Stärkende Behandlungstechnik

Urogenitale: Ableitendes Harnsystem und Geschlechtsorgane

Uterus: Gebärmutter

Wundermeridiane: Die tiefsten und ursprünglichsten Meridianstrukturen, Reservoire von angeborenem jing – Essenz und damit Quellen-qi

Yang: Teil des dualistischen Yin-Yang-Prinzips; verkörpert Feuer, Geist, Aktivität, Licht, männliches Prinzip. Übergeordnete Kategorie der Acht Prinzipien

Yin: Teil des dualistischen Yin-Yang-Prinzips; verkörpert Wasser, Materie, Ruhe, Dunkelheit, we bliches Prinzip. Übergeordnete Kategorie der Acht Prinzipien

yuan-qi: Quellen-Qi

zang: Innere Organe der Kategorie Yin, die man nicht so ohne Weiteres komplett entfernen darf: Herz, Niere, Perikard, Leber, Lunge und Milz (wozu auch die Bauchspeicheldrüse gehört), medizinisch die parenchymatösen Organe

zang fu: Die inneren Organe. zang; fu

Zystitis: Blasenentzündung

Literatur

Bischko J. (1980) Akupunktur für mäßig Fortgeschrittene, Textband Karl F. Haug Verlag, Heidelberg (2. Aufl.).

Bischko J., (1983) Einführung in die Akupunktur 13.Aufl., Karl F. Haug Verlag, Heidelberg

Bucek R (1994) Lehrbuch der Ohrakupunktur. Eine Synopsis der französischen, chinesischen und russischen Schulen. Karl F. Haug Verlag, Heidelberg

Cheng Xinnong (Hg.) (1987) Chinese Acupuncture and Moxibustion. Foreign Language Press, Beijing.

Deadman P. / Al-Khafaji M. with Baker K. (1998) A Manual of Acupuncture. Eastland Press #D Vista, California USA. first published by Journal of Chinese Medicine publications (1998)

Fahrnow I.M. / Fahrnow H. / Sator G. (2000) Feng Shui und die 5-Elemente-Küche. Gräfe und Unzer Verlags GmbH, München

Feit R. / Zmiewski P. (1989) Acumoxa Therapy Volume I and II. Paradigm Publications, Brookline, Massachusetts

Focks C./Hillenbrand N. (1997) Leitfaden Traditionelle Chinesische Medizin. Schwerpunkt Akupunktur. Urban & Fischer, München, Jena

Granet Marcel: Das chinesische Denken. Suhrkamp Taschenbuch Wissenschaft 519, Frankfurt a.M., Erste Auflage 1985. Originalausgabe: La pensee chinoise. Albin Michel Verlag, Paris.

Heine H. (1988) Anatomische Struktur der Akupunkturpunkte. Dtsche. Zschr. f. Akupunktur, 31. Jg./4, 26-30.

Huangdi Neijing Suwen. Innerer Klassiker des gelben Kaisers, elementare Fragen. (Ca. 300-100 v. Chr.). Siehe Chongguang Buzhu Huangdi Suwen und Übersetzungen siehe Schnorrenberger, Van Nghi, Veith.

Kaptchuk, Ted (1990) Das große Buch der Chinesischen Medizin. Scherz Verlag, Bern, München, Titel des Originals: The Web Has No Weaver. Understanding Chinese Medicine. Copyright 1983.

Kellner G. (1966) Bau und Funktion der Haut. Dtsche. Zschr. f. Akupunktur, 9. Jg./1, 1-16.

Kirchhoff Stefan (1997) Chinesische Diätetik (Tafel). Verlag für Traditionelle Chinesische Medizin Dr. Erich Wühr, Kötzting, Bayer. Wald

Kubiena G. (1995) Kleine Klassik für die Akupunktur. Eine einfache Einführung in die Grundlagen der Traditionellen Chinesischen Medizin. Verlag Wilhelm Maudrich, Wien-München-Bern. (Erstauflage 1989, Haug Verlag, Heidelberg)

Kubiena G., Meng A., Petricek E., Petricek U. (1991) Handbuch der Akupunktur- der traditionell chinesische und der moderne Weg. Orac- Verlag, Wien.

Kubiena G./ Mosch-Kang You Song (1996) Koreanische und Chinesische Handakupunktur. Verlag Wilhelm Maudrich, Wien-München-Bern.

Kubiena G./ Sommer B. (Hg.) (1997) Therapiehandbuch Akupunktur. Praxisorientiertes Lehr- und Arbeitsbuch. Gustav Fischer Verlag, Ulm, Stuttgart, Jena, Lübeck

Kubiena G./ Zhang Xiao Ping (1995) Duft-Qigong - ein einfacher Weg zu innerer Harmonie. Verlag Wilhelm Maudrich, Wien-München-Bern, 1995

Kubiena G./ Zhang Xiao Ping (1995) Taijiquan- die Vollendung der Bewegung, 2. Auflage. Verlag Wilhelm Maudrich, Wien-München-Bern (1. Auflage 1990)

Maciocia Giovanni (1994) Die Grundlagen der Chinesischen Medizin. Verlag für Traditionelle Chinesische Medizin Dr. Erich Wühr, Kötzting, Bayer. Wald. (Englische Erstausgabe 1989).

Maciocia Giovanni (1997) Die Praxis der Chinesischen Medizin. Verlag für Traditionelle Chinesische Medizin Dr. Erich Wühr, Kötzting, Bayer. Wald. (Englische Erstausgabe 1989).

Maresch O. (1966) Das elektrische Verhalten der Haut. Dtsche. Zschr. f. Akupunktur 9. Jg./2, 33-55.

Meng A (1997) Die Basistheorie der Akupunktur und der Traditionellen Chinesischen Medizin . Eine Physiologie der TCM für den westlichen Mediziner. Verlag Wilhelm Maudrich, Wien, München, Bern

Nogier P.F.M. (1973) Lehrbuch der Auriculotherapie. Maisonneuve Verlag, Moulins-Lès-Metz

Pauser G., Gilly H., Steinbereithner K. (1977) Neurophysiologische Untersuchungen zur Wirkung der Akupunkturanalgesie. Dtsche. Zschr. f. Akupunktur, 20. Jg./5

Pischinger A. (1976) Das System der Grundregulation. Karl F. Haug Verlag, Heidelberg, 2. Aufl.

Pomeranz B.H. (1977) Akupunkturwirkung durch Ausschüttung von Encephalinen und Endorphinen im Gehirn. New Scientist 73, 12. referiert von D. Marthaler.

Pomeranz B.H., Cheng R., Law P. (1977) Aufhebung der Elektroakupunkturanalgesie durch Hypophysektomie. Exp. Neural. 54, 172-178.

Riederer P., Tenk H., Werner H. (1978) Biochemische Aspekte der Akupunktur. Dtsche. Zschr. f. Akupunktur 21. Jg./2, 59-64.

Ross Jeremy (1984) Zang Fu. Die Organsysteme der traditionellen chinesischen Medizin. Funktionen, Beziehungen und Disharmoniemuster in Theorie und Praxis. Übersetzung: Wolfgang Schreiner Medizinisch literarische Verlagsgesellschaft mbH Uelzen. Englische Erstausgabe 1984, Deutsche Auflage 1992

Ross Jeremy (1998) Akupunktur-Punktkombinationen – Der Schlüssel zum klinischen Erfolg. Medizinisch literarische Verlagsgesellschaft mbH. Uelzen

Royston Low (1983) The Secondary Vessels of Acupuncture – A Detailed Account of Their Energies Meridians and Control Points. Thorsons Publishers Limited, Wellingtonborough, Northhampshire GB and New York

Solinas H./ Mainville L. / Auteroche B. (1998) Atlas of Chinese Acupuncture. Meridians and Collaterals. Publishing Canada Inc., 2052 Brulart, sillery (Qc) – Canada G1T 1E9. SBN: 0-9684330-0-6

Tenk H. (1995?) Soforthilfe mit Akupressur. Verlag Wilhelm Maudrich, Wien, München, Bern

Veith Ilza: The Yellow Emperor's Classic of Internal Medicine. (New Edition, Universitiy of California Press 1949 and 1972).

Wang Bing: Huang Di Nei Jing. Übersetzung: Liangsheng Wu N. / Qi Wu A. (1997) Yellow Emperor´s Canon Internal Medicine. Zhongguo Kexue Jishu Chubanshe , Beijing

Wiseman N. (1995) English-Chinese Chinese-English Dictionary of Chinese Medicine. Hunan Kexue Jishu Chubanshe, Changsha

Yamamoto Toshikatsu/ Maric-Öhler W. (1991) Neue Schädelakupunktur - YNSA. Chun-Jo Verlag, Freiburg im Breisgau

Yoo Tae-Woo (1994) Die Koreanische Handakupunktur. Deutsche Bearbeitung: Dr. Rudolf Rauch. Eum Yang Mek Jin Publishing Co., Seoul, Korea

Zeitler H. (1983) Meridiane, ihre Punkte und Indikationen, Band 0.4, Lehrbuchreihe: Wissenschaftliche Akupunktur und Auriculomedizin, Hrsg. Bahr, Vieweg Braunschweig.

Zhang Enqin (Hrsg.) (1990) Basic theory of Traditional Chinesise Medicine Vol. I and II. Erschienen in A Practical English-Chinese Library of Traditional Chinese Medicine. Publishing House of Shanghai College of Traditional Chinese Medicine, Shanghai,

Zhang Yu-Huan / Ken R. (2001) Den Drachen reiten. Die kulturellen Wurzeln der Traditionellen Chinesischen Medizin. O.W. Barth Verlag, München

○九鍼十二原第一　法天

帝問於歧伯曰余子萬民養百

稅余哀其不給而屬有疾病余

藥無用砭石欲以微鍼通其經

營其逆順出入之會令可傳於

之法令終而不滅久而不絕易

堅巳星其章則其長晨萬刖少

Fragebogen für PatientInnen

Beantworten Sie die Fragen durch Ankreuzen der entsprechenden Kästchen neben den mit Sternchen* gekennzeichneten Fragen. Die Frage nach der Regelblutung gilt natürlich nur für Frauen. Die Fragen ohne *Sternchen beantwortet Ihr Arzt.

Name:	
Adresse, Tel., Fax:	
Geburtsdatum:	
Auswärtige Diagnose:	

*Datum			
*Beschwerden			
Erscheinung			
*Medikamente			
Vorbefunde			
Zungenbelag			
Zungenkörper			
Puls			
*Was ist Ihnen angenehm?	☐ Hitze ☐ Kühle	☐ Wärme ☐ egal	☐ Kälte ☐ Sonstiges
*Was ist Ihnen unangenehm?	☐ Wärme ☐ Wind ☐ Sonstiges	☐ Kälte ☐ Klimaanlage	☐ Trockenheit

*Appetit	☐ gut	☐ schlecht	

*Hunger	☐ normal	☐ Heißhunger	☐ Sonstiges

*Vorliebe für	☐ süß	☐ sauer	☐ salzig
	☐ bitter	☐ scharf	☐ neutral
	☐ egal		

*Durst	☐ normal	☐ viel	☐ wenig
	☐ zwinge mich, viel zu trinken		

*Stuhl	☐ geformt	☐ verstopft	☐ ungeformt
	☐ Durchfall	☐ mal fest, mal ungeformt	
	☐ regelmäßig	☐ unregelmäßig	
	☐ Sonstiges		

*Harn	☐ normal	☐ dunkel	☐ hell
	☐ trüb	☐ viel Harn	☐ wenig Harn
	☐ häufiger Harndrang		
	☐ Brennen beim Urinieren		

*Schlaf	☐ Einschlafstörung	☐ gut
	☐ Durchschlafstörung	☐ viele Träume
	☐ nachts schlaflos, tags schläfrig	

*Herz	☐ o.k.	☐ Herzstolpern
	☐ Herzjagen	☐ Sonstiges

*Gedächtnis	☐ gut	☐ schlecht
	☐ lässt zu wünschen übrig	

*Schwitzen	☐ normal	☐ bei geringer Anstrengung
	☐ Nachtschweiß	

*Nägel	☐ zufrieden	☐ brüchig	☐ Nagelbeißen
	☐ Sonstiges		

*Haare	☐ zufrieden	☐ brüchig	☐ trocken
	☐ fett	☐ Schuppen	☐ Haarausfall
	☐ Sonstiges		

*Rückenschmerz	☐ ja	☐ nein
	☐ nur wenn, ...	

*Atmung	☐ normal ☐ Asthma ☐ kurzatmig spontan ☐ kurzatmig bei geringer Belastung ☐ Sonstiges
*Husten	☐ ja ☐ nein ☐ **Auswurf:** ☐ viel ☐ wenig ☐ schwer auszuhusten ☐ weiß ☐ gelb ☐ grün ☐ Sonstiges
*Temperament	☐ cholerisch ☐ phlegmatisch ☐ traurig ☐ unterdrückter Zorn ☐ depressiv ☐ grübelnd, wiederkäuend ☐ ängstlich ☐ panisch ☐ übermütig ☐ himmelhoch jauchzend, zu Tode betrübt ☐ Sonstiges
*Augen	☐ normal ☐ rot ☐ Brennen ☐ müde ☐ Flimmern ☐ Tränen bei Wind ☐ verschwommenes Sehen
*Hören	☐ normal ☐ schlecht ☐ Ohrgeräusche – wie?
*Schwindel	☐ nein ☐ ja ☐ Schwankschwindel ☐ Drehschwindel ☐ Sonstiges
*Energie	☐ genug ☐ zu wenig
*Regelblutung	☐ regelmäßig ☐ unregelmäßig

TCM-Diagnose

Akupunktur

Rezeptur

Wie beurteilen Sie selbst Ihr Befinden?
1 ganz gut, keine Schmerzen
10 ganz schlecht, stärkste Schmerzen/ Beschwerden

Datum											
	0	1	2	3	4	5	6	7	8	9	10
	0	1	2	3	4	5	6	7	8	9	10
	0	1	2	3	4	5	6	7	8	9	10
	0	1	2	3	4	5	6	7	8	9	10
	0	1	2	3	4	5	6	7	8	9	10
	0	1	2	3	4	5	6	7	8	9	10
	0	1	2	3	4	5	6	7	8	9	10
	0	1	2	3	4	5	6	7	8	9	10
	0	1	2	3	4	5	6	7	8	9	10
	0	1	2	3	4	5	6	7	8	9	10
	0	1	2	3	4	5	6	7	8	9	10
	0	1	2	3	4	5	6	7	8	9	10
	0	1	2	3	4	5	6	7	8	9	10
	0	1	2	3	4	5	6	7	8	9	10

TCM-Diagnose

Akupunktur

Rezeptur

133

Anhang 2:
Wichtige Adressen

Österreich:

Österreichische wissenschaftliche Ärztegesellschaft für Akupunktur
Schwindgasse 3/9, 1040 Wien
Tel: 01/5050392, Fax: 01/5041502
email: office@akupunktur.org
www.akupunktur.org

Österreichische Gesellschaft für Akupunktur
Kaiserin Elisabeth-Spital
Huglgasse 1-3, 1150 Wien
Tel: 01/98104/5758, Fax: 01/98104/5759
email: aku@kes.magwien.gv.at
www.akupunktur.at

Med Chin
Weimarer Straße 41, 1180 Wien
Tel. + Fax: 01/4707173
office@medchin.at
www.medchin.at

Österreichische Gesellschaft für Kontrollierte Akupunktur und TCM
Glacisstrasse 7 / Innenhof, 8010 Graz
Tel: 0316/374050, Fax: 0316/374050-55
email: office@ogka.at
www.ogka.at

Deutschland:

Da sich in Deutschland zurzeit etwa 60 Akupunkturgesellschaften empfehlen, hier nur der Verweis auf zwei gute Websites: www.akupunktur.de und www.akupunktura.de/A_T_C_A__Akupunktur/a_t_c_a__akupunktur.html

Abbildungsnachweis

Umschlagfoto: zefa Images

Dr. med. Gertrude Kubiena: Seite 10, 23, 26, 34, 36, 37, 39, 40, 50, 56, 58, 72, 79, 85, 112, 113, 114, 115, 116, 117, 118, 119, 120, 121

PhotoDisc: Seite 14, 18, 20, 24, 29, 30, 35, 44, 54, 73, 76, 99, 103, 108

PhotoAlto: Seite 66, 69, 105

Gerhard Kunze: Seite 46

Verlag Wilhelm Maudrich, Wien - München - Bern / Grafik von Walter Innerkofler: Seite 42

Grafiken: Taska Grafik

© Verlagshaus der Ärzte GmbH, Nibelungengasse 13, A-1010 Wien

Wien, 1. Auflage 2005

ISBN 3-901488-28-6

Umschlag: malanda-Buchdesign, Andrea Malek, Graz
Layout & Satz: Taska Grafik, Graz
Projektbetreuung: Verlagsagentur Mag. Michael Hlatky, 8071 Vasoldsberg
Druck & Bindung: Druckerei Berger, Horn

Printed in Austria

www.aerzteverlagshaus.at

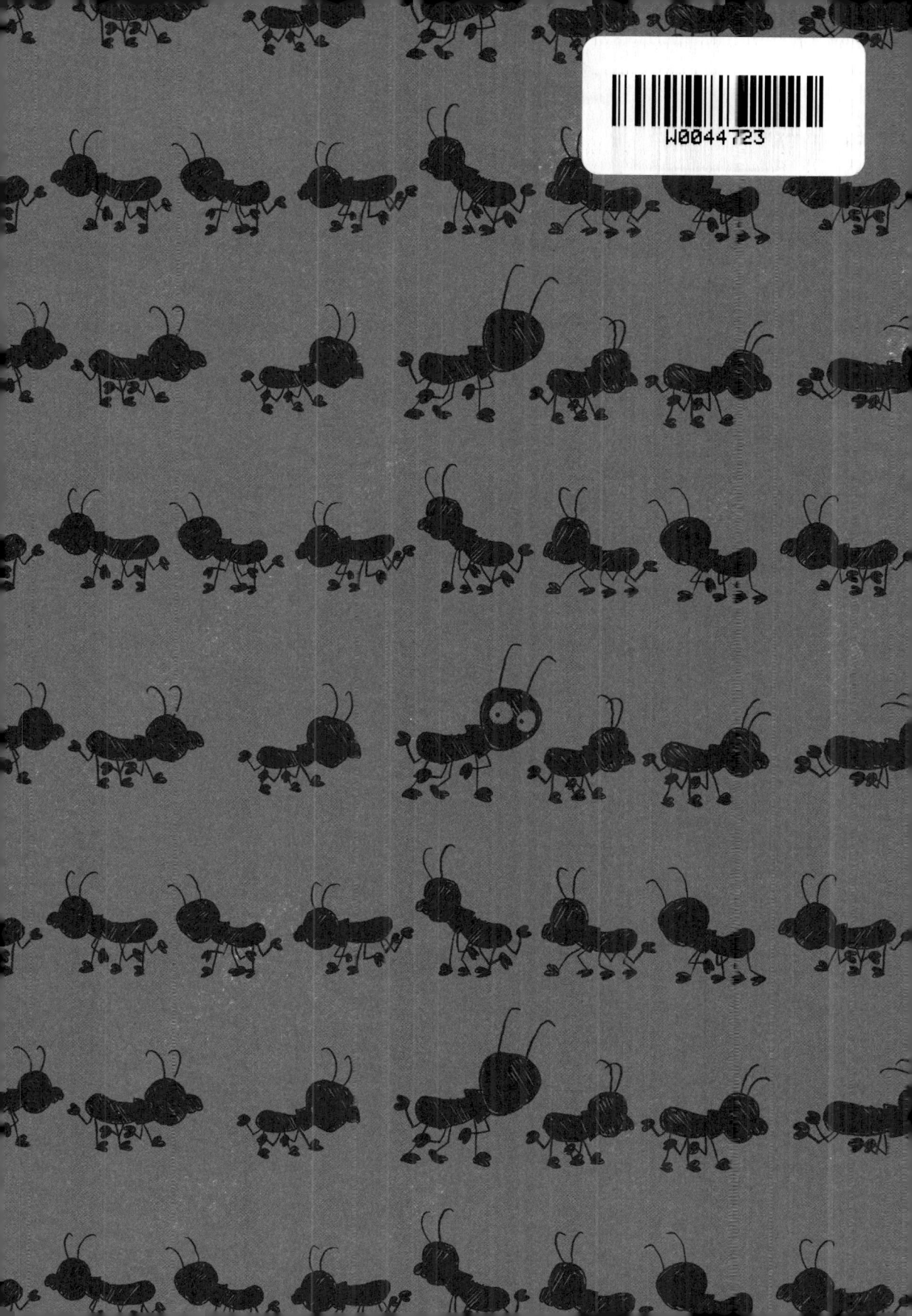

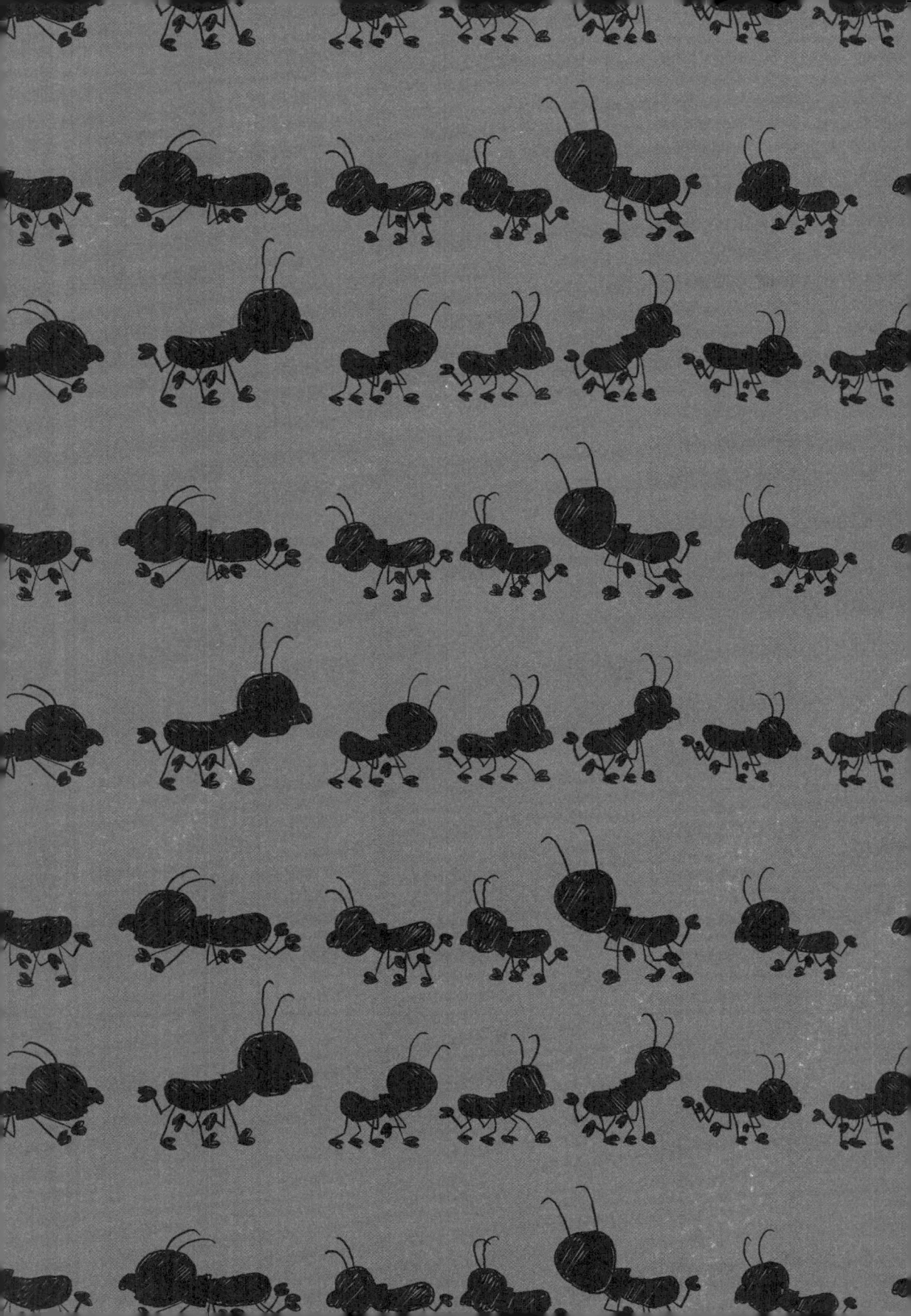

Thomas Krüger

Mortimer Maus

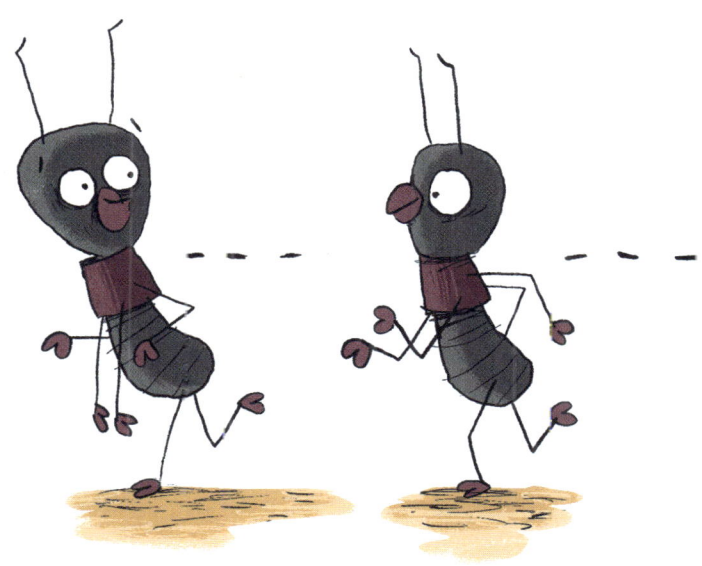

Mit Bildern von Nikolai Renger

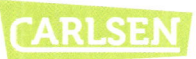
CARLSEN

Inhalt

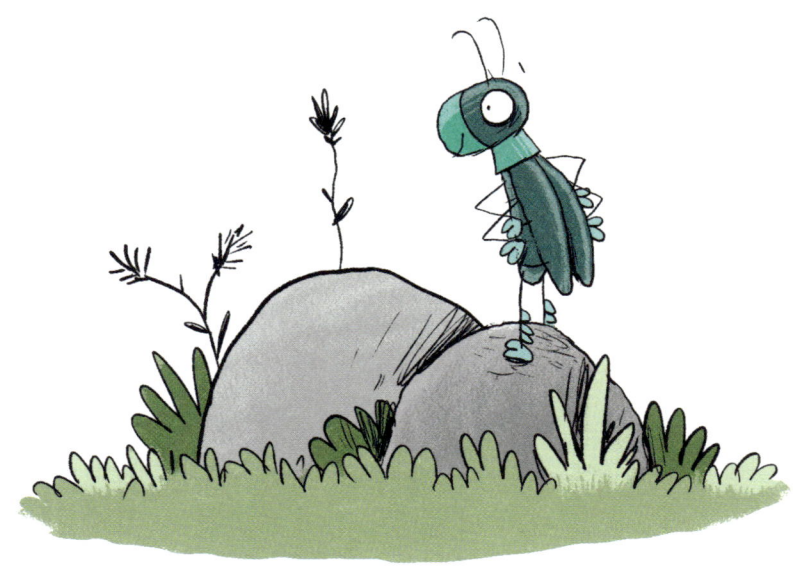

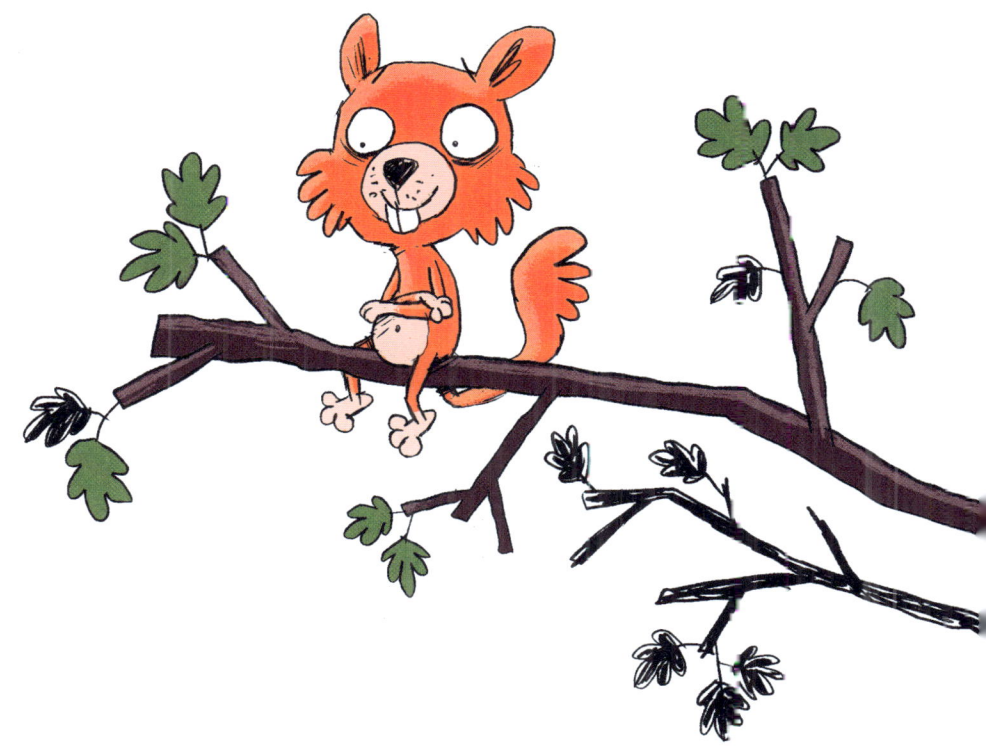

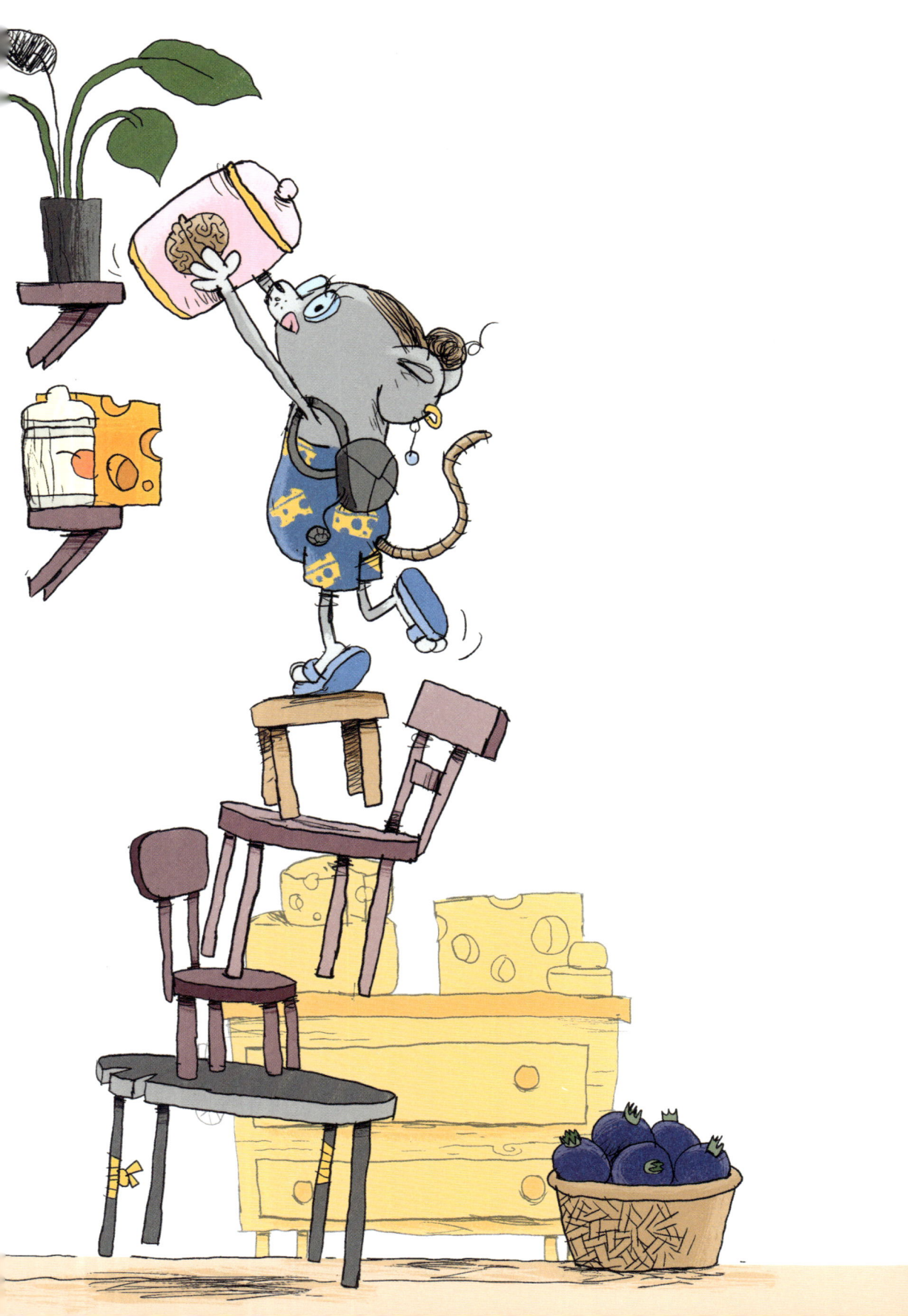

Mortimer hat es satt

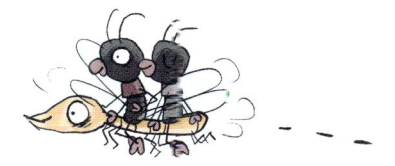

»Ich habe es satt!«, rief Mortimer.

»Hast du was gesagt, Mo?« Mortimers Mutter umklammerte einen Topf mit Nussmarmelade, den sie auf ein Regalbrett stellen wollte. Mortimers Mutter war für eine Maus sehr groß. Der Topf war sehr schwer und das Regalbrett war sehr hoch. Doch für Mortimers Mutter war ein Topf mit Nussmarmelade noch nie ein Problem gewesen.

Sie trug ja ihren Fallschirm.

»ICH HABE ES SATT!«, rief Mortimer noch lauter. Er brüllte geradezu und wurde rot wie eine Brüll-Tomate. Das nützte ihm aber nichts, weil seine Mutter ihn immer noch nicht hören konnte.

»Du musst lauter sprechen, Mo«, sagte sie. Sie stand auf dem Hocker, der auf dem Stuhl stand, der auf dem Stuhl stand, der auf dem Tisch stand, der auf dem Fußboden der Speisekammer stand. Dort stand sie also und streckte die Hände, in denen sie den Nussmarmeladentopf hielt, so hoch, dass es Mortimer fast vorkam, als schwebte der Topf knapp unter der Zimmerdecke.

»Satt! Satt! Satt!!«, Mortimers Stimme überschlug sich fast.

In diesem Moment rutschte der Topf auf das Regalbrett

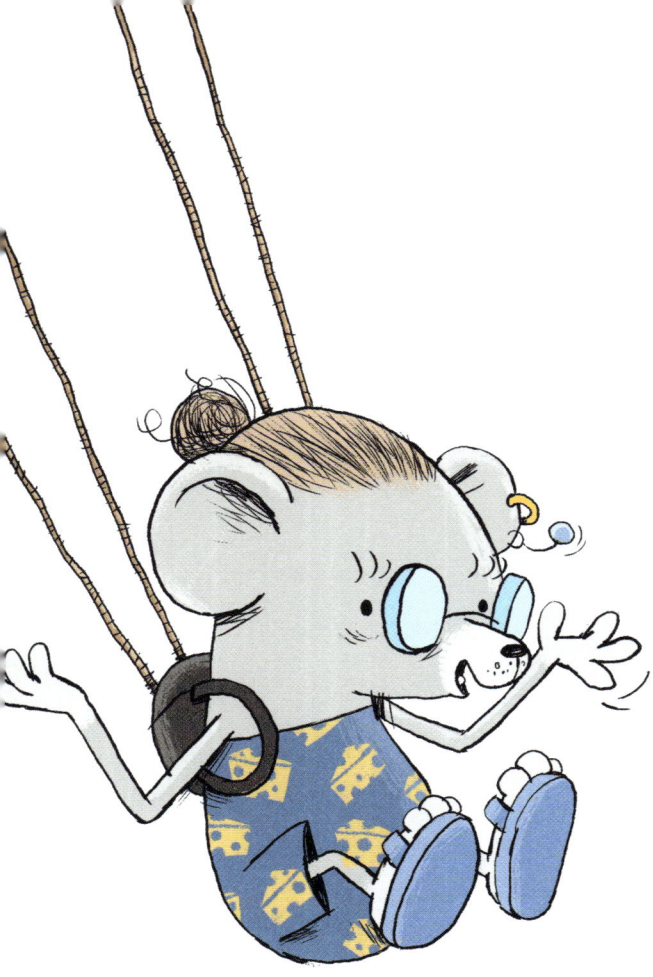

und Mortimers Mutter ruderte mit den Händen. Und mit den Füßen leider auch. Der Hocker-Stuhl-Stuhl-Tisch-Turm krachte zusammen und Mortimers Mutter schwebte elegant an ihrem Fallschirm zu Boden. Sie landete direkt neben Mortimer. Der war rechtzeitig zur Seite gesprungen, denn er hatte ein gutes Gespür für zusammenkrachende Möbeltürme.

»Die Höhe ist doch eine tückische Sache«, sagte Mortimers Mutter. Dabei guckte sie durch ihre sehr dicke Brille hinunter zu Mortimer.

»Du bist ja ganz rot, Mo«, sagte sie. »Bist du in die Erdbeermarmelade gefallen?«

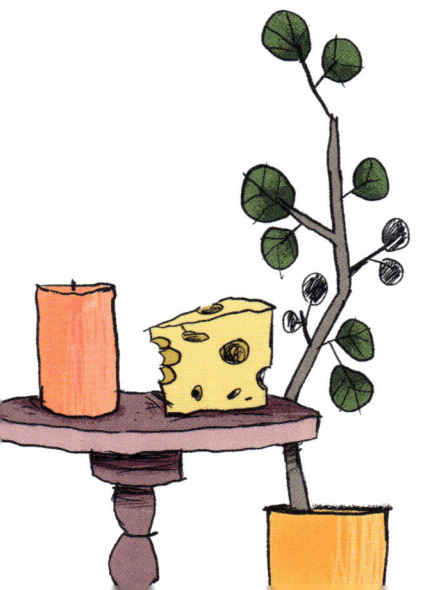

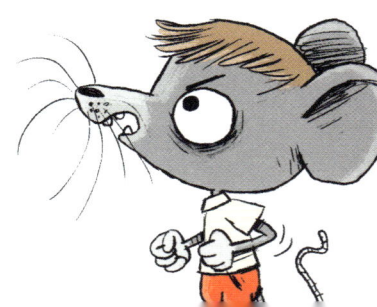

»Nein!«, brüllte Mo und war nun noch roter als eine Brüll-Tomate.

»Weshalb bist du denn so wütend, Mo?«, fragte seine Mutter.

»Weil ich es satthabe, ein Nichts zu sein!«, rief Mo. »Und du sollst mich nicht Mo nennen. Ich heiße MORTIMER. Ich möchte groß sein. Und wenn ich schon nicht groß bin, dann soll wenigstens mein Name groß sein. Ich wäre so gern ein Riese, der alles sehen kann. Die ganze Welt. Und ich möchte von einer Wolke abbeißen und wissen, ob sie wie Zuckerwatte schmeckt!«

»Satt? Zuckerwatte?«, fragte Mortimers Mutter verwundert. Diese Worte immerhin hatte sie verstanden. »Wer satt ist, sollte nicht auch noch an Zuckerwatte naschen.«

»Ach Mama!«, rief Mortimer. »Du verstehst mich nicht. Weil ich winzig bin!«

»Ach Mortimer!«, sagte seine Mutter und beugte sich zu ihm hinab. »Du bist doch gar nicht winzig.«

Mortimer verdrehte die Augen. Wenigstens hatte seine Mutter ihn jetzt Mortimer genannt.

»Du bist nämlich gerade richtig, Mo.«

Mortimer sagte: »Ja, Mama«, und verdrehte zum zweiten Mal die Augen. Sie hatte kaum zehn Sekunden gebraucht, um ihn wieder Mo zu nennen.

Mortimers Mutter war eigentlich sehr nett und Mortimer

liebte sie total. Sie verstand nur nicht, wie sehr es ihn nervte, so klein zu sein. Manchmal machte ihn das sogar richtig traurig.

Nach dem Fallschirm-Zusammenpacken widmete sich Mortimers Mutter ihrer erstaunlichen Käse-Sammlung und Mortimer widmete sich den Ameisen, die durch einen Schlitz in der Wand immer mal wieder in die Speisekammer kamen. Die Ameisen erschienen als riesenlange Schlange. Vorn eine Ameise, dahinter eine Ameise, dahinter noch Tausende von Ameisen und zum Schluss eine Schluss-Ameise.

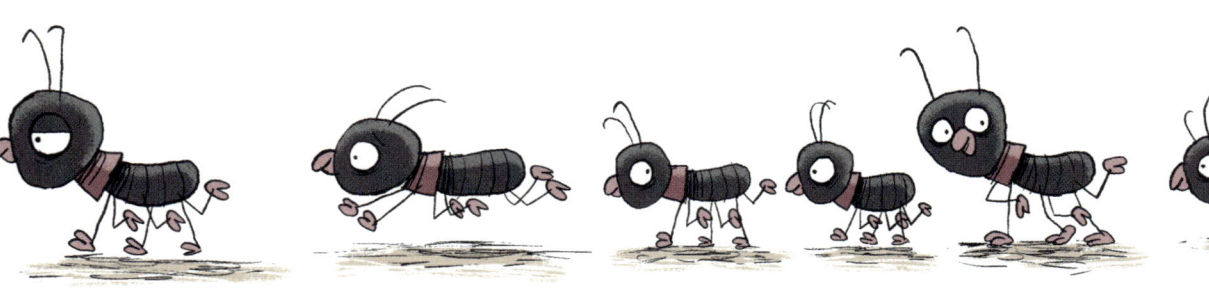

Die Ameisen waren mit Mortimer gut befreundet. Als die oberste Ameisin Mortimer sah, sagte sie: »Mortimer, ich rieche deutlich den delikaten Duft von nussig-lustiger Nuss-marmelade!«

Mortimer lachte und wies mit dem Finger zum obersten Regalbrett. Die oberste Ameisin sagte: »Vielen Dank, Mortimer. Da müssen wir nicht lange suchen!«, und lud

Mortimer ein, auf ihrem Rücken die Wand und das Regal hochzureiten. Das machte jede Menge Spaß und es gab ein Johlen und Jauchzen, das niemand hörte, denn die Johler und Jauchzer von Winzlingen sind sehr leise.

Plötzlich begegnete die ziemlich kleine Ameisenkolonne einer ziemlich großen Speisekammer-Spinne.

Mortimer hatte keine Angst vor Spinnen. Er kannte nämlich einen Trick: Er rief der Spinne eine schwere Rechenaufgabe zu. Im Rechenaufgaben-Ausdenken war er supergut und die Spinne war supergut im Rechnen. Zum Zählen nahm sie ihre

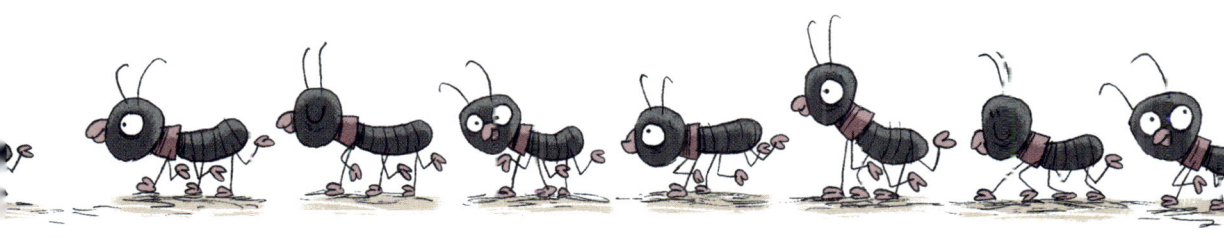

acht Beine zu Hilfe und wenn eine Aufgabe tückisch war, verhedderte sie sich in den Fäden ihres Netzes.

Das klappte auch diesmal. Die Ameisen zogen an der Spinne vorbei, während sie noch mit 7 mal 8 plus 4 minus 42 plus 8 – und das alles geteilt durch 2 beschäftigt war.

Oben auf dem Regalbrett angekommen, naschten Mortimer und die Ameisen Nussmarmelade. Die Ameisen nahmen sogar noch etwas mit für die Ameisen, die im Ameisennest geblieben waren. Schließlich wussten sie, dass niemand die Nussmarmeladenstibitzerei bemerken würde. In den Augen aller großen Nussmarmelade-Esser fehlte im Topf kaum etwas. Nicht mal Mortimers Mutter würde die Nascherei auffallen.

Als Mortimer am Abend im Bett lag, schlief er schnell ein. Ameisen-Abenteuer, bei denen es hoch hinaufging, machten müde.

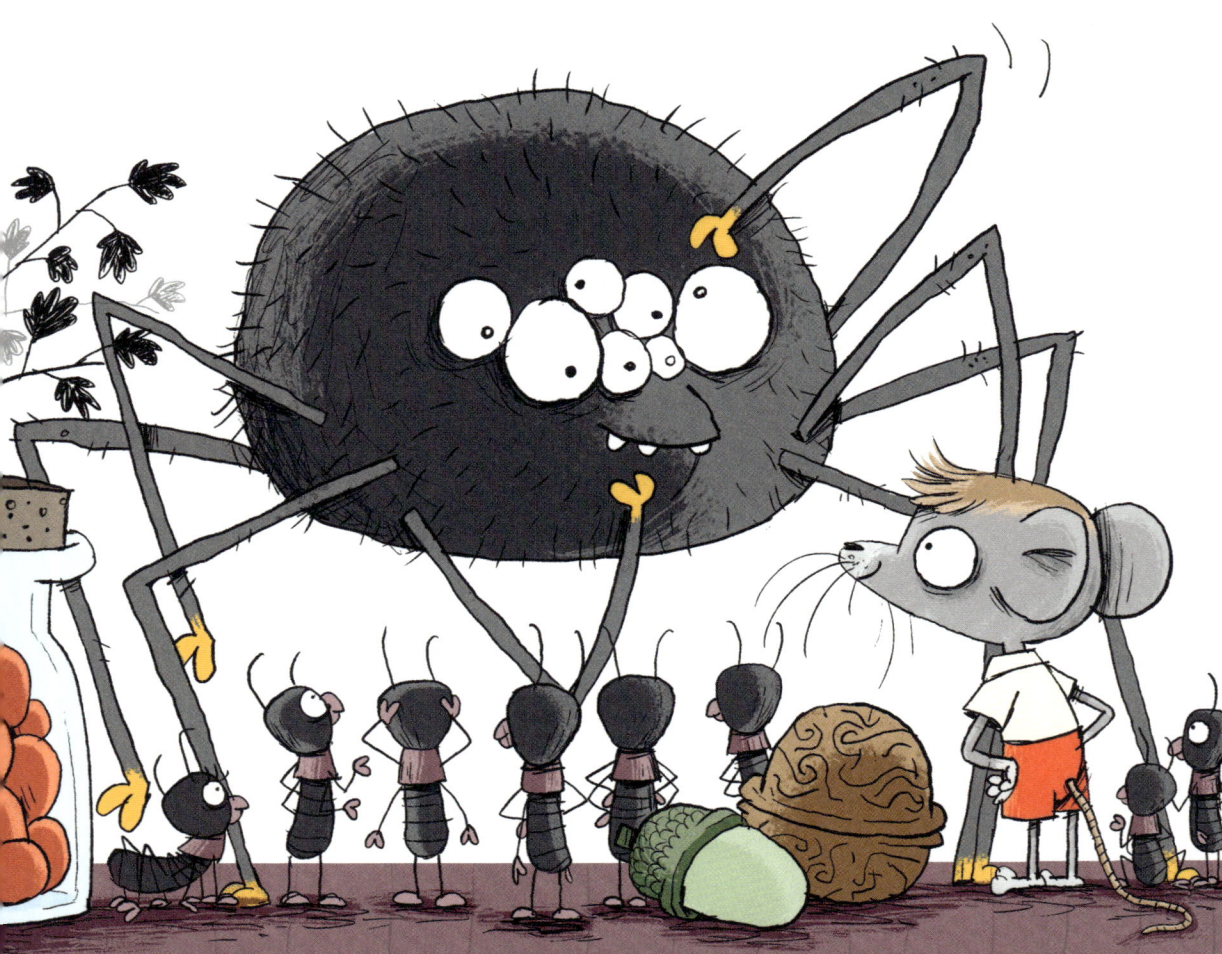

Doktor Kauz

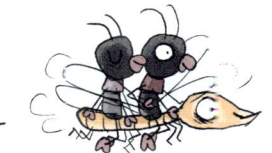

In der Nacht träumte Mortimer vom Großsein, und als er erwachte, war seine Traurigkeit zurück. Das ging auch die nächsten Tage so.

Am vierten Tag beugte sich Mortimers Mutter morgens, als Mortimer partout nichts frühstücken wollte, besorgt zu ihm hinab. Ihre Tasthaare wibbelten vor Mortimers Augen wie zappelige Wale. Und weil Mortimers Mutter auch mit ihrer dicken Brille nicht sehen konnte, was in Mortimers Kopf vorging, sagte sie:

»Wir gehen jetzt zu Doktor Kauz. Der kann vielleicht helfen.«

Doktor Kauz war ein hoch angesehener Arzt, der ganz oben in einem Apfelbaum lebte. Der Weg zu ihm war ziemlich anstrengend und verwirrend, weil es in der Krone des Apfelbaums so viele Äste und Zweige gab wie im Straßennetz einer Großstadt Straßen.

Mortimer liebte den Aufstieg, denn der fühlte sich fast wie Groß-und-größer-Werden an. Mortimers Mutter hatte zur Sicherheit ihren Fallschirm dabei. Als sie Mortimer anbot ihn zu tragen, sagte er: »NEIN!«, und: »Wer groß ist, lässt sich nicht tragen!«

Die beiden kamen nur schleppend voran. Nicht, weil Mortimer so langsam war, nein, er flitzte wie ein Blitz! Sie brauchten nur deshalb so lange, weil Mortimer mal hierhin, mal dorthin flitzte, mal diesen, mal jenen Weg nahm und alles bestaunte, was es zu bestaunen gab.

Er sah das Licht durch die grünen Blätter leuchten und er wünschte sich, das Licht mit seinen Händen berühren zu können.

Dafür muss ich sehr groß werden, dachte Mortimer.

Endlich hatten sie den Ast erreicht, an dem das alte Vogelhaus von Doktor Kauz hing. Mortimer fragte, wie das Vogelhaus hatte so hoch hinaufgelangen können. Doktor Kauz war nämlich eher ein Käuzchen. Er hatte das Haus nie und nimmer bis in diese Höhe hinaufgetragen.

»Mein Haus? Oh«, antwortete Doktor Kauz, »das ist mit dem Baum nach oben gewachsen. Ich bin schon sehr alt. Wie auch der Baum. Als wir beide jung waren, war der Baum kaum größer gewesen als drei aufeinandergestapelte, erstaunliche Käselaibe. Und nun ...«

»Nun ist er groß, riesengroß!«, jubelte Mortimer – und er wusste sofort, dass Doktor Kauz ihm helfen konnte. Mortimer erzählte ihm gleich von seinem Wunsch, endlich, endlich groß, größer, riesengroß zu sein.

»Riesengroß?«, sagte Doktor Kauz und nickte nachdenklich.

»Ja, RIESEN-RIESEN-RIESENGROSS!«, sagte Mortimer.

»Mo hat Flausen im Kopf. Vor allem wenn er nicht gefrühstückt hat«, sagte Mortimers Mutter.

»Mo?«, fragte Doktor Kauz.

»Mortimer«, sagte Mortimer und Mortimers Mutter wunderte sich mal wieder, weshalb nicht jeder verstand, dass sie Mortimer meinte, wenn sie Mo sagte.

»Verstehe«, sagte Doktor Kauz. »Ein guter Name ist etwas, in das die Person, die ihn trägt, genau hineinpasst. Ich zum Beispiel heiße Doktor Kauz, weil ich … ein Kauz bin.«

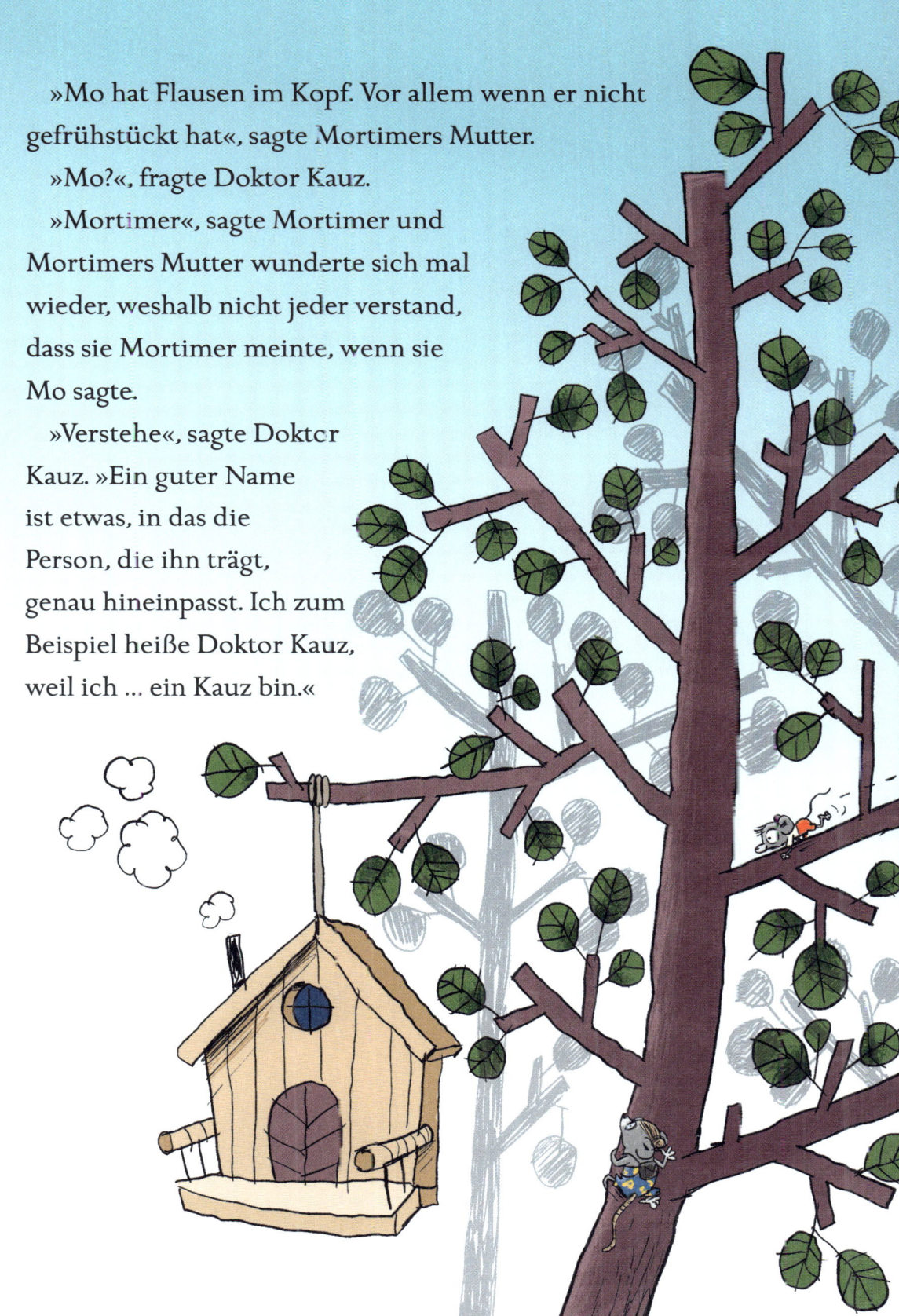

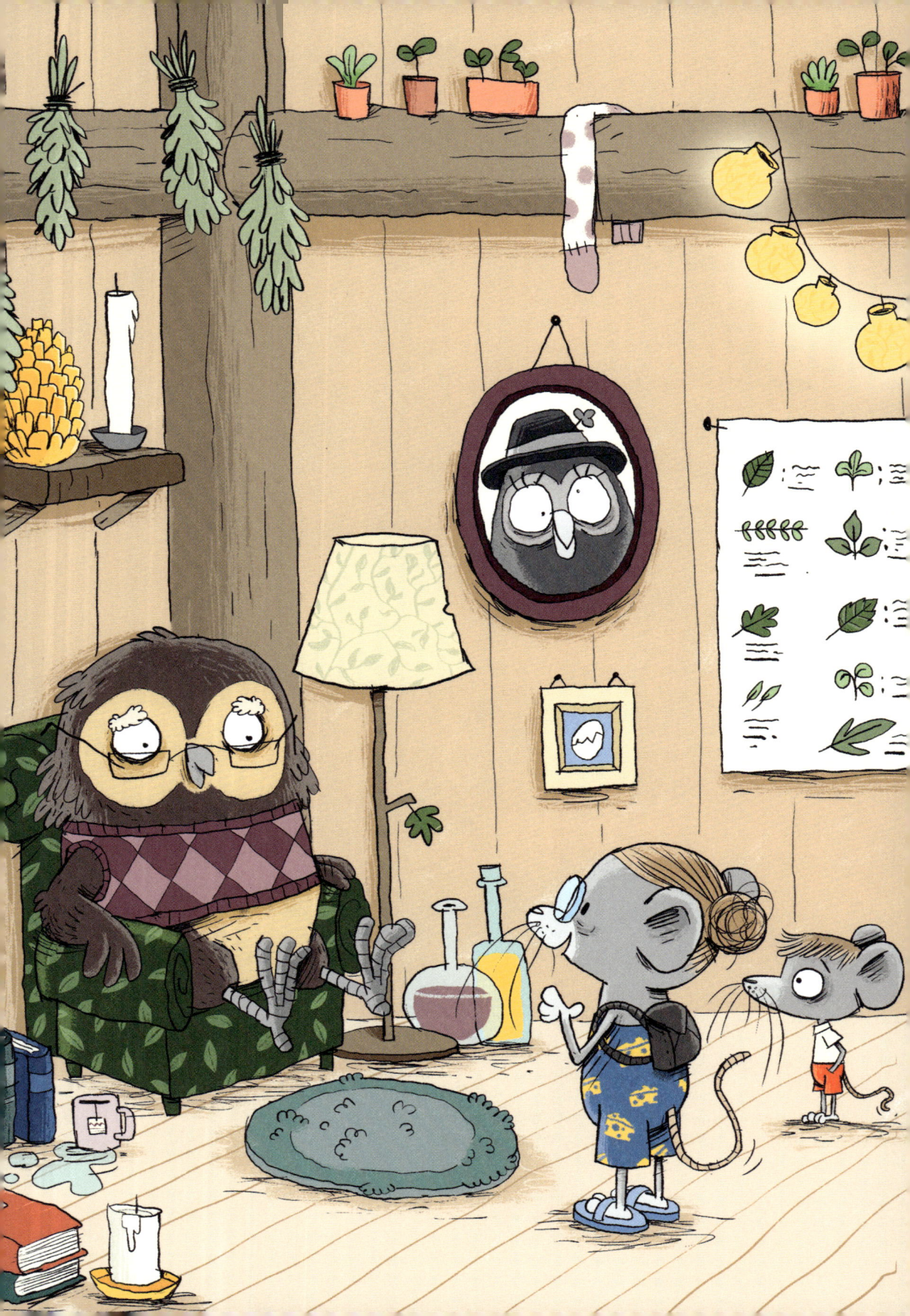

Er lächelte.

»Und ich heiße MORTIMER, weil ich groß sein will. Nicht Mo!«, rief Mortimer.

»Das ist mir zu hoch«, sagte Mortimers Mutter. Sie verdrehte die Augen und sah durch das Astgewirr der Baumkrone nach unten. »Ich hab's ja gesagt, Herr Doktor, der Junge hat Flausen im Kopf. Können Sie da was machen?«

Mortimer seufzte.

»Flausen sind das nicht«, sagte Doktor Kauz. »Es ist ein Wunsch. Ein Wunsch kann wie ein Bär sein, der im Kopf lange Winterschlaf hält. Lange meldet er sich nicht, aber irgendwann wacht er auf ...«

»Ja!«, rief Mortimer. »Ein Bär ist groß, riesengroß!«

»Ein Bär hat mir grade noch gefehlt«, sagte Mortimers Mutter nur. »Können Sie denn nun was tun, Herr Doktor, oder nicht?«

»Ich habe vielleicht eine Idee«, sagte Doktor Kauz.

Mortimer blickte voller Freude zu ihm auf. Mortimers Mutter guckte skeptisch.

»Ich habe einen Patienten«, begann Doktor Kauz, »der hat wie du, Mortimer, einen brennenden Wunsch ...«

»Brennend? Bitte nicht!«, unterbrach Mortimers Mutter mit einem Aufschrei, doch Doktor Kauz guckte sie streng an und sie schwieg.

»Einen brennenden Wunsch«, fuhr Doktor Kauz fort. »Er

ist sehr, sehr groß, dieser Patient. Und er wünscht sich nichts lieber, als sehr, sehr klein zu sein.«

»Wieso das denn?«, fragte Mortimer und Doktor Kauz lächelte:

»Weil es keine zwei Wesen auf dieser Welt gibt, die sich exakt dasselbe wünschen. Manche Wünsche ähneln sich. Aber vollkommen gleich sind sie nie. Und manchmal sind Wünsche sogar so unterschiedlich wie Tag und Nacht.«

»Wie Mortimer und Mo«, rief Mortimer. Es war ihm so rausgerutscht.

Seine Mutter guckte ihn erstaunt an.

»Der andere Patient heißt Kumomolo«, fuhr Doktor Kauz fort. »Ich bitte euch hier eine Weile zu warten. Ich muss zu ihm und ihn etwas fragen. Sollte er zustimmen, wage ich ein Experiment. Vielleicht kann ich euch beiden helfen.«

»Juchuu!«, rief Mortimer.

»Wie lange müssen wir denn warten?«, fragte Mortimers Mutter.

»Eine Nacht«, sagte Doktor Kauz. »Ihr könnt in meinem Haus bleiben. Ich fliege gleich los und bin morgen früh zurück.«

»Yippie!«, rief Mortimer und sprang fast zwei Millimeter hoch.

»Sie fliegen in der Nacht?«, fragte Mortimers Mutter erstaunt.

»Aber ja«, sagte Doktor Kauz. »Ich bin ein Kauz. Für mich ist die Nacht der Tag.«

»Weil es keine zwei Wesen auf dieser Welt gibt, für die Tag und Nacht genau dasselbe sind!«, rief Mortimer – und schon wieder war es ihm so rausgerutscht.

Doktor Kauz lächelte und flog los. Mortimers Mutter aber sagte: »Das ist mir ganz, ganz entschieden zu hoch.« Weil es spät und sie schon ziemlich müde war, machte sie die Betten klar. Und bald legten Mortimer und seine Mutter sich schlafen.

Mortimer brauchte lange, um einzuschlafen, er lauschte dem Wind, der das Haus umschlich und es schaukelte. Und nach einer Weile schlich sich der Wind in Mortimers Kopf und schaukelte dort die Träume.

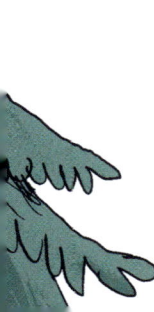

Zwei Federn

Mortimer erwachte früh am nächsten Morgen. Er hatte pompöse Träume geträumt und wunderbar geschlafen.

Anders als seine Mutter. Der war es in der Nacht im Baum doch etwas zu hoch und zu schaukelig gewesen. »Nussmarmelade zum Frühstück gibt es wahrscheinlich auch nicht«, brummte sie missmutig.

Mortimer dachte gar nicht ans Frühstück. Er guckte aus dem Fenster, rief: »Doktor Kauz ist zurück!«, und sauste raus.

Doktor Kauz saß vor dem Haus in der Sonne. In seiner linken Kralle leuchtete etwas Buntes. Käuze können sich beim Sitzen prima mit nur einer Kralle festhalten und sich mit der anderen zum Beispiel am Ohr kratzen. Aber Doktor Kauz hielt, wie gesagt, etwas Buntes in der zweiten Kralle.

Eine Blume?

Nein, eine Feder. Sie reichte Doktor Kauz bis über den Kopf. Mortimer bestaunte die Feder. Sie schillerte bunt und stammte anscheinend von einem Vogel, den Mortimer nicht kannte.

»Ich habe eine Medizin für dich«, sagte der Doktor.

Mortimers Augen wurden groß wie Stecknadelköpfe – also für seine Verhältnisse ziemlich groß. Seine Mutter guckte

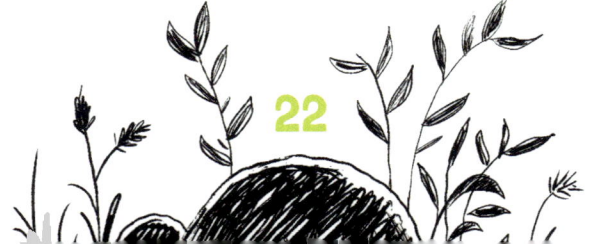

noch immer missmutig, ihre Augen waren klein wie Steckna-delköpfe – also für ihre Verhältnisse ziemlich klein.

»Muss er Pillen schlucken?«, fragte sie. »Pillen haben Nebenwirkungen.«

»Keine Pillen«, sagte Doktor Kauz. »Das ist die Medizin.«

Er wies auf die Feder.

»Ui!«, sagte Mortimer. Von der Feder ging etwas Leichtes aus, das ihn von tief im Herzen bis hoch in den Kopf beglückte.

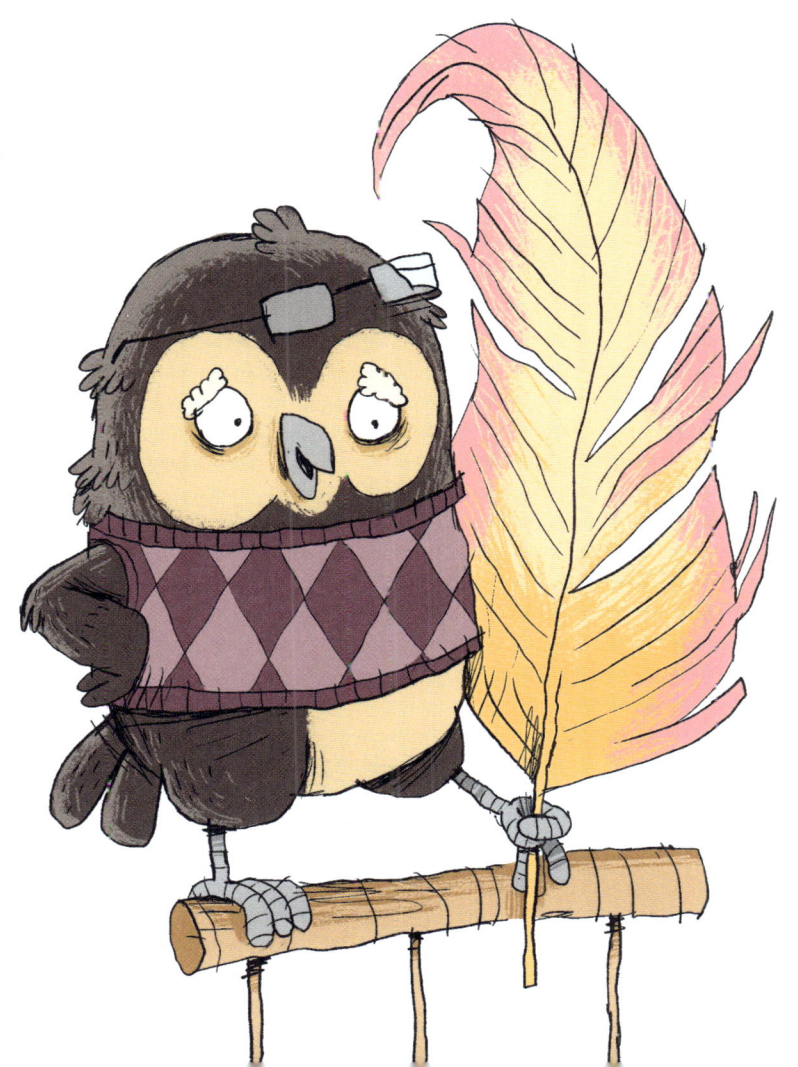

»Soll Mortimer eine Feder schlucken?«, fragte Mortimers Mutter. »Kratzt das nicht im Hals?«

»Natürlich nicht«, sagte Doktor Kauz. »Dies ist eine Zauberfeder. Auf der ganzen Welt gibt es nur zwei dieser Zauberfedern. Die andere habe ich in der Nacht Kumomolo gegeben.«

»Aber die Feder ist doch viel zu groß für Mortimer«, sagte Mortimers Mutter.

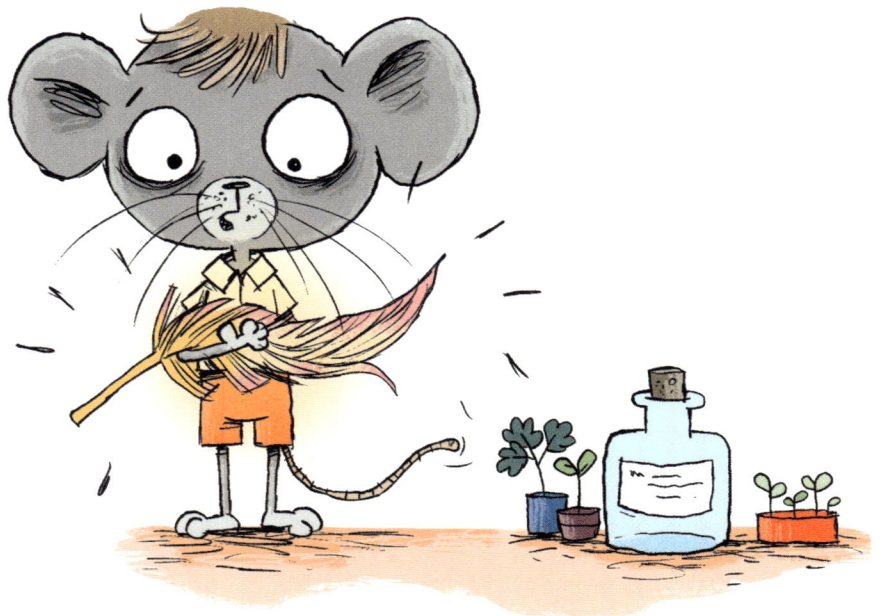

»Da fängt der Zauber schon an«, sagte Doktor Kauz und streckte Mortimer die Feder entgegen.

Mortimer hatte in den vergangenen Minuten wie gebannt auf die Feder geblickt. Ein Licht ging von ihr aus.

Mortimer streckte seine Hände nach dem Federkiel und einen Moment lang sah es so aus, als würde Mortimer einen dicken Baumstamm umarmen wollen. Da begann die Feder zu schrumpfen. Kaum hatten Mortimers Hände die Feder berührt, schrumpfte sie so schnell, als wollte sie sich in Mortimers Händen verstecken.

Die Feder leuchtete in allen Farben.

Mortimer leuchtete in allen Farben.

Der ganze Himmel leuchtete in den Farben der Feder.

»Das, was ihr da leuchten seht, ist Kumomolos Feder«, sagte Doktor Kauz, der manchmal Gedanken lesen konnte »Die Zauberfedern verbinden euch. Eure Wünsche ergänzen sich so sehr, dass ihr nun zusammengehört. Du, Mortimer, möchtest riesengroß sein. Kumomolo wäre gern winzig klein. Von jetzt an wirkt die Kraft der Zauberfedern. Behalte deine immer bei dir.«

»Um Himmels willen!«, rief Mortimers Mutter, noch bevor Mortimer antworten konnte. »Wirken? Zauber? Ist das nicht gefährlich ...?«

Plötzlich aber erfasste auch sie das seltsame Licht der Feder und alle Aufregung, alle Sorge verschwand.

»Nun ja«, sagte sie. »Wenigstens musst du keine Pillen schlucken. Dann ist die Feder vielleicht so etwas wie ... ein Naturheilmittel!«

Sie lächelte. »Das gefällt mir.«

»Wachse ich schon?«, fragte Mortimer. Ihm war im Licht der Feder ganz aufgeregt zumute. »Ich merke noch gar nichts. Aber im Kopf, da ist es ... als würde ich fliegen!«

»Du musst Geduld haben«, sagte Doktor Kauz. »Der Zauber wirkt. Aber er braucht seine Zeit.«

»Werde ich Kumomolo kennenlernen?«, fragte Mortimer. Die Feder in seiner Hand zitterte.

»Das ist sehr wahrscheinlich«, sagte Doktor Kauz. »Ich denke, ihr werdet euch bald begegnen.«

Dann machten sich Mortimer und seine Mutter auf den Rückweg. Weil Mortimer sich fühlte, als könnte er fliegen, ließ er sich von der Zauberfeder nach unten tragen.

Und Mortimers Mutter hatte nach all den Anstrengungen, nach dem Aufstieg, nach der wackeligen Nacht im Baumhaus, nach dem Morgen ohne Nussmarmeladefrühstück, nach all den Erklärungen von Doktor Kauz keine Lust, den langen Weg hinunter zu Fuß zu gehen.

Sie hatte ja ihren Fallschirm dabei.

»Also los!«, sagte sie zu Mortimer. Sie verabschiedeten sich, und – HOPP – sprangen sie vom Ast. ZACK – zog Mortimers Mutter die Reißleine des Fallschirms. PLOPP – der Fallschirm öffnete sich und die Mäuse schwebten hinab zum Boden.

Mortimer hielt seine Zauberfeder fest in der Hand. Er hatte

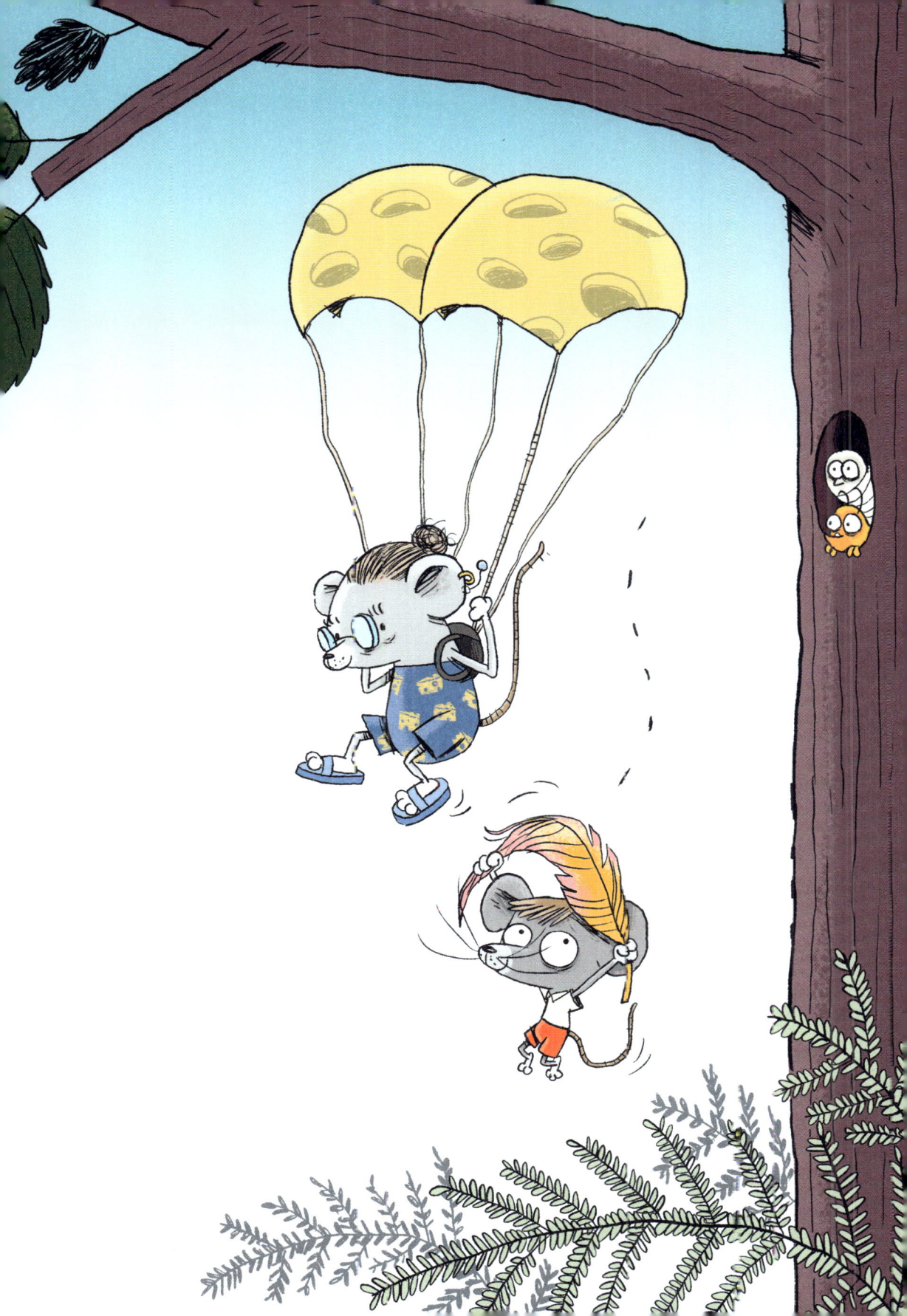

ein bisschen Angst, dass er sie aus Versehen loslassen könnte. Bei einem Sprung mit Zauberfeder als Fallschirm musste man ganz schön vorsichtig sein.

Aber Mortimer gab gut acht und der Flug war gigantisch.

Als sie landeten, wurde es schon dunkel. Am Himmel begannen die Sterne zu glühen, besonders viele und besonders prächtig. Und in Mortimers Hand leuchtete die Feder. Mortimers Herz klopfte aufgeregt. Obwohl er von der Krone des Baums nach unten geschwebt war, hatte er das Gefühl gehabt hinaufzusteigen.

Ein schönes Gefühl.

Zugleich war Mortimer furchtbar müde, und bald lag er im Bett und schlief. Er träumte vom Wachsen. Und er träumte davon, dass er den Riesen Kumomolo traf, der vom Kleinsein träumte.

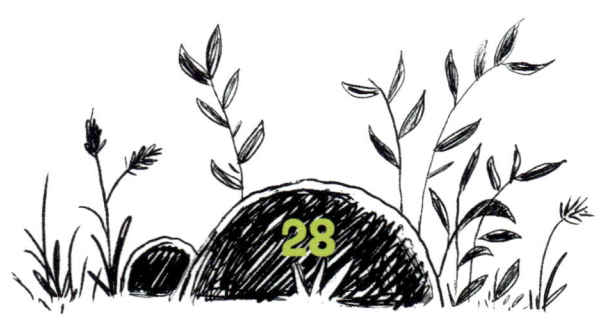

28

Krack!
Autsch!
Pardauz!
Platsch!

Als Mortimer am nächsten Morgen erwachte, war sein Bett
kaputt. Irgendwann in der Nacht hatten – KRACK! – alle
vier Bettpfosten nachgegeben. Mortimer hatte das gar nicht
bemerkt, weil er in seinen Träumen hoch über das Bett
hinausgewachsen war. Erst jetzt fiel es ihm auf. Und er sah
auch, dass er gar nicht mehr reinpasste in sein Bett. Es kam
ihm vor wie ein kaputtes Puppenbett.

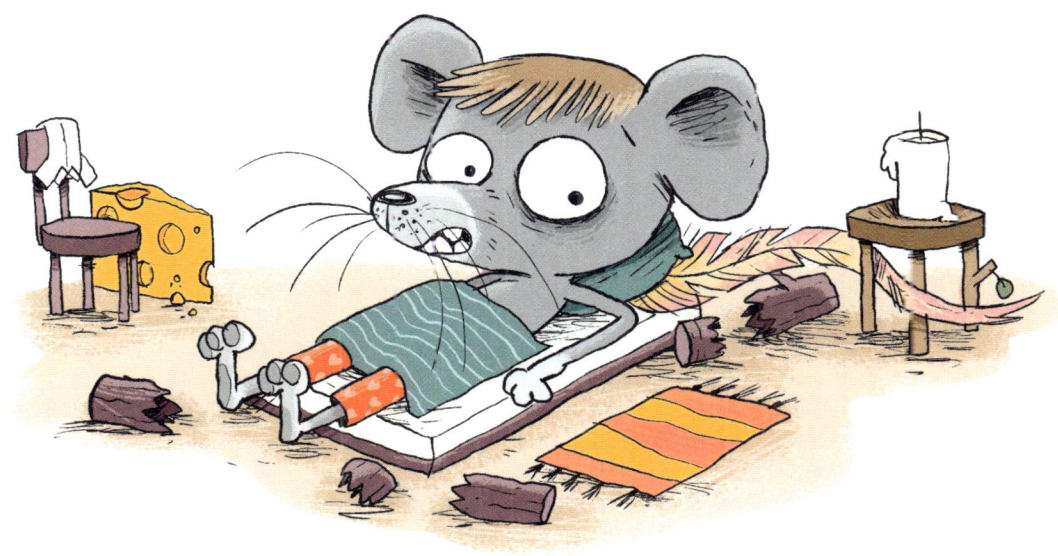

»Guten Morgen Mo...«, sagte seine Mutter, als sie nach ihm schauen kam. Dabei hatte sie gar nicht Mo sagen wollen. Aber der Rest des Namens war ihr einfach im Hals stecken geblieben vor Überraschung. Mortimer war schon halb so groß wie sie. Und das war mehr als erstaunlich.

Mortimer glühte vor Glück. »Die Zauberfeder!«, rief er. »Sie wirkt!«

Er hatte sich die Feder nachts unter das Kopfkissen gelegt. Das Kissen, das für Mortimers Kopf nun viel zu klein war, lag platt im platten Bett. Und die Feder, die in der Nacht prima unter das Kissen gepasst hatte, lugte deutlich darunter hervor.

Nicht nur Mortimer, auch die Feder war gewachsen.

»Juchuu!«, rief Mortimer, nahm die Feder in die Hand, sprang hoch und – AUTSCH! – stieß sich den Kopf am Bücherregal in seinem Zimmer. PARDAUZ! – sausten sämtliche Bücher nach unten und fielen Mortimer auf den Kopf. Zum Glück tat das aber gar nicht weh, denn die Bücher waren fast so klein wie Schmetterlinge mit vielen Hundert Flügeln.

Mortimer rannte nach draußen: »Ich wachse! Ich werde groß! Riesengroß!«, rief er – alle seine Freunde sollten es wissen.

PLATSCH!

»Ups!«, sagte Mortimer. Er war in eine Nussschale getreten, besser gesagt in das Schwimmbecken der Ameisen, das unter

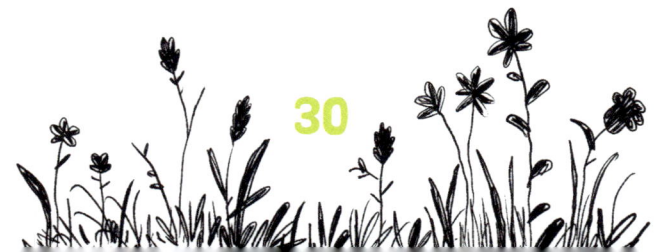

der riesigen Gießkanne stand. Das Wasser war zu allen Seiten herausgespritzt.

Die Ameisen hatten sich zum Glück in Sicherheit gebracht, als Mortimer laut rufend in den Garten gesaust war.

»Mortimer? Bist du das?«, fragten sie.

Sie erkannten ihn kaum, so riesig war er. Und Mortimer bemerkte sie kaum, so klein waren sie. Er musste genau hingucken, und als er das tat, sah er, dass sie ihn ängstlich anblickten.

Natürlich hatte Mortimer seine Freunde nicht erschrecken wollen. Er holte eine neue Nussschale und füllte sie mit Wasser – fertig war das Planschbecken. Dann stellte Mortimer sich als Sprungturm zur Verfügung.

Nachdem die Ameisen bemerkt hatten, dass Mortimer noch immer Mortimer war, vertrauten sie ihm. Er nahm die Mutigsten einzeln auf die Hand, hob sie hoch und setzte sie auf seine Nasenspitze. Dann sprangen sie mit Saltos und kunstvollen Schrauben runter ins Nussschalenbecken.

Das Turmspringen war ein Heidenspaß. Einmal flog eine Ameise in hohem Bogen davon, denn Mortimer hatte nach all der Trippelei auf seiner Nasenspitze niesen müssen. Ein Käfer mit Glückspunkten fing die Ameise in der Luft auf und sie drehten einige Runden um Mortimers Kopf. Es gab von allen Zuschauern Applaus. Da sich unter ihnen auch die ein oder andere Applaus-Laus befand, war der Applaus sogar tosend.

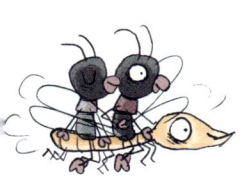

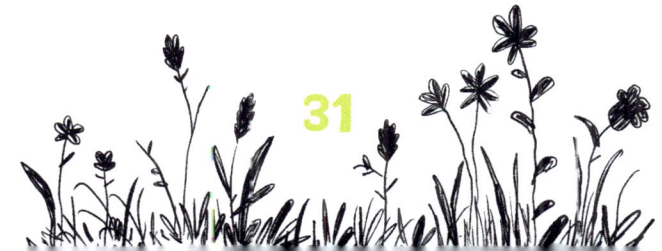

Als es Mittag wurde und die Sonne am höchsten stand, hatten Mortimer und seine Freunde genug von der Springerei. Und seine Freunde hatten Hunger. Mortimer dachte nicht ans Essen, obwohl seine Mutter nach ihm rief.

Die Zauberfeder hatte er den ganzen Morgen über an einem Gürtel um den Bauch getragen. Der fühlte sich nun irgendwie zu eng an. Also nahm Mortimer den Gürtel ab und steckte sich die Feder hinters Ohr.

»Ui, schick!«, riefen die Ameisen.

Mortimer war stolz. Ihm war nach Abenteuer. Er war immer so winzig gewesen, dass er nie sehr weit hinausgekommen war. Jetzt wollte er mit großen Sprüngen die Wiese bis zum Wald erkunden – und er wollte Kumomolo finden, von dem er ja noch kaum etwas wusste.

Er verabschiedete sich von seinen Freunden und stürmte davon.

»Komm nicht so spät zurück, Mortimer!«, rief seine Mutter, als er losflitzte. Sie seufzte, denn auf dem Tisch stand ein Teller mit herrlich duftender Löcherkäsesuppe. Extra für ihn hatte sie die Suppe gekocht und auf einem extra großen Suppenteller serviert. Mortimers Mutter beherrschte die Kunst, aus Käse mit sehr großen Löchern sehr große Mengen Suppe

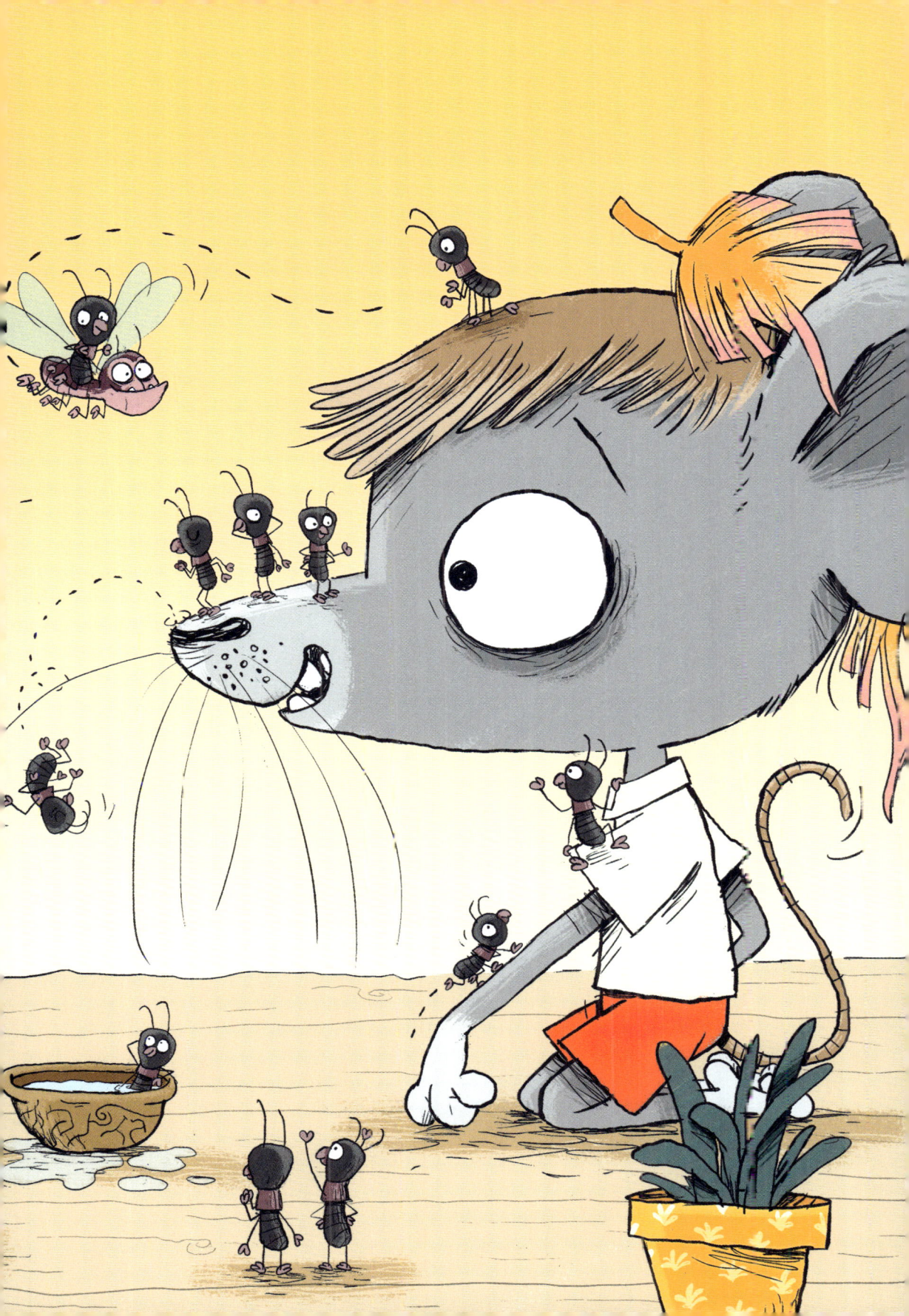

zu kochen: Je größer die Löcher waren, desto mehr Suppe konnte sie herstellen.

Das schaffte wirklich nicht jeder. Mortimer aber hatte sehr viel mehr Abenteuer im Kopf als Hunger im Bauch. Ihn bewegte eine Frage:

Wo steckt Kumomolo?

Mortimer rannte über die Wiese. Am Waldrand fiel ihm auf, wie hoch die Bäume des Waldes hinaufragten. Einige wuchsen wohl bis in den Himmel. Vielleicht also fand er Kumomolo dort im Wald?

Kaum hatte Mortimer den Wald betreten, wurde es um ihn herum dunkel. Mortimer wurde plötzlich sehr nachdenklich und er kam zu dem Schluss, dass er lieber am nächsten Tag zurückkehren wollte, wenn er vielleicht noch ein Stück größer geworden war und sich vielleicht noch mutiger fühlen würde.

Außerdem war er müde geworden.

Er machte sich also auf den Heimweg und freute sich auf sein Bett. Unterwegs fiel ihm ein, dass sein Bett platt war. Egal, dann würde er sich eben ein Matratzenlager auf dem Boden seines Zimmers herrichten. Doch als Mortimer im Abenddunkel nach Hause kam, stellte er fest, dass er gar nicht mehr durch die Tür passte.

»Was bist du gewachsen, Junge?«, sagte seine Mutter erstaunt. Das ist ein Satz, den Eltern oft sagen. Meist ist er

peinlich. Jetzt aber stimmte er
einfach nur. Mortimer musste
vor dem Haus schlafen. Doch
als er schlief, träumte er davon,
noch größer zu werden.

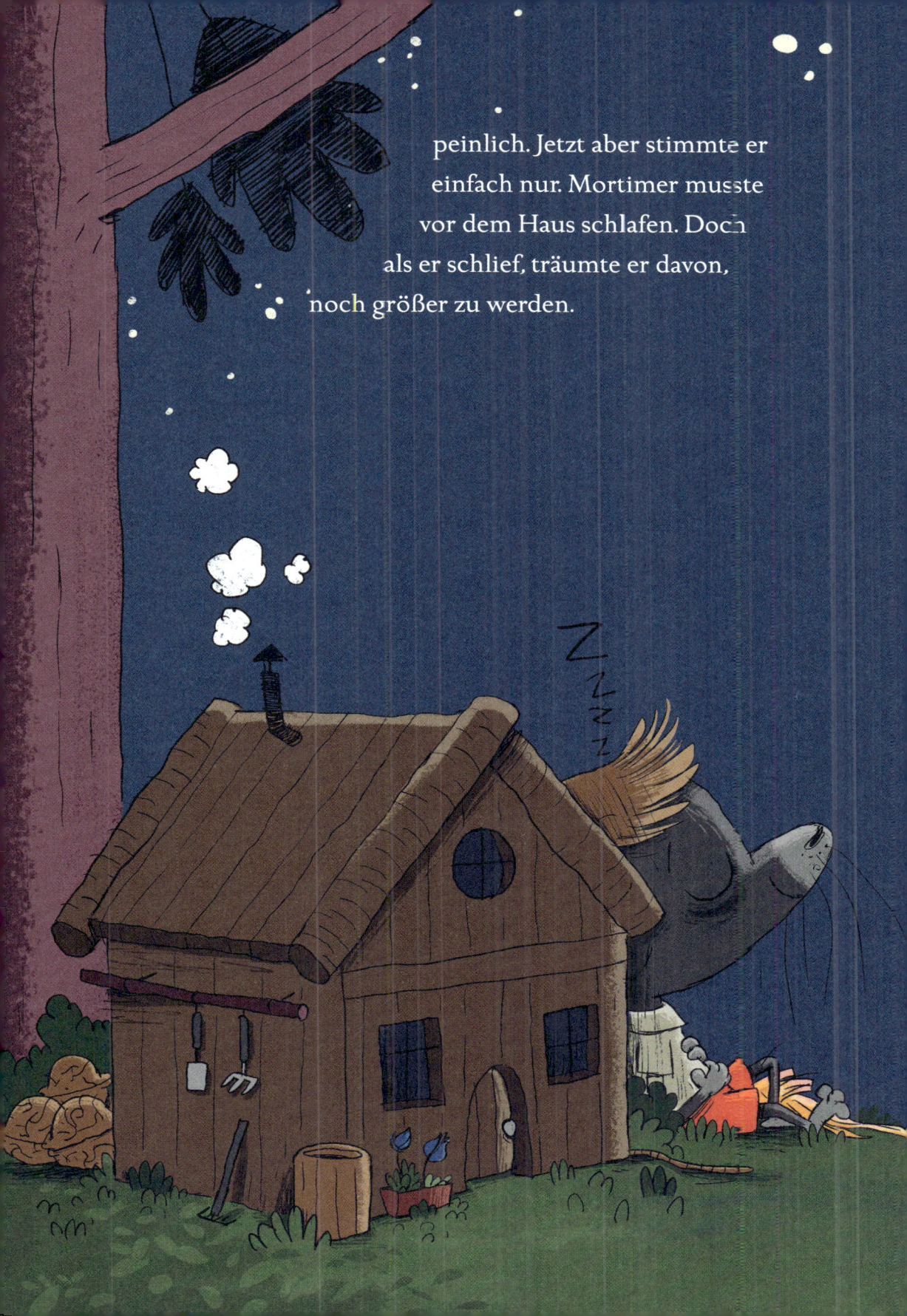

Wohin ist alles verschwunden?

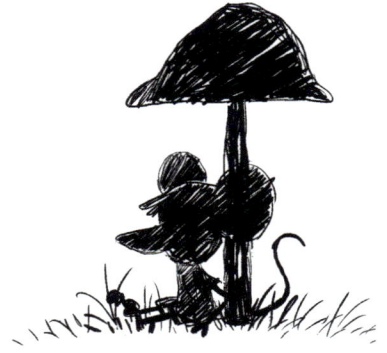

Als Mortimer am nächsten Morgen die Augen öffnete, hatte er seltsame Gedanken. Er erwachte ziemlich früh, weil sein Hunger kein Licht brauchte, um wach zu werden. Im Bauch ist ja sowieso fast nie Licht an.

Mortimers Mutter, die immer früh aufstand, schlief diesmal lange, weil es sehr lange dunkel blieb. Die Sonne wollte nämlich gar nicht aufgehen. Das hatte mit dem riesigen Ding zu tun, das neben dem Haus lag. Hinter dem blieb die Sonne verschwunden.

Es war natürlich kein riesiges Ding. Es war Mortimer.

Als er nach dem Erwachen den Kopf hin und her wendete, damit die Gedanken darin in die passenden Winkel und Ecken purzeln konnten, war das Erste, was seine noch purzelnden Gedanken dachten:

»Ich bin immer noch zu klein!«

Das war natürlich Quatsch und hatte damit zu tun, dass purzelnde Gedanken nicht so gut denken können. Mortimer blickte sich um und sah ...

Nichts.

Also, er sah schon etwas, aber er sah zum Beispiel nicht das

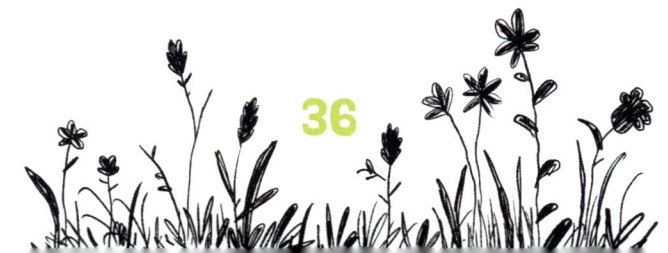

Haus, in dem seine Mutter schlief. Schon gar nicht sah er die Gießkanne oder die Nussschale oder die winzigen Ameisen.

Nichts, was Mortimer kannte, war noch da.

Er war mittlerweile so groß geworden, dass er weder das Haus noch die anderen kleinen Sachen erkannte, und deshalb dachte Mortimer: Wenn ich das Haus und meine Freunde wiederfinden will, muss ich wachsen, bis ich alles sehen kann. Dann kann meinen Augen nichts entgehen.

Verrückt.

Mortimer sprang auf und rannte los. Und das Erdbeben, das er dabei erzeugte, ohne es zu bemerken, war so stark, dass seine Mutter es gar nicht wagte, aus dem Fenster zu sehen. Mortimer wollte so schnell wie möglich in den Wald. Den riesengroßen, geheimnisvollen Wald.

Wo er Kumomolo vermutete.

Anders als am Tag zuvor betrat Mortimer heute nicht nur den Rand des Waldes, sondern stapfte tief hinein. Es knackte und krachte und knirschte unter seinen Füßen. Mortimers Ohren waren so weit entfernt von seinen Füßen, dass ihm das nicht auffiel.

Mortimer stapfte hierhin und dorthin. Und er bemerkte nicht, dass die Tiere des Waldes aus ihren Verstecken flüchteten. Wo immer er mit großem Getöse auftauchte, sausten Eichhörnchen und Wiesel und Füchse und Hasen, Igel, Rehe, Dachse und Marder davon. Sogar die mutigen Wildschweine,

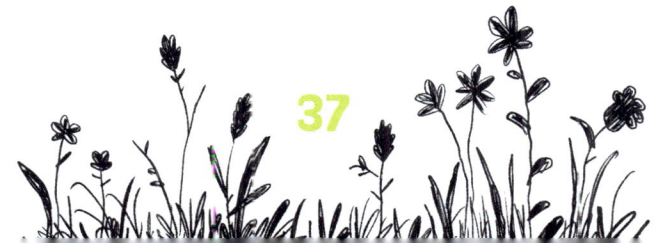

37

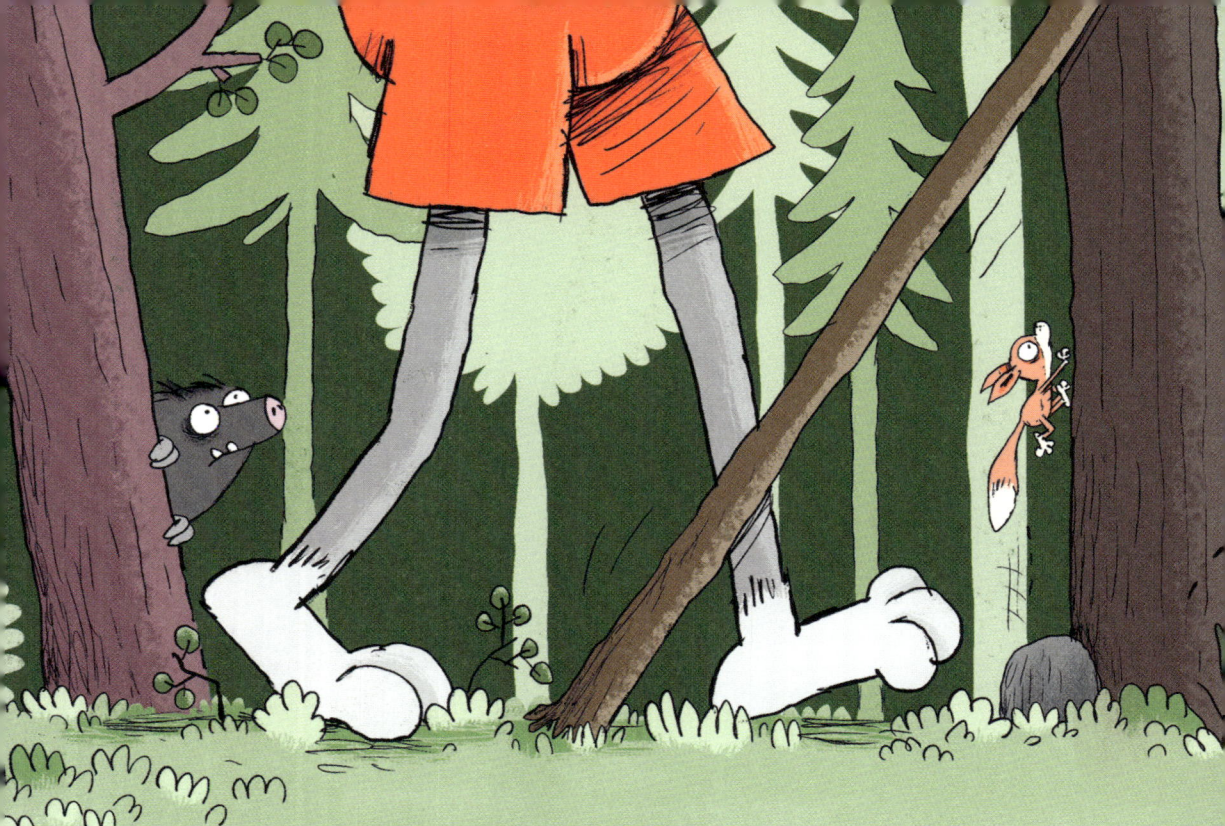

die sich von niemandem verjagen ließen, brachten sich in Sicherheit. Und wie kleine bunte Blitze flitzten die Vögel in alle Richtungen, sobald sie den schnaufenden, knackenden Mortimer hörten.

Der Wald beobachtete Mortimer.

Mortimer hatte nur Augen für die mächtigen Bäume. Er guckte selten nach unten, meist nach oben. Und er brauchte eine ganze Weile, bis er mehr erkannte als Stämme, die von unten heraufwuchsen, und Baumkronen, die einen dicken Stamm in viele Äste und noch viel mehr Zweige aufspalteten und schließlich wie Tausende kleine Flussmün-

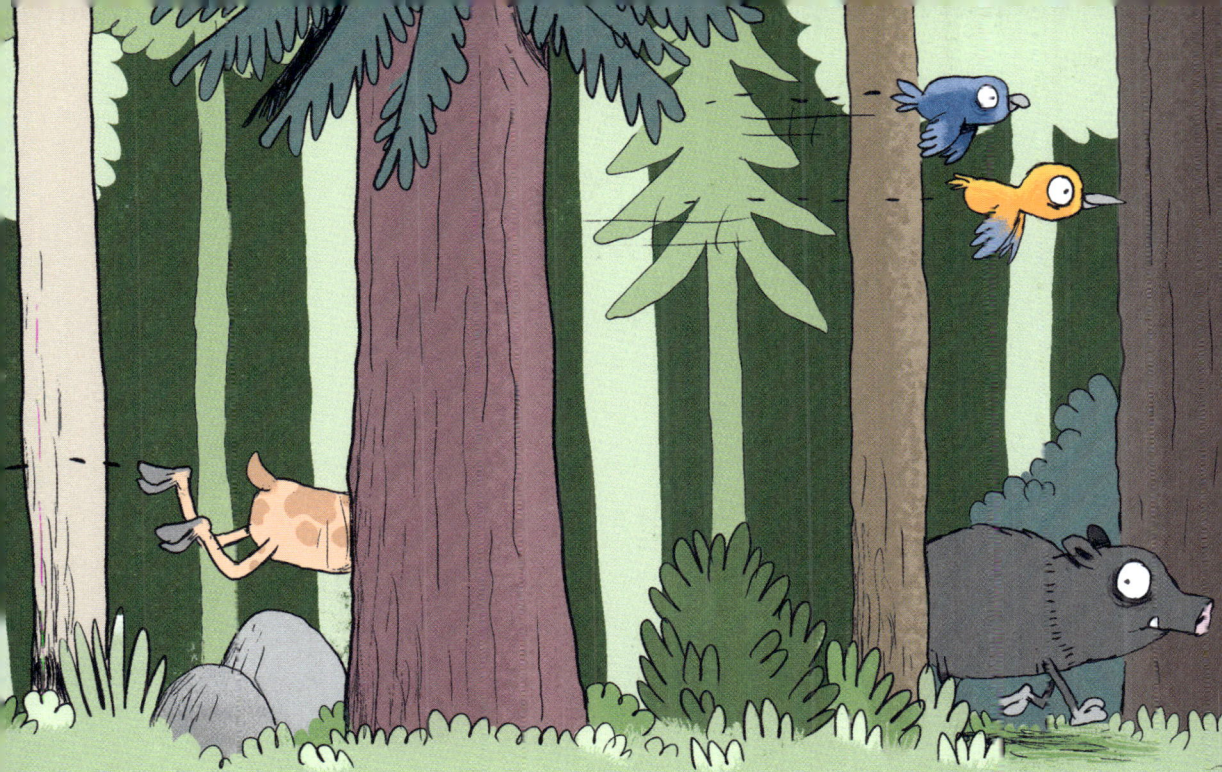

dungen in einem Meer aus Grün und Blau und Sonnenlicht
verschwanden. Je länger Mortimer im Wald umherstapfte,
desto deutlicher fühlte er, dass er noch immer zu klein war,
um die Welt zu verstehen.

Jeder Baum war eine eigene Welt.

Zunächst waren ihm alle Bäume gleich vorgekommen:
Alt sahen sie aus, mit runzliger Haut. Aber nach einer Weile
stellte er fest, dass die Bäume Gesichter hatten. Dort, wo der
Stamm endete und die Krone begann, erkannte Mortimer
Augen und ...

Nasen?

Tatsächlich! Zum ersten Mal in seinem Leben sah Mortimer Bäume, die sogar in der Nase bohrten. Also manche Bäume bohrten in der Nase. Kaum jemand hat je einen nasebohrenden Baum gesehen. Das liegt wohl daran, dass Bäume sehr langsam in der Nase bohren. Man muss schon genau hingucken und viel Zeit haben. So viel Zeit wie ein Baum eben.

Mehr und mehr Baumgesichter traten aus der Walddunkelheit heraus. Mortimer war begeistert. Die Gesichter der Bäume blickten ihn an. Ernst wirkten sie. Doch längst hatte Mortimer alle Scheu vor dem düsteren Wald verloren:

»Kennt ihr Kumomolo? Ich suche ihn!«, fragte er. »Er ist ein Riese«, sagte er, »aber er will kleiner werden. Und er hat eine Feder. So eine wie diese hier.«

Mortimer zog seine Zauberfeder hervor und zeigte sie den Bäumen:

»Kumomolos Feder ist wahrscheinlich viel größer.«

Die Bäume antworteten nicht. Mortimer war verzweifelt:

»Könnt ihr nicht sprechen?«

Doch, das konnten sie. Allerdings sprachen sie so, wie Bäume eben sprechen. Genau so, wie sie in der Nase bohren: sehr langsam.

Aber das wusste Mortimer nicht und deswegen konnte er die Bäume nicht verstehen.

Den Rest des Tages sprang er im Wald hin und her und

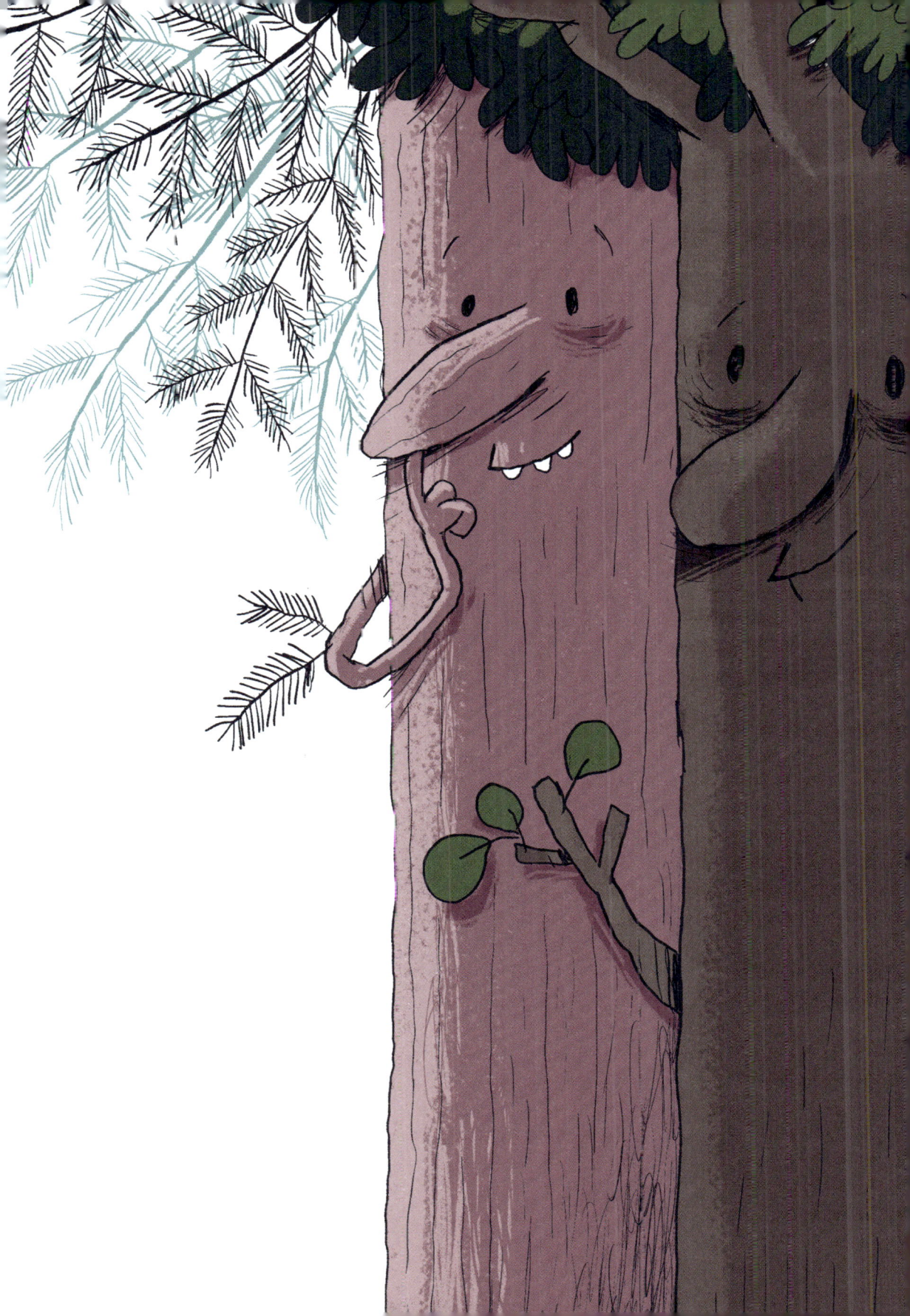

suchte. Abends, als Mortimer müde war, stieß er mitten im Wald auf eine Lichtung. Ein einziger Baum stand darauf. Der Stamm war so dick, dass Mortimer dort prima sitzen, sich anlehnen und ausruhen konnte. Er drückte seinen Rücken gegen den Baumstamm, murmelte: »Kumomolo …«, und schlief ein.

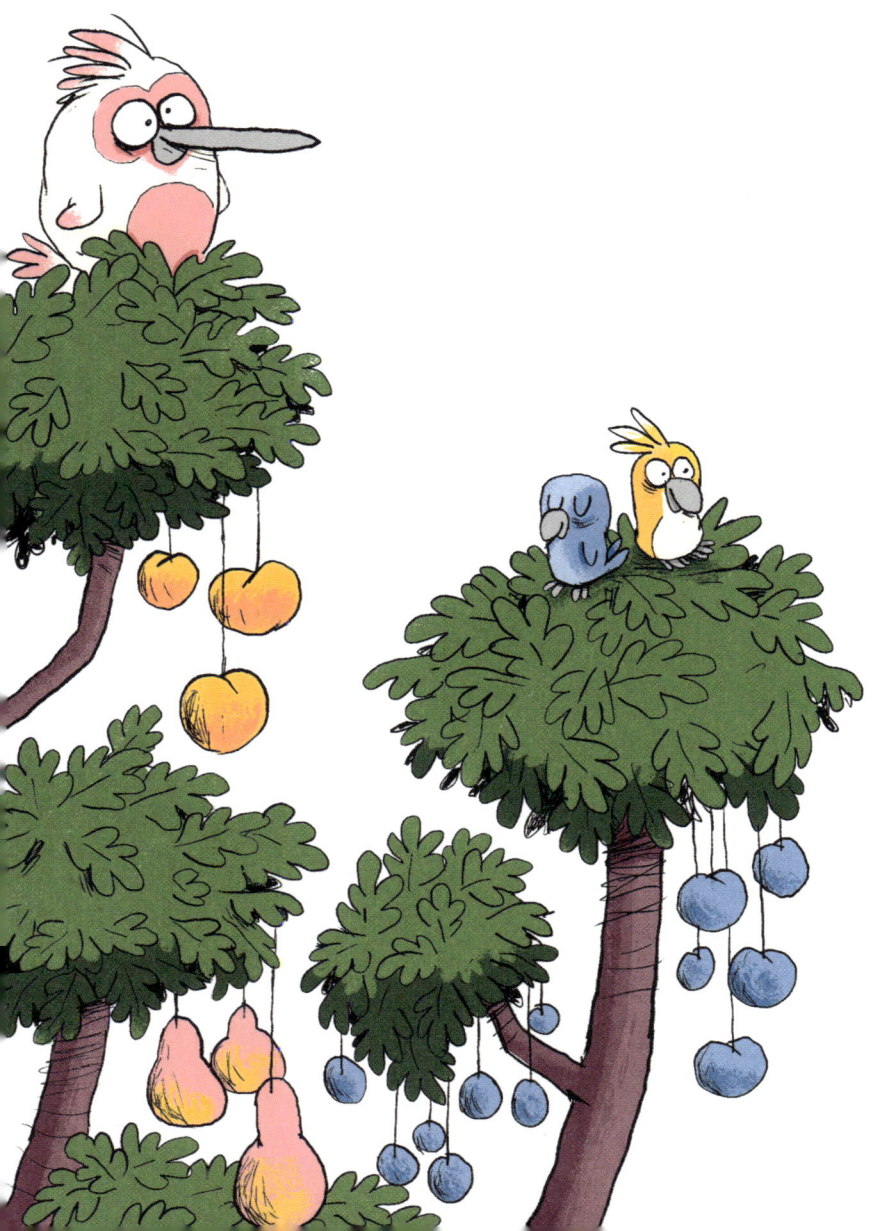

Kumomolo

»Hey, hallo! Die Feder! Sie kitzelt meine Nase! Hey, du, kannst du mal aufwachen?«

»Was?« Mortimer schreckte hoch.

»Die Feder! Manno, pass auf! Ich muss gleich niesen!«

Mit einem Satz war Mortimer aufgesprungen und die Feder hinter seinem Ohr, die schon seit einiger Zeit mit ihrer Spitze an einem großen Aststumpf herumgekitzelt hatte, schwuppte ein letztes Mal über den Stumpf, der gar kein Stumpf war, sondern die dicke Holznase eines Baums. Mortimer konnte den Baum verstehen. Er war genauso groß wie Mortimer. Also wirklich außergewöhnlich groß, denn Mortimer war im Schlaf weitergewachsen und überragte inzwischen all die übrigen Bäume.

In der Krone des riesigen Baumes wuchsen allerlei Früchte: Äpfel, Birnen, auch Nüsse. Und dort tummelten sich die buntesten Vögel. Sie bewunderten eine große Feder, die dort zwischen den Zweigen steckte. Dabei machten die Vögel verrückte Musik. Es klang ...

»Cool!« Mortimer jubelte begeistert.

»Oh, danke!«, sagte der Baum.

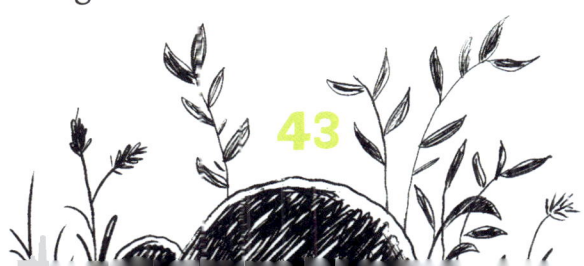

43

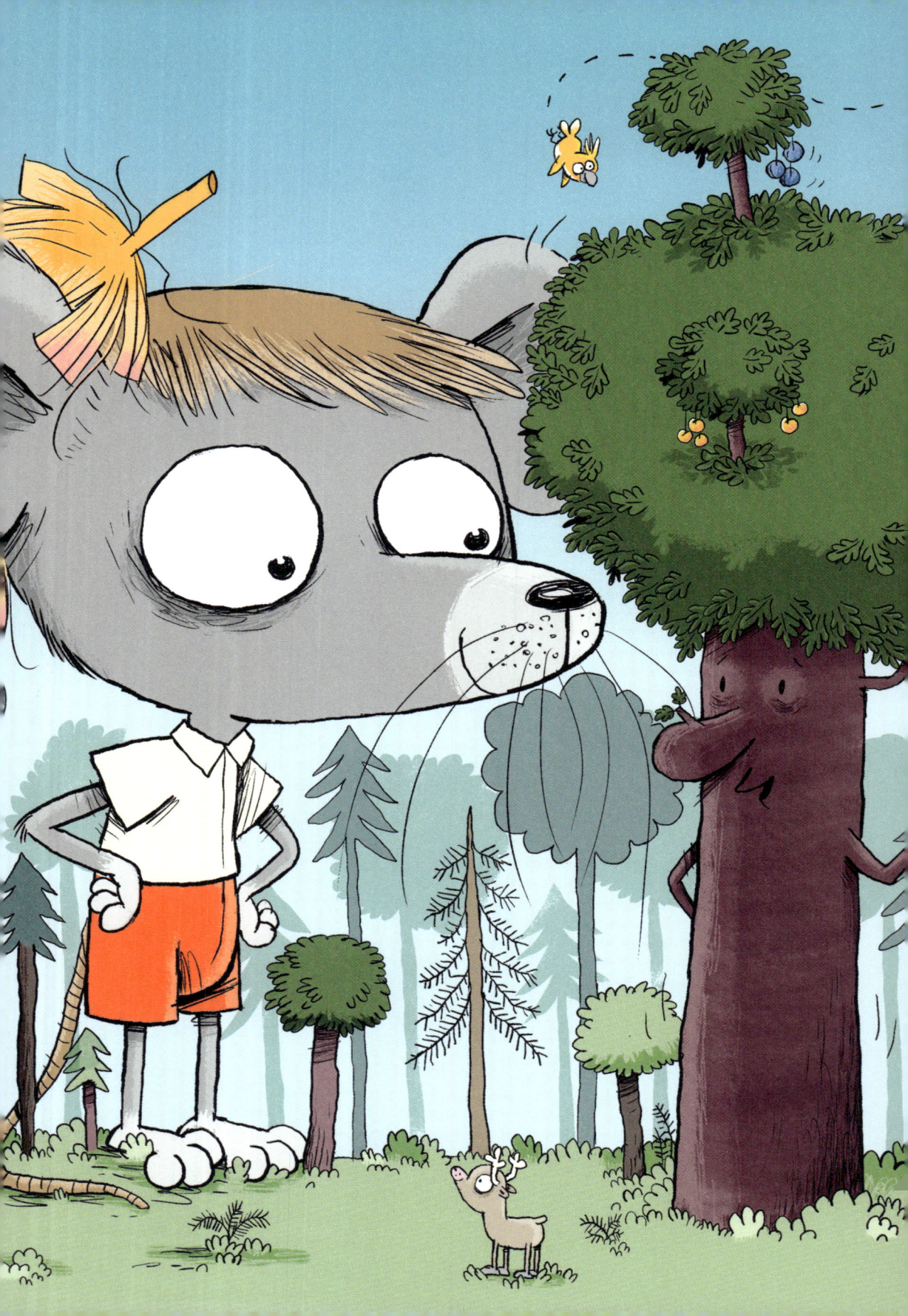

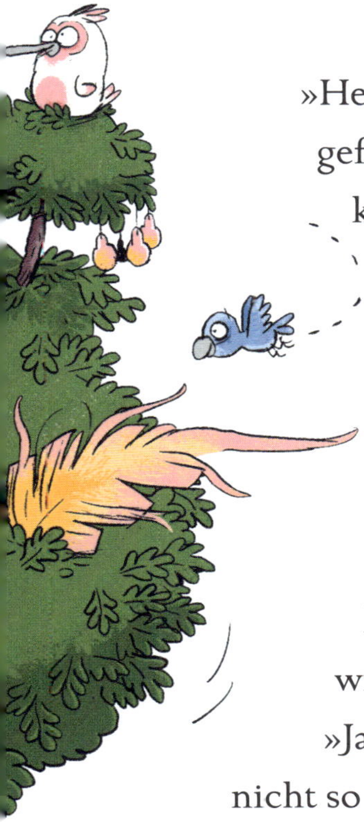

»Hey, du bist ... Kumomolo?! Ich hab dich gefunden!«, rief Mortimer aufgeregt. Ihm war klar geworden, warum er den Baum verstehen konnte. Wegen der Zauberfedern nämlich.

»Ja«, sagte der Baum. »Aber nenn mich bitte Kumo. Oder Mo. Und du? Du bist ... Du bist der andere Mo, nicht wahr?«

»Der andere Mo? Ach so, ja ...« Mortimer seufzte. »Ja, zu mir sagt man auch manchmal Mo. Aber nenn mich bitte Mortimer! Sag mal, wirst du kleiner?«

»Ja, Mortimer, ich schrumpfe«, sagte Mo, der nicht so gern Kumomolo hieß. »Und du wächst immer weiter – und zwar turboschnell«, sagte Mo.

Bald würde Kumomolo winzig klein sein und Mortimer riesengroß.

»Cool.«

»Ja, echt cool.«

»Die Federn sind super.«

»Ja, echt super, die Federn.«

Sie bestaunten sich und wussten gar nicht, was sie sagen sollten. Jetzt guckte Mortimer schon ein bisschen auf Kumomolo herab. Und Kumomolo bewegte seine Krone, sodass er zu Mortimer hinaufblicken konnte.

»Viel Spaß da unten!«, rief Mortimer, als Kumomolo ihn

schon fast nicht mehr hören konnte. »Grüß die Ameisen von mir! Die Ameisen-Abenteuer werde ich echt vermissen!«

»Gut!«, rief Kumomolo. »Richte du den Geiern einen Gruß von mir aus. Sie fliegen sehr hoch und kommen dich bestimmt bald besuchen. Und denk daran, wer so groß ist, hat jede Menge Verantwortung.«

»Okay! Und du pass auf die Spinnen auf. Die können echt nerven. Aber wenn du ihnen eine Rechenaufgabe stellst, sind sie abgelenkt!« Mortimer lachte.

»Spinnen?«, rief Kumomolo. Seine Stimme hatte mittlerweile einen seltsamen Klang angenommen.

Vielleicht klingt man so, wenn man immer kleiner wird, dachte Mortimer.

»Eins fällt mir noch ein«, kam es ganz, ganz leise von ganz, ganz tief unten: »Wenn du da oben mal Hunger hast, dann …!«

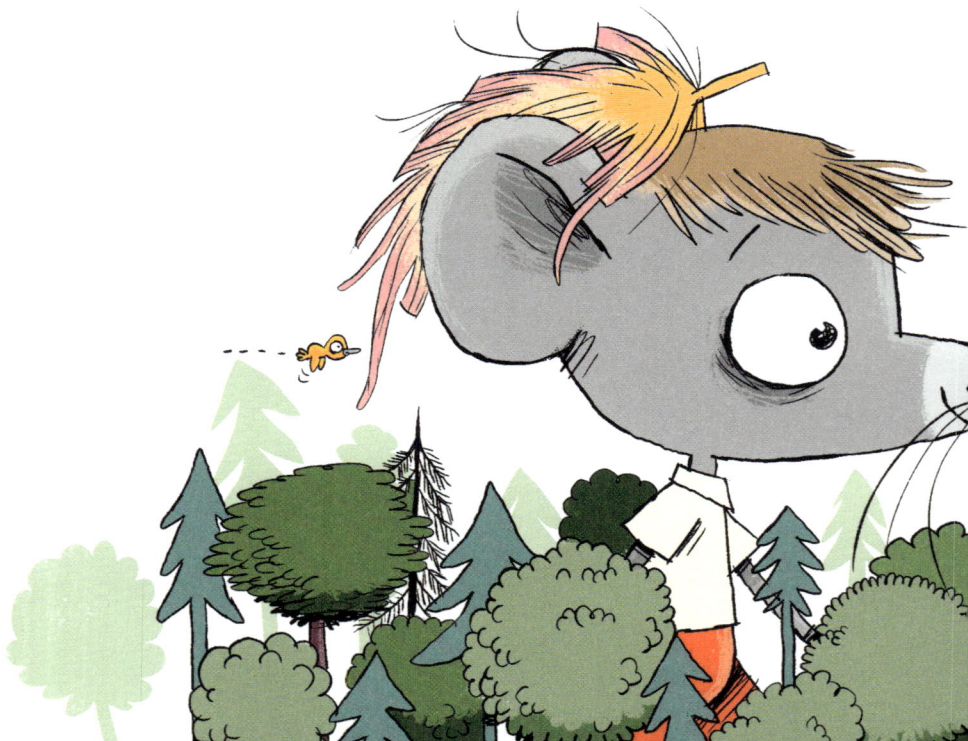

Aus. Nur noch ein Säuseln. Die letzten Worte lösten sich auf wie ein Wind. Kumomolo war verschwunden.

Mortimer blickte auf und erst jetzt bemerkte er, wie gigantisch er geworden war.

»Cool«, rief er. Aber niemand hörte ihn.

Er konnte alles sehen – zumindest glaubte er das. Es fühlte sich toll an. Und dann fühlte er ein Grummeln im Bauch.

Was hatte Kumomolo zum Schluss gesagt? Irgendwas mit Hunger.

Was sollte er hier oben essen? Hier gab es weder Äpfel noch Birnen noch Nüsse, es gab keine Nussmarmelade oder Erdbeermarmelade oder die schmackhafte, erstaunliche Löcherkäsesuppe. Mortimer wollte sich auf die Suche nach Essbarem machen, aber kaum hob er ein Bein, spürte er, wie alles unter ihm erzitterte. Wie bei einem Erdbeben. Und er erinnerte sich daran, dass Kumomolo von Verantwortung gesprochen hatte. Was genau hatte er gemeint?

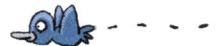

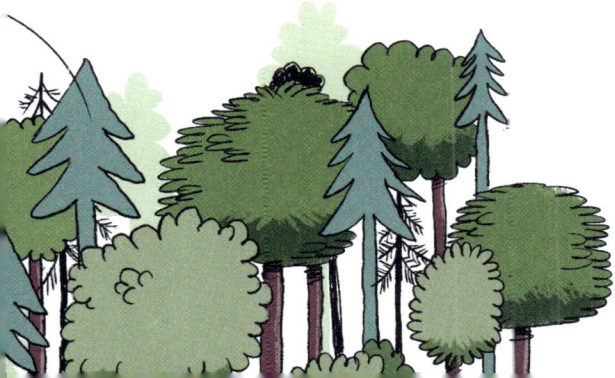

Ein Baum flitzte nie hierhin und dorthin, wie Mortimer das getan hatte – als er noch winzig gewesen war. Ein Baum stand, wo er stand.

»Hey, du«, krächzte jemand. »Bist du der Freund von Mo?«

»Hä?« Mortimer sah nach links und rechts und wieder nach links und dann entdeckte er Vögel. Große Vögel. Geier. Sie kreisten um ihn herum.

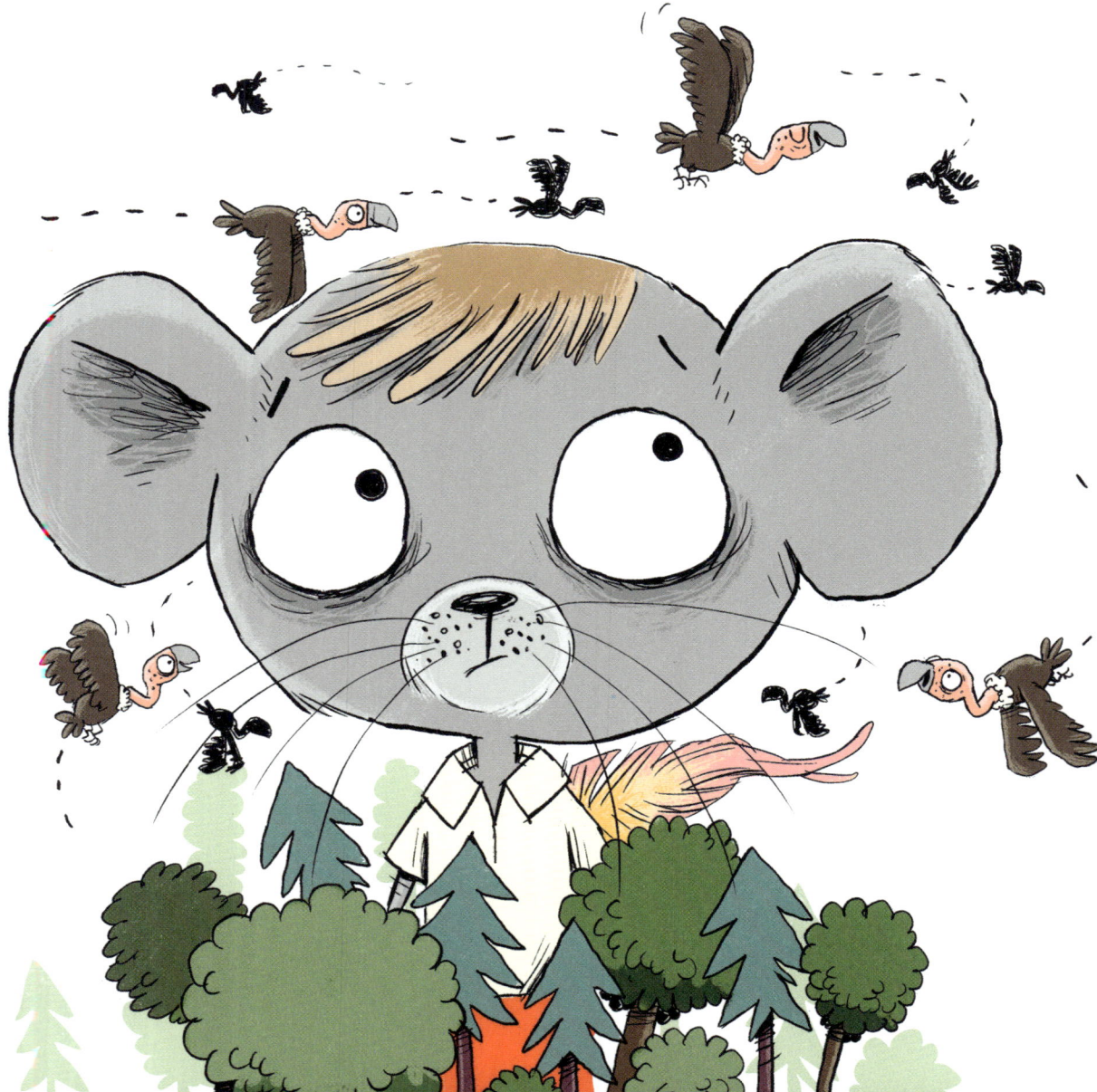

»Mo. Du weißt schon, oder? Kumo. Eigentlich Kumomolo«, sagte der sprechende Geier. »Kennst du den? Ein echter Kumpel.«

»Red nicht so viel, Wally. Frag schon!«, krächzte ein zweiter Geier.

»Ja, Wally, frag. Mir werden die Flügel lahm!« –, krächzte ein dritter Geier. Es waren insgesamt zehn riesige Geier.

»Immer mit der Ruhe«, sagte der Geier namens Wally. »Also, was ich fragen wollte: Können wir auf dir landen? Unser Kumpel Mo ist ein prima Landeplatz. Gibt nicht so viele hier oben. Und Mo ist irgendwie verschwunden. Wenn wir nicht gleich landen, dann ... ja, also dann ...«

»Dann machen unsere Flügel schlapp«, krächzte der zweite Geier. »Können wir nun landen? Wir hängen seit gestern in der Luft. Und es wird schon wieder dunkel!«

»Aber klar, gern!«, rief Mortimer, der froh war Gesellschaft zu haben.

»Wo dürfen wir denn?«, fragte Wally.

»Was?«, fragte Mortimer.

»Landen!«, rief der zweite Geier. »Auf deinem Kopf? Wir brauchen einen Schlafplatz für die Nacht.«

Die Vorstellung, dass nachts Geier auf seinem Kopf saßen und im Schlaf vielleicht mal ... was fallen ließen, war Mortimer doch etwas unangenehm.

»Nicht auf dem Kopf«, sagte zum Glück der dritte Geier.

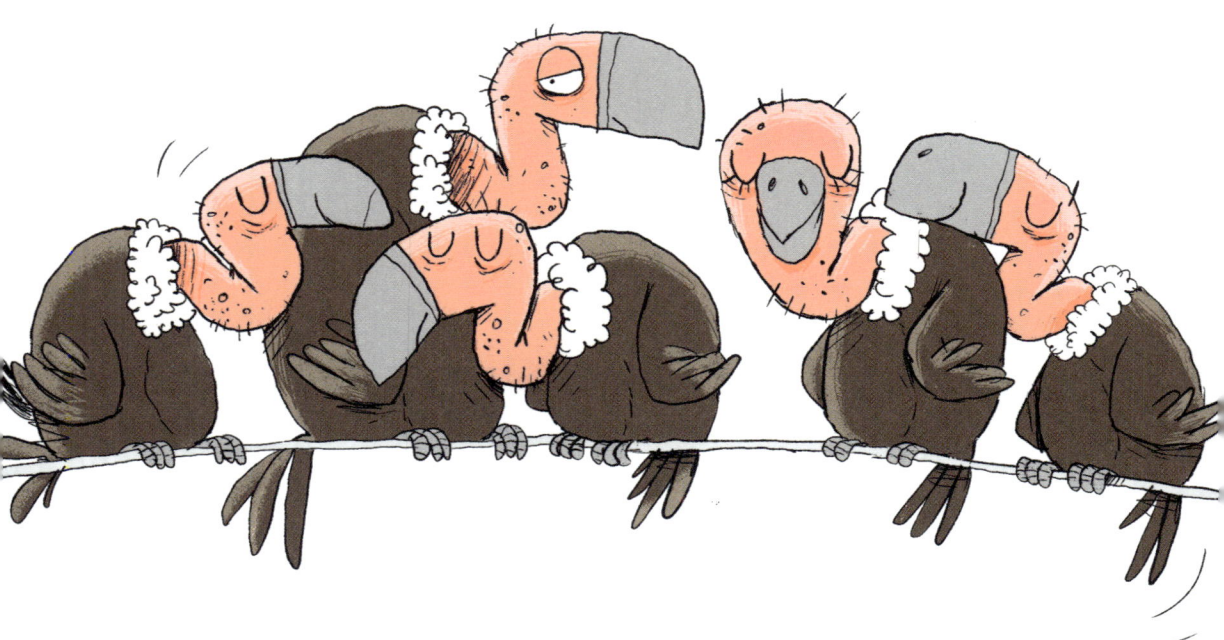

»Ich habe mal eine Nacht lang auf einem Kopf gesessen. Dort ist man den Gedanken zu nah. Die summen die ganze Zeit, die Gedanken. Wie soll man dabei ein Auge zumachen?«

»Das geht auf Köpfen gar nicht!«, riefen alle Geier im Chor.

Mortimer war verwirrt: »Ich habe nur meine Arme«, sagte er und hob sie an. »Aber wenn ich sie wie Äste ausstrecke und ihr setzt euch drauf, dauert es nicht lange und sie werden müde.«

»Müde sind wir auch!«, rief der zweite Geier.

»Hey!«, rief Wally. »Wie wäre es mit deinen Tasthaaren? Dort könnten wir landen!«

Mortimers Tasthaare waren dick wie Äste.

»Das ist cool! – Tolle Idee! – Super! – Erste Sahne! – Klasse! – Spitze!«, krächzten die anderen Geier.

Und weil Mortimer »Klar, gern!« sagte, landeten sie. Und

dann hockten zehn Geier auf Mortimers Tasthaaren – wie auf Notenlinien: fünf Geier links von Mortimers Nase, fünf rechts.

Die Haare bogen sich unter ihrem Gewicht. Die Geier fühlten sich sehr erleichtert.

Mortimer nicht. Zehn Geier wiegen mindestens so viel wie sieben Nusstorten mit Zuckerguss.

Außerdem sagte Wally: »Bitte nicht wippen, wenn wir schlafen, sonst fallen wir runter!«, und Mortimer fühlte eine Verantwortung, die war sogar schwer wie siebzehn Nusstorten mit Zuckerguss.

Dann wurde es dunkel und die Geier saßen da und schliefen. Mortimer stand da und dachte: Nicht wippen.

Dann und wann räusperte sich einer der Geier im Schlaf. Sie träumten und schnarchten ein bisschen. Und da war noch ein Geräusch. Ein Knurren. Das war Mortimers Magen. Er hatte schon viel zu lange nichts mehr gegessen.

Irgendwann schlief auch er. Der Tag war sehr anstrengend gewesen.

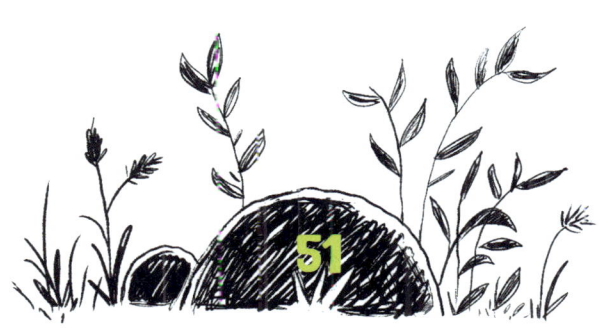

Hunger – und so

Kumomolo hatte die ganze Nacht nicht geschlafen. Er war kleiner und kleiner geworden und ganz gespannt auf die winzige Welt. Aber als er Mortimer begegnet war, war ihm ein bisschen mulmig geworden. Besonders weil Mortimer so begeistert vom Herumspringen gesprochen hatte. Auch Kumomolo fand Herumspringen interessant. Aber er war ein Baum. Ein Bäumchen mit vielen Wurzeln. Er konnte alles Mögliche, aber nicht herumspringen.

Die Ameisen und alle anderen winzigen Tiere begrüßten ihn. Einen kleinen Baum kennenzulernen, der viel von den großen Bäumen wusste, war spannend. Sie mochten Kumomolo. Und sie fragten ihn nach Mortimer. Kumomolo meinte nur, dass Mortimer ganz in der Nähe und riesengroß sei.

Doch das glaubten sie ihm nicht. Das riesige Ding in Kumomolos Nähe war einer von Mortimers Füßen. Aber der hatte

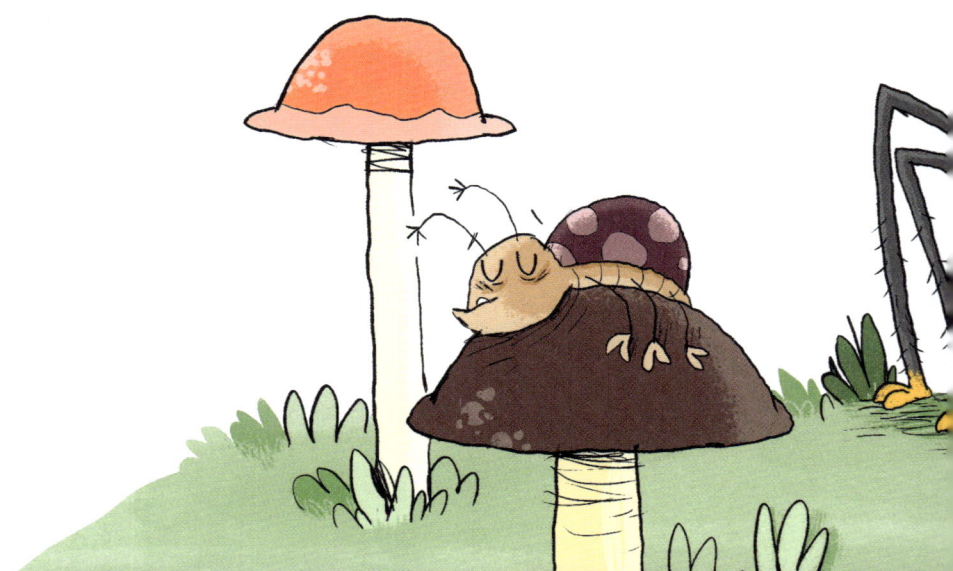

überhaupt keine Ähnlichkeit mit dem Mortimer, den die Ameisen kannten. Mortimers Fuß war unten einfach nur groß und hörte oben nicht auf.

Plötzlich rumpelte es und Kumomolo hatte Sorge, dass Mortimer herumspringen würde.

Mortimer hatte längst verstanden, dass er als Riese nicht einfach herumspringen durfte. Er durfte ja noch nicht mal wippen.

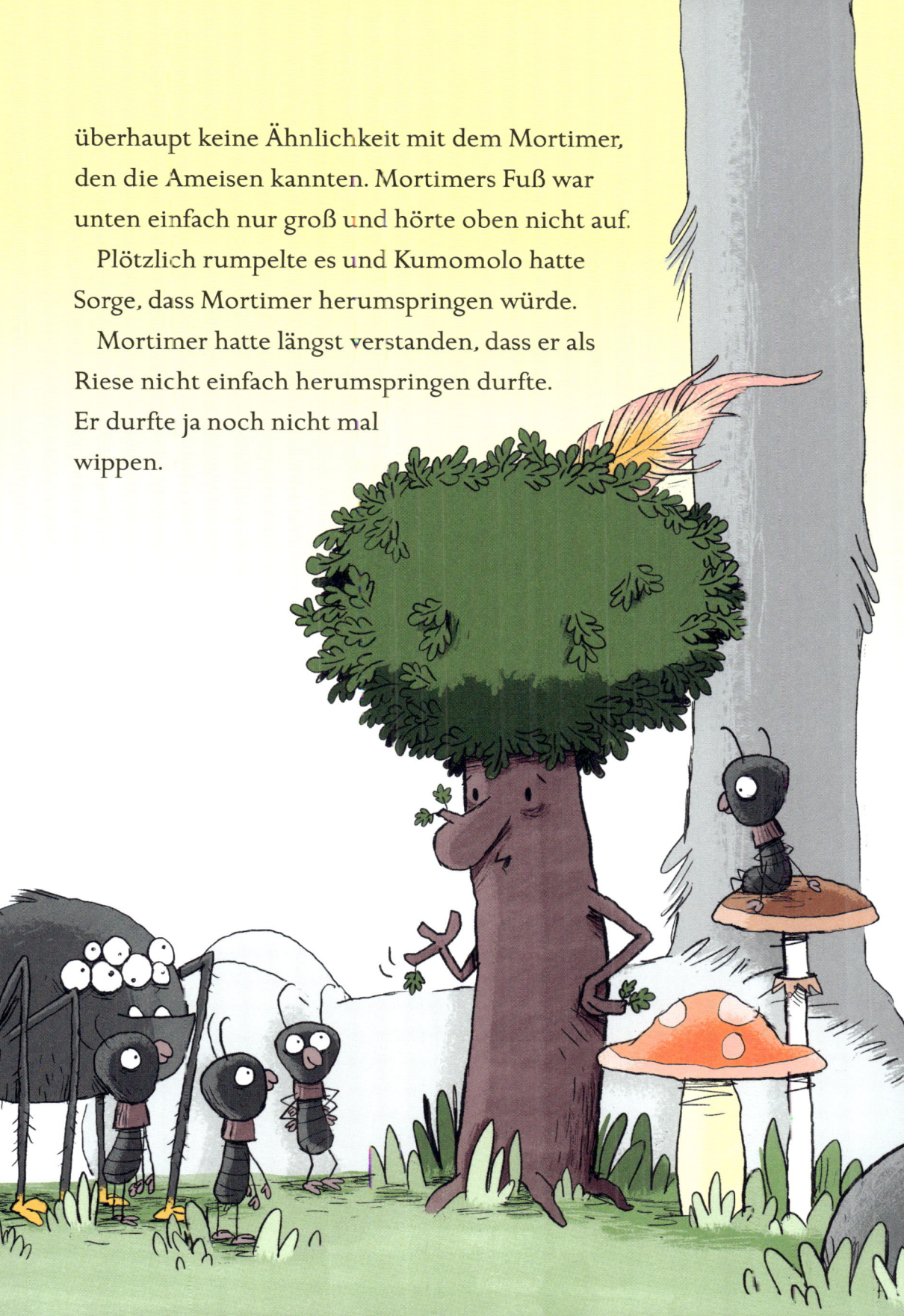

Aber in ihm rumpelte dieser verflixte Hunger. Als er wach wurde, hatten die Geier gut geschlafen. Er nicht.

»Hey!«, krächzte Wally. »Alles in Ordnung mit dir? Was grummelt denn hier so?«

»Mein Magen«, sagte Mortimer kleinlaut. »Ich habe Hunger. Als ich noch winzig war, hatte ich immer genug Nussmarmelade und Erdbeermarmelade und Löcherkäsesuppe.«

»Da kann ich dir helfen«, krächzte Wally: »Manchmal hatte auch Kumomolo großen Hunger. Weil er riesig war, reichte das, was er mit den Wurzeln aufnahm, nicht immer. Dann hat er Muh gerufen.«

»Er hat Muh gerufen?«, fragte Mortimer verwirrt. »Wie eine Kuh?«

»Nicht wie eine Kuh!«, krächzte Wally. »Er hat Muh gerufen!«

»Sag ich doch!«, sagte Mortimer. »Wie eine Kuh!«

»Himmel, MUH! Nicht wie eine Kuh!«, begann Wally – und hielt plötzlich inne. »Ah, sie hat uns wohl gehört, so oft, wie wir jetzt schon Muh gerufen haben. Bitte schön: Da kommt sie!«

Mortimer blickte dorthin, wohin Wally wies. Und sah ...
»WOW!«

Von den fernen Bergen schwebte eine riesige, pralle, teils leuchtend weiße, teils regendunkle Wolke heran. Sie sah fast aus wie eine gescheckte Kuh.

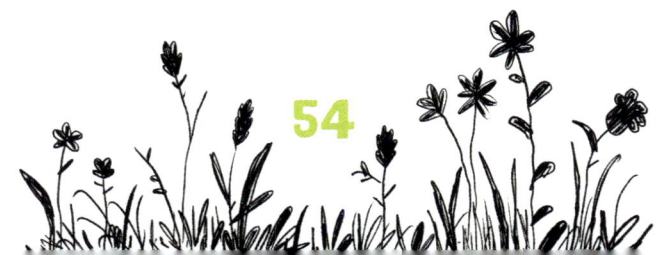

»Das ist Muh?«, fragte Mortimer.

»Das ist Muh!«, krächzte Wally.

»Wow!«, sagte Mortimer noch einmal.

Muh kam näher und näher und noch näher und dann regnete sie los.

»Mmmmmhhh!«

Es schmeckte nach Zuckerwatte und süßer Sahne. Herrlich, alles war genau so, wie Mortimer es sich erträumt hatte!

Als Mortimer satt und Muh weitergeflogen war, sah der Morgen schon besser aus. Die Geier kreisten hierhin und dorthin oder sie turnten in Mortimers Tasthaaren herum. Mortimer genoss den Ausblick in die Weite. Er konnte von hier oben aus gut erkennen, dass die Welt kugelrund war. In der Ferne lag das Meer. Es glitzerte in der Sonne wie eine Glut, die mit tausend Feuer-Flöhen über das Wasser hüpfte.

Gern wäre Mortimer hingelaufen, um das Meer aus der Nähe anzuschauen. Aber er wusste, dass er mit jedem Schritt auftreten würde wie ein Erdbeben-Stampfer. Und außerdem hätte er wegen seiner Größe nicht sehen können, wohin er trat.

Verantwortung, hatte Kumomolo gesagt.

Mortimer seufzte und fragte sich, was Kumomolo wohl gerade machte und was er dachte.

Nun, Kumomolo freundete sich mit den Ameisen, den Schmetterlingen und mit allen kleinen Wesen an. Sie durften

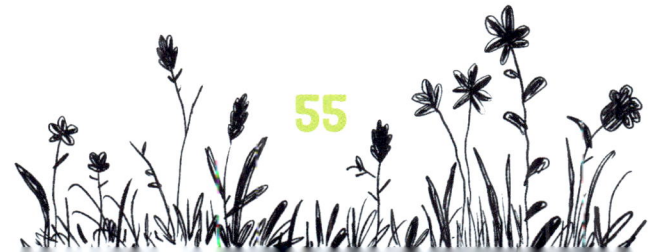

Kumomolo, den sie gern Mo nannten, weil es sie an Mortimer erinnerte, als Turngerüst benutzen. Mo bekam entzückende Gedanken, wenn sich ein Schmetterling auf seine Krone setzte. Und es kitzelte herrlich, wenn die Ameisen mit ihren Fühlern nach Früchten suchten. Sie naschten die winzigen Äpfel, Birnen und Nüsse aus der Krone. Als Riese hatte Kumomolo immer genug für eine ganze Welt getragen. Als Winzling war Mo in kaum fünf Minuten leer gefuttert.

Aber die Früchte wuchsen ja nach.

Nervig war nur die Spinne, die irgendwann anfing Kumomolos leer gefutterte Krone einzuspinnen.

Zum Glück halfen die Ameisen. Sie gaben der Spinne eine Rechenaufgabe, an der sie lange zu knacken hatte, und schnippelten mit ihren Scheren das Spinnwebenzeugs wieder raus aus Mos Krone.

Nach einigen Tagen dachte Kumomolo, dass es wahnsinnig interessant war, die Winzigkeit kennenzulernen – aber er vermisste die Geier, die Höhe, die Welt, in der er groß sein und ganz still stehen konnte.

Und Mortimer hoch über ihm dachte, dass es supertoll war, riesig zu sein. Er konnte so viel sehen und lernen. Doch er vermisste sein Zuhause, die Ameisen und alle anderen winzigen Freunde.

Seine Mutter vermisste er am meisten. Mortimers Wunsch, wieder klein zu sein, wurde immer größer.

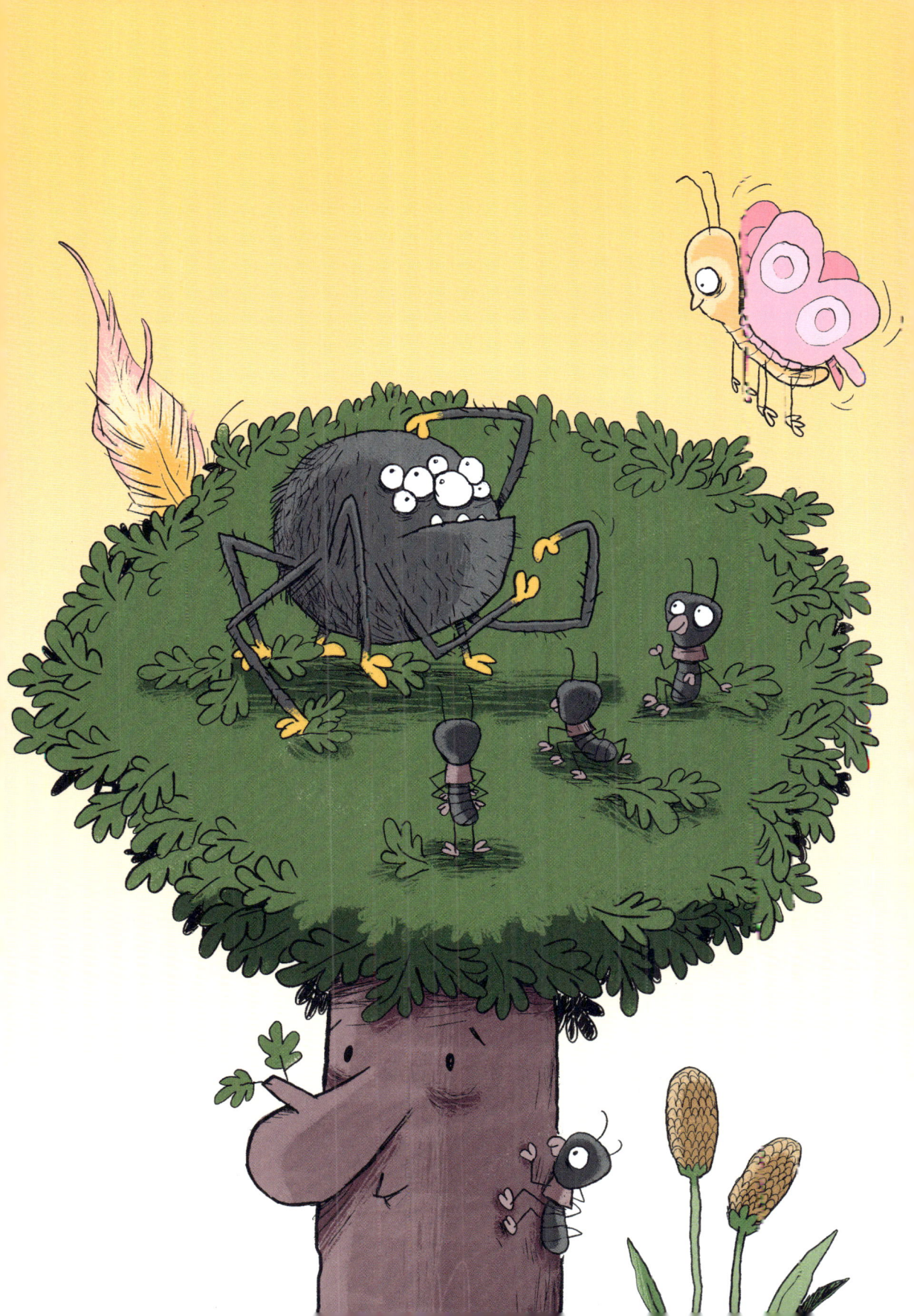

Die Geier bemerkten es als Erste.

»Du vermisst was, oder?«, krächzte Wally.

»Ja«, sagte Mortimer und seufzte. So laut, dass es sich anhörte, als sei dem Wind die Hose geplatzt.

Mortimer musste gar nicht erklären, was er vermisste.

Wally flog zu den anderen Geiern und tuschelte mit ihnen.

Und dann wurde es Nacht, und weil Mortimer sehr traurig war, schlief er bald ein. Er war müde vom Traurigsein. Die Geier schliefen in dieser Nacht nicht. Sie tuschelten und tuschelten ...

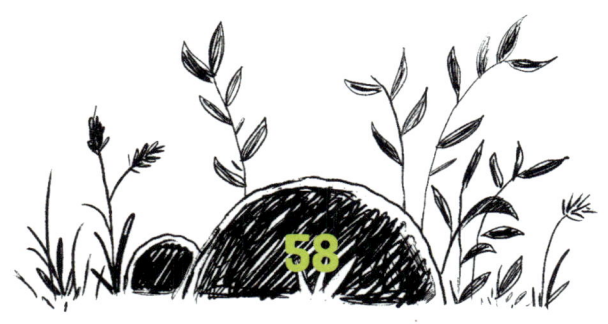

Zwei Ideen

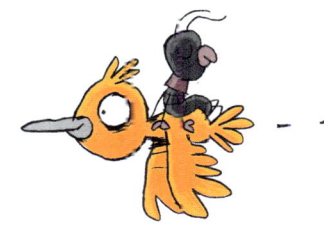

Als Mortimer erwachte, waren die Geier immer noch munter und umkreisten ihn. Mortimers Kopf fühlte sich leer an. Mortimer war nicht gut drauf. Das Frühstück mit süßer Milch, das die freundliche Wolke Muh zur Verfügung stellte, munterte ihn kaum auf.

Und dann kam auch schon Wally herbeigeflogen. »Wir haben eine Idee«, krächzte er.

»Eine Idee?« Mortimer hatte keine Ahnung, wovon Wally sprach.

»Ja. Wie du wieder winzig werden kannst. Wir können uns nämlich denken, was in dir vorgeht.«

»Oh«, sagte Mortimer – und war plötzlich hellwach.

Wally erklärte Mortimer ganz genau, was sich die Geier überlegt hatten.

»Und ihr denkt, das hilft?«, fragte Mortimer.

»Klar!«, krächzten alle im Chor. »Mit Federn kennen wir uns aus!«

Da war was dran. Geier haben ziemlich viele Federn.

»Und Kumomolo?«, fragte Mortimer: »Was ist, wenn er nicht will?«

»Und ob der will – mit Kumo kennen wir uns auch aus.

Außerdem haben wir heute Morgen schon mal nachgehorcht. Wir haben da so unsere Verbindungen nach unten. Er hat gar nicht gut geschlafen. Wir wissen, was in Kumo vorgeht«, sagte Wally.

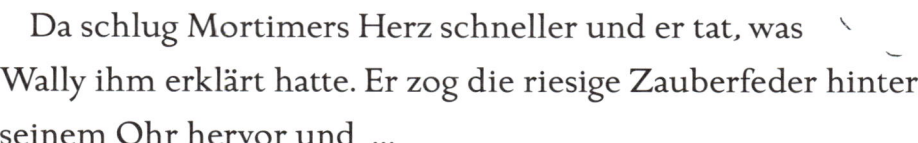

Da schlug Mortimers Herz schneller und er tat, was Wally ihm erklärt hatte. Er zog die riesige Zauberfeder hinter seinem Ohr hervor und ...

... ließ sie fallen.

Die Feder fiel und fiel und fiel und fiel. Sie trudelte sanft durch die Luft wie der Fallschirm vom Mortimers Mutter. Und beim Fallen wurde sie immer kleiner.

»Bis später!«, krächzten die Geier und flogen der Feder nach.

Die fiel und fiel und fiel immer noch und fiel tiefer, bis sie winzig klein war und nicht weit von Kumomolo auf dem Boden landete.

»Federalarm!«, rief eine Ameise, die zufällig getroffen wurde.

»Oha!«, sagte die oberste Ameisin, die zufällig daneben- stand. »Die sieht ja aus wie die Feder, wegen der Mortimer verschwunden ist. Aber weshalb ist sie vom Himmel gefallen?«

Kumomolo konnte sich das denken. Seine Zauberfeder war ja mit Mortimers Zauberfeder verbunden. Und deshalb waren auch die Gedanken und Gefühle von Mortimer und Kumomolo miteinander verbunden. Zumindest ein bisschen. Kumomolo ahnte also, was in Mortimers Kopf vorging. Und in seinem eigenen Kopf bildete sich ein Plan, den er den Ameisen nun mitteilte.

»Schade, dass du uns schon wieder verlässt, Kumomolo. Aber ich finde es natürlich sehr schön, dass Mortimer zurückkommt. Sobald er eintrifft, feiern wir ein Fest!«, sagte die oberste Ameisin.

»Hurra!«, riefen sämtliche Ameisen und machten dabei einen ziemlichen Lärm, den kaum jemand hörte, weil Ameisen eben ziemlich klein sind.

Und dann begannen sie den Plan in die Tat umzusetzen: Die oberste Ameisin zuppelte die winzige Zauberfeder aus Kumomolos Krone und legte dafür Mortimers winzige Zauberfeder hinein.

Kurz nachdem die Ameisin die Feder auf den Waldboden gelegt hatte, begann diese in den Himmel zu schweben. Hoch und höher – und dabei fing die Feder an zu wachsen. Das war ein unglaubliches Schauspiel und die Ameisen schauten mit offenen Mündern zu.

Die Feder schwebte und schwebte und schwebte immer höher. Sie trudelte sanft durch die Luft wie der Fallschirm von Mortimers Mutter. Nur eben nach oben. Und sie wuchs immer weiter.

Es dauerte nicht lange, da erblickte Wally die Feder und er packte sie mit seinen Greiffüßen, um sie Mortimer zu bringen. Sie war so groß und schwer, dass Wally die anderen Geier zu Hilfe rief. Sie mussten ganz schön manövrieren und aufpassen, dass ihnen die Feder nicht aus den Krallen rutschte! Alle gaben gut acht – und es gelang.

Kaum hatte sich Mortimer die riesige Zauberfeder hinter sein Ohr geschoben, begann er auch schon zu schrumpfen. Und im selben Moment begann Kumomolo zu wachsen.

Mortimer schrumpfte und schrumpfte und schrumpfte. Mitsamt der Feder.

Nach einem Tag Schrumpfen begegnete er Kumomolo, der wuchs und wuchs und wuchs. Ganz kurz waren Kumomolo und Mortimer genau gleich groß. Sie schauten einander in die Augen und umarmten sich.

»Es ist toll, groß zu sein«, sagte Mortimer. »Aber ich weiß jetzt, dass ich am liebsten groß bin, wenn ich klein bin.«

Kumomolo nickte. »Und winzig sein ist so riesig, wenn ich so groß sein kann, wie ich war«, sagte er. »Sehen wir uns bald wieder?«

»O ja!«, rief Mortimer. »Das wäre schön!«

Inzwischen war Kumomolo noch größer geworden und Mortimer noch kleiner und sie konnten sich nicht mehr

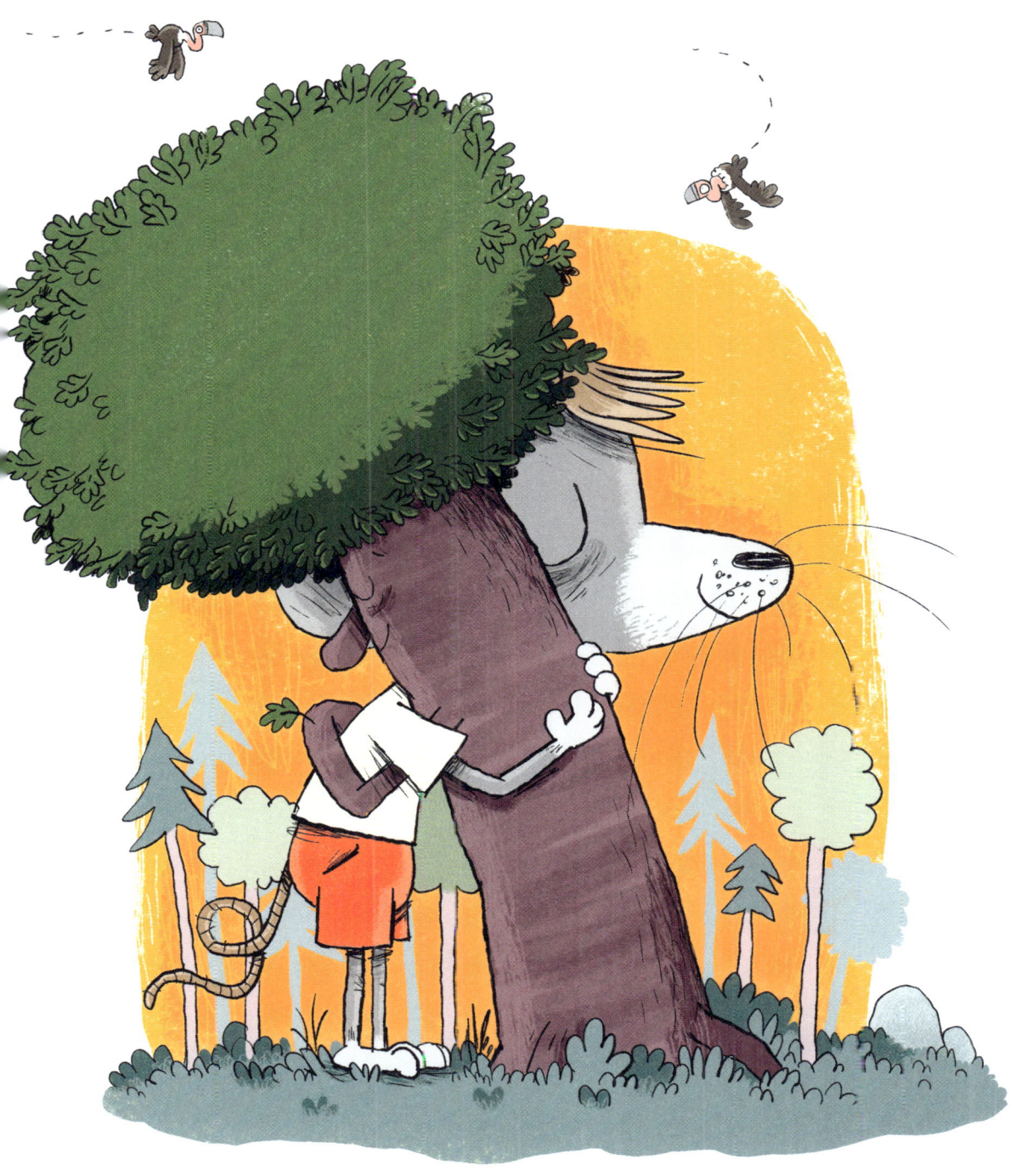

umarmen. Aber Kumomolo blieb in Mortimers Gedanken und Mortimer blieb in Kumomolos Gedanken. Das war fast wie eine Umarmung.

Als Mortimer schließlich wieder winzig war, war die Freude unter seinen Freunden groß – nein: Sie war riesig.

Und am meisten freute sich Mortimers Mutter. »Ach Mortimer, mein Mo!«, rief sie und nahm ihr Mäuschen auf den Arm.

Mortimer fand das diesmal super.

Und dann wurde ein Fest gefeiert: mit vorzüglicher Löcherkäsesuppe mit extragroßen Löchern – für alle. Beim Essen erzählte Mortimer von seinem Abenteuer.

Dann war Mortimer müde. Es war nun spät wie Brausepulver. Alle waren müde. Es war ein sehr langer Tag gewesen. Mortimer schlief tief und fest und träumte sich hoch hinauf. Und in seinem höchsten Traum kam ihm eine Idee!

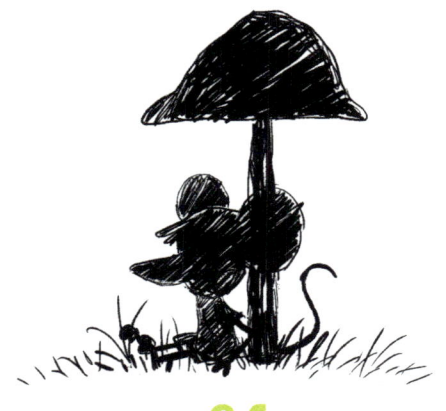

Yippie!

Am nächsten Morgen, als Mortimer ausgeschlafen hatte und die Sonne an seinen Tasthaaren kitzelte, sprang er auf und flitzte los und wäre fast über den Frühstückstisch, mitten durch die Käseteller und die futternden Ameisen gesaust. Weil Ameisen aber mit A wie Ampel anfangen, wurde Mortimer rot und hielt grad noch rechtzeitig an.

»Ich hatte im Traum eine so tolle Idee, die muss ich sofort ausprobieren!«, rief er.

Mortimers Mutter sagte: »Du stehst mitten auf dem Tisch,

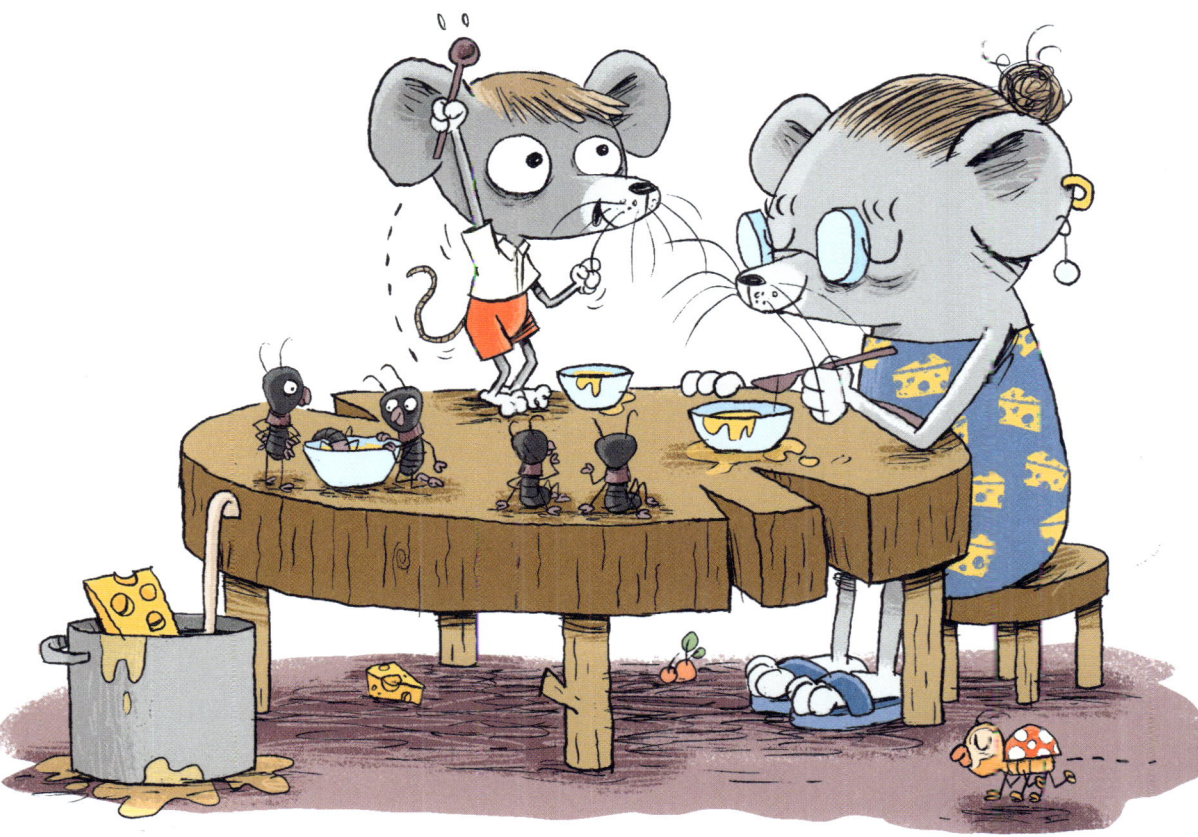

Mortimer. Ich hoffe nicht, dass deine tolle Idee mit Auf-dem-Tisch-Stehen zu tun hat. Ich habe dir ein halbes Brot mit Nussmarmelade und ein halbes mit Erdbeermarmelade gemacht. Und eine halbe Tasse Kakao habe ich auch. Du solltest erst mal frühstücken.«

Mortimer frühstückte. Er biss ein bisschen hier ab und ein bisschen dort. Bis er ein halbes halbes Brot mit Nussmarmelade und ein halbes halbes Brot mit Erdbeermarmelade gegessen hatte. Dazu trank er eine halbe halbe Tasse Kakao. Die andere Hälfte verkleckerte er, weil er so aufgeregt war.

Dann hielt ihn NICHTS mehr.

»Komm nicht so spät nach Hause!«, rief seine Mutter ihm nach. »Zum Abendessen gibt es …!«

Aber das hörte Mortimer schon nicht mehr.

Mortimer rannte zu seinen Freunden. Als er ihnen erzählt hatte, was er vorhatte, sagten sie:

»Huh, mutig! Du traust dich was, Mortimer!«

»Wer traut sich mit?«, fragte Mortimer.

Die Ameisen fühlten mit ihren Fühlern in die kühle Morgenluft und fühlten sich noch nicht bereit für so was Mutiges wie das, was Mortimer vorhatte.

Nur eine war bereit ihm zu folgen – die winzigste von allen rief: »Ich komme mit!«

»YIPPIE!«, rief Mortimer.

Die winzige Ameise und Mortimer krabbelten los. Zum

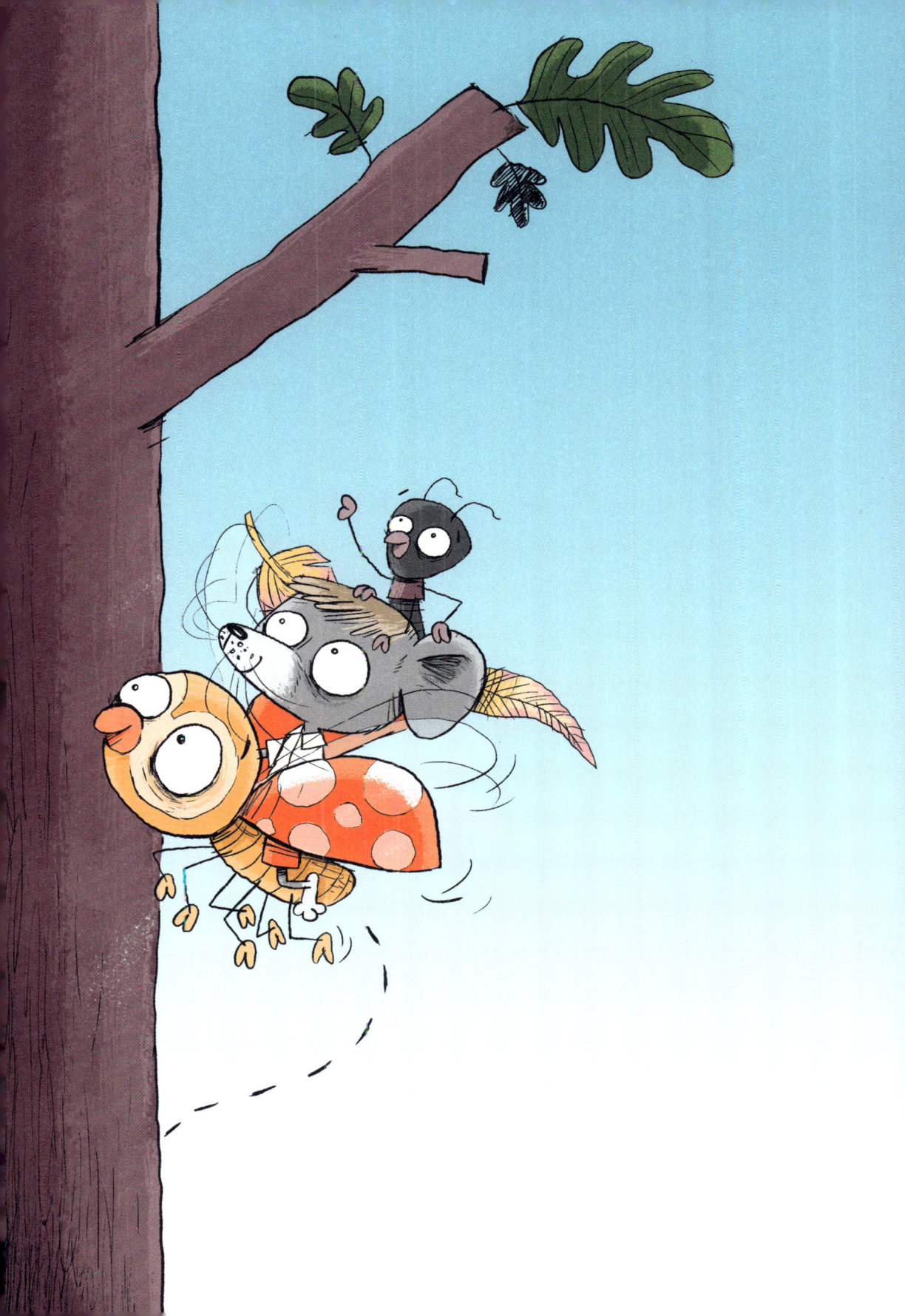

Glück trafen sie schon bald den netten Käfer mit Glückspunkten, der ihnen schon beim Turmspringen und beim
Feder-Hinauftragen geholfen hatte, und sie fragten ihn, ob sie
beide vielleicht ...?

»Na klar!«, sagte der Käfer. »Springt auf, ich flieg euch ein
Stück.«

Sie flogen hoch und höher und die Flügel des Käfers mit
den Glückspunkten knatterten im Wind.

»Geht's noch?«, rief Mortimer nach einer Weile, als das
Knattern anfing zu stottern.

»Nö, geht nicht mehr!«, rief der Käfer. Das klang schon
ziemlich angestrengt.

»Ich sehe einen Geier!«, rief die winzige Ameise. Sie saß auf
Mortimers Kopf fast wie auf einem Leuchtturm und konnte
prima sehen.

Der Käfer mit den Glückspunkten knatterte auf den Geier
zu. Zum Glück hörte der das stotternde Knattern und er
wusste sofort, was es bedeutete.

»Ruh dich aus, Käfer mit den Glückspunkten!«, krächzte
der Geier. Es war natürlich nicht irgendein Geier, sondern
Wally. »Ich übernehme!«

Da machte der Käfer »Uff!« und setzte sich mit einem
letzten Knattern oben auf Wallys Kopf.

Die Zauberfeder von Doktor Kauz war wirklich genial. Sie
sorgte nun dafür, dass Wally und die anderen Geier Mortimer

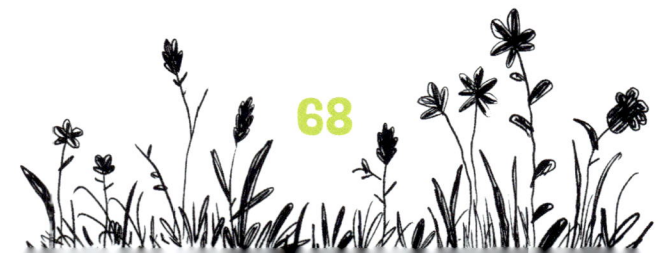

und die Ameise und den Käfer mit den Glückspunkten sehen konnten.

»Wow«, sagte Wally und betrachtete den wirklich winzigen Käfer und die noch winzigere Ameise und die genauso winzige Maus, als sie alle hoch auf Kumomolos Ästen gelandet waren.

»Das ist ja RIESIG, wie winzig ihr seid. Ihr gewinnt beim Versteckspielen immer, oder?«

»Immer«, sagten Mortimer und die Ameise und der Käfer mit den Glückspunkten – und grinsten.

Wally lachte: »Ihr habt's gut. Ich werde immer gefunden.«

Da lachten auch die anderen Geier.

Und auch Kumomolo lachte, dass alle seine Blätter raschelten. Kumomolo konnte die winzigen Wesen nämlich ebenfalls sehen – dank der Zauberfeder. Und er fühlte jedes Trippeln von Mortimer oder der Ameise oder dem Käfer auf seinen Ästen. Es kitzelte so herrlich, dass gleich wieder seine Blätter raschelten.

Sie hatten eine prima Zeit oben auf dem größten und freundlichsten Baum der Welt. Kumomolo erzählte Mortimer und seinen Freunden von den Wolken, von den fernen Bergen und vom hohen Himmel. Das fanden sogar die Geier spannend. Und Mortimer erzählte vom Schwimmbad in der Nussschale, vom Waldboden mit bunten Blumen und von gefüllter Löcherkäsesuppe.

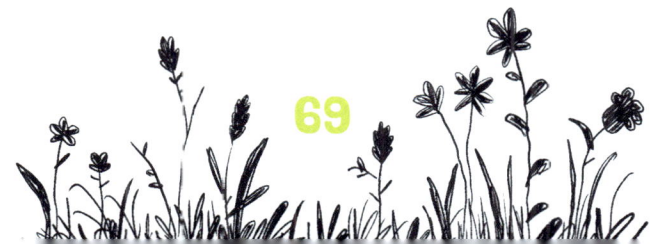

»Die würden wir auch gern mal probieren«, sagten die Geier.

Bald flogen Mortimer und seine Freunde wieder zurück. Aber von nun an besuchten sie Kumomolo und die Geier immer wieder. Und sie brachten immer neue Freunde mit. Einmal flog sogar Doktor Kauz mit und war ganz erstaunt über den tollen Zauber der Zauberfeder.

Und schon beim nächsten Besuch kam Mortimers Mutter mit. Wegen der Löcherkäsesuppe. Sie nahm ihren größten Kochtopf mit. Der war eigentlich viel zu klein für die Geier. Aber die Löcherkäsesuppe war so lecker, dass schon geringe Mengen zauberhaft satt machten – vielleicht sorgte die Zauberfeder ja auch dafür.

Mortimers Mutter hatte übrigens gar keine Angst vor dem Flug ins Hohe. Sie hatte ja ihren Fallschirm dabei ...

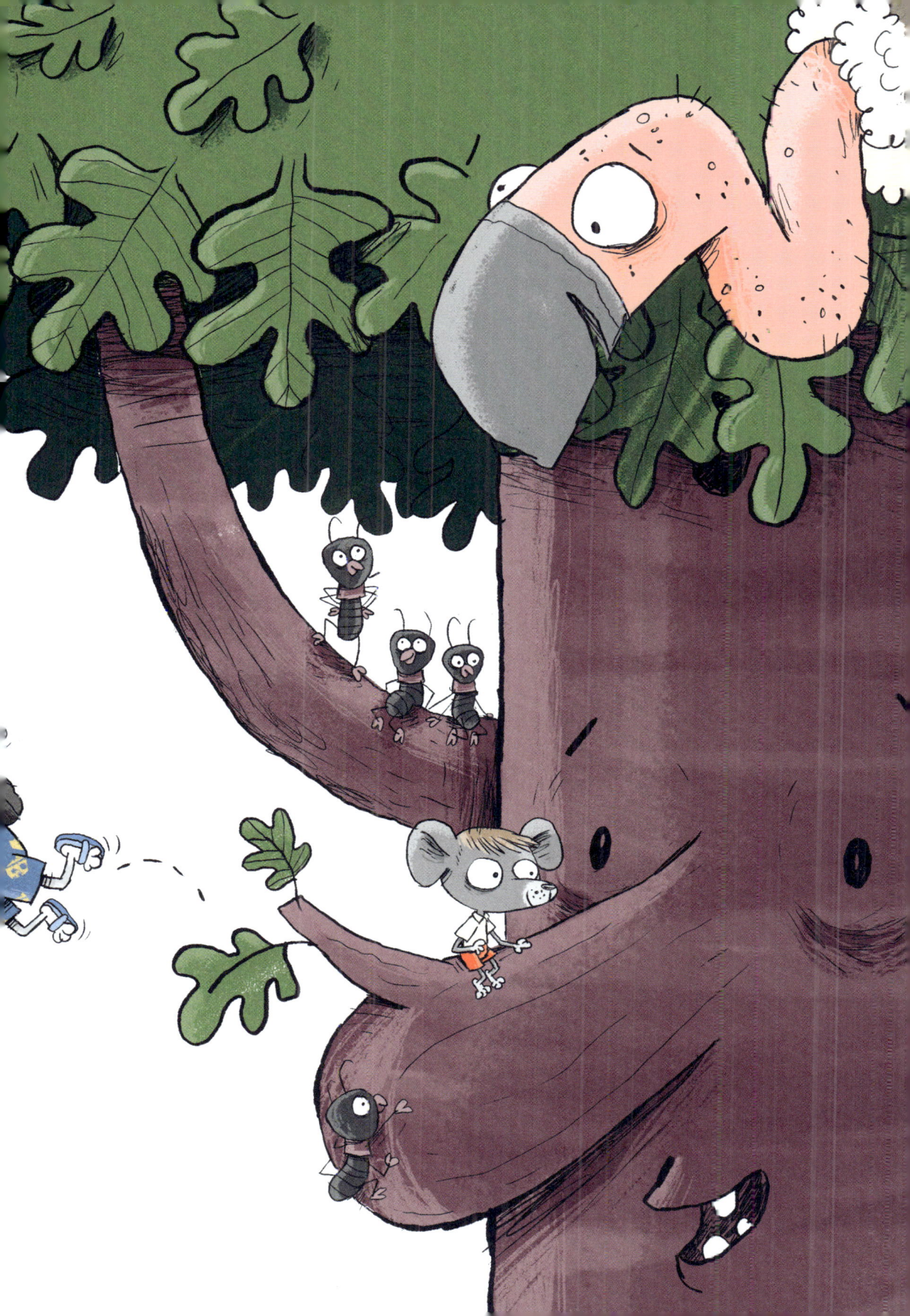

DAS STINKT DOCH ZUM HIMMEL!

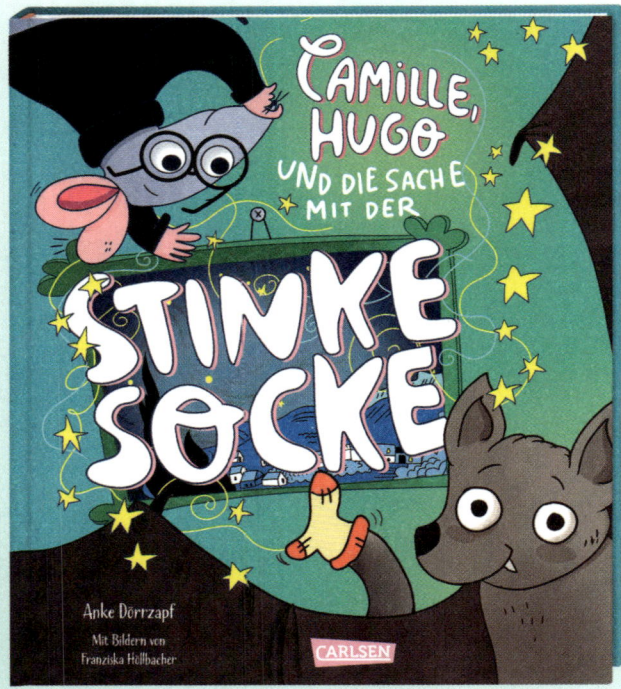

Anke Dörrzapf
Franziska Höllbacher
CAMILLE, HUGO UND DIE SACHE MIT DER STINKESOCKE
Hardcover
80 Seiten
ISBN 978-3-551-52201-6

RATTE CAMILLE WOHNT IM MUSEUM. Sie liebt Hornbrillen, schwarze Rollkragenpullis und Kunst! Im Gegensatz zu ihrem Mitbewohner, dem Flughund Hugo. Kunst ist ihm schnurz. Für Hugo sehen alle Bilder gleich aus. Bunt halt. Eines Nachts beobachten die ungleichen Tiere, wie zwei Menschen ein Gemälde stehlen! Zum Glück haben sie gute Augen, gute Nasen und gute Ideen. Die perfekte Kombination also, um den Diebstahl aufzuklären!

Ein tierisch-bunter Vorlesespaß mit coolen Bildern von Franziska Höllbacher

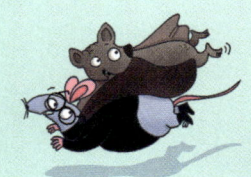

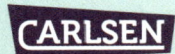

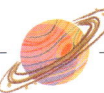

ELA HAT EINEN TRAUM!

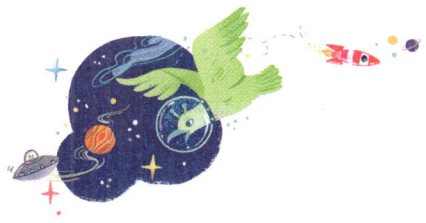

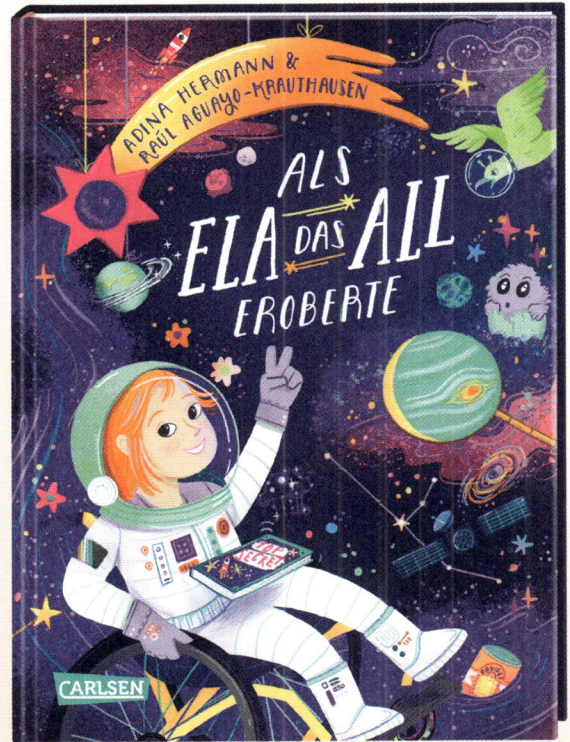

Raúl Krauthausen
Adina Hermann
Laura Rosendorfer
**ALS ELA DAS ALL
EROBERTE**
Hardcover
96 Seiten
ISBN 978-3-551-52246-7

**ELA IST FASZINIERT VON PLANETEN, STERNEN UND SCHWAR-
ZEN LÖCHERN.** Ihr Traum? Als Astronautin ins Weltall fliegen! Doch irgendwie glauben nicht alle, dass Ela das schaffen kann. Weil sie mit Rollstuhl lebt vielleicht? Pah, Ela wird es allen beweisen und gemeinsam mit ihrem besten Freund Ben macht sie einen super Plan. Außerdem ist da noch Onkel Micha, der Ela bestärkt und wirklich immer unterstützt.Doch irgendwann kommen Ela selbst Zweifel … Wird sie ihren Traum wohl verwirklichen?

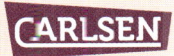

EIN HAUS, VIELE ERLEBNISSE
RISOTTOSTRASSE 7

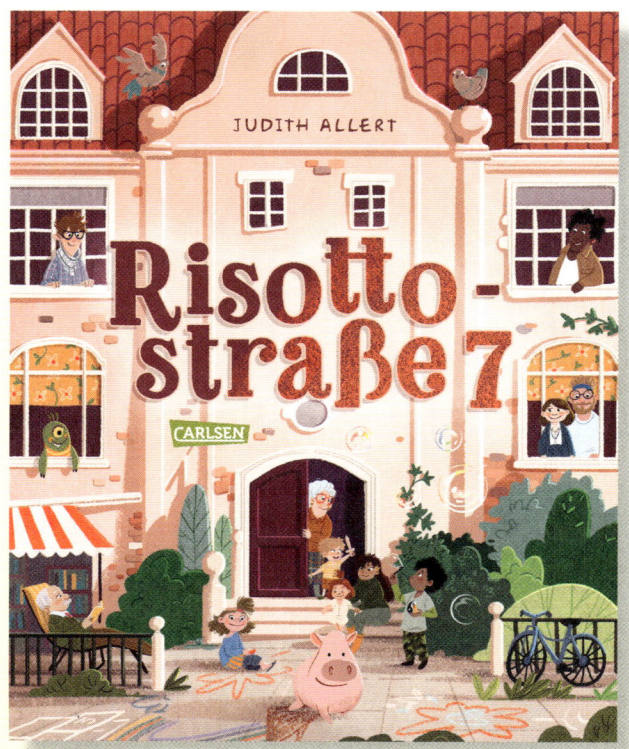

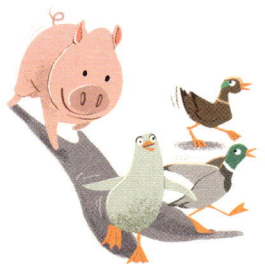

Judith Allert
Simona M. Ceccarelli
RISOTTOSTRASSE 7
Hardcover
128 Seiten
ISBN 978-3-551-52170-5

MILA, PELLE UND JONAS HABEN ES GUT: Sie wohnen im schönsten Zuhause überhaupt, im großen Haus in der Risottostraße 7! Am liebsten sind die drei Kinder unter sich, ab und zu dürfen aber auch die erwachsenen »Risottos« (so heißen alle, die dort wohnen) an ihren lustigen Ideen teilhaben. Manchmal haben nämlich auch die Großen gute Einfälle. Ob Frühling, Sommer, Herbst oder Winter, gemeinsam mit Minischwein Moppel erleben die »Risottos« die besten Alltagsabenteuer.

15 Vorlesegeschichten zum Wohlfühlen in allen Jahreszeiten

WWW.CARLSEN.DE

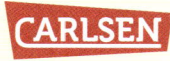

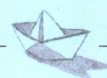

SEERÄUBERMÄDCHEN UND PRINZESSINNENJUNGE

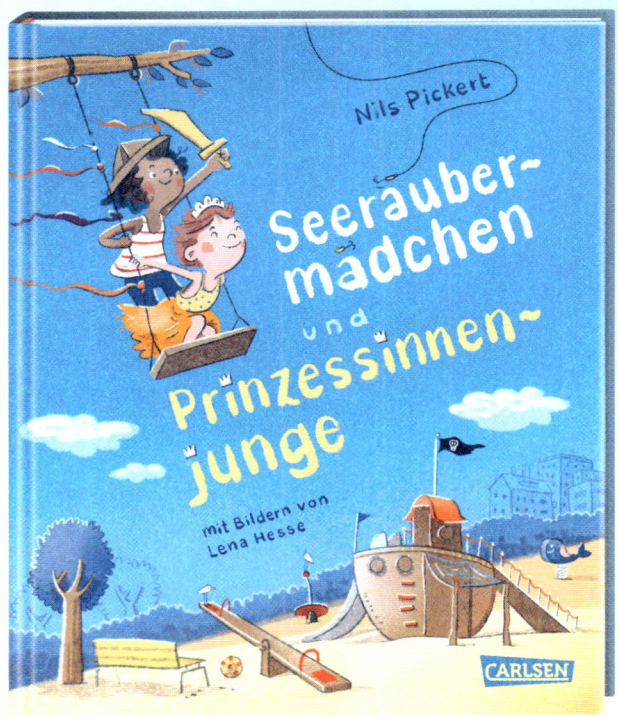

Nils Pickert, Lena Hesse
SEERÄUBERMÄDCHEN UND PRINZESSINNEN-JUNGE
Hardcover
72 Seiten
ISBN 978-3-551-52195-8

MARA IST EIN ECHTES SEERÄUBERMÄDCHEN! Sie hat drei Enterhaken, einen Hund namens Landratte und sie stürmt durch ihr Leben. Milo besitzt drei Krönchen, eine Puppe namens Lulu und er tanzt durch seinen Alltag. Er ist eben ein richtiger Prinzessinnenjunge! Und Milo und Mara sind einfach unzertrennlich: Mit Mara sticht Milo in See. Von Milo lernt Mara, dass manches besser wird, wenn es glitzert. Doch eines Tages fährt Mara mit ihrem Papa ans echte Meer, zum Urlaub machen. Eine schreckliche Vermissung drängt sich zwischen die Kinder und will einfach nicht mehr verschwinden. Finden Mara und Milo wieder zusammen?

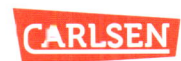

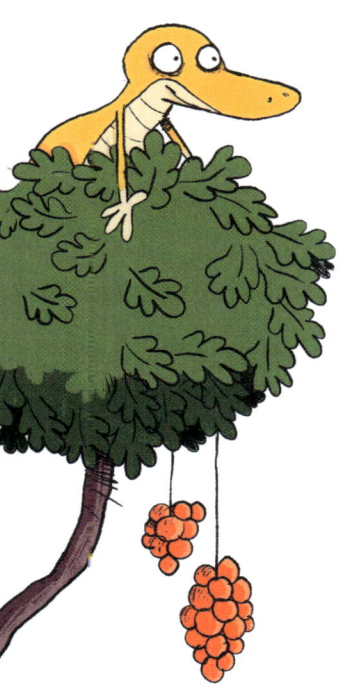

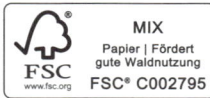

MIX
Papier | Fördert
gute Waldnutzung
FSC® C002795

Wir produzieren
nachhaltig
• Klimaneutrales Produkt
• Papiere aus nachhaltigen
  und kontrollierten Quellen
• Hergestellt in Europa

Kennst du schon den Carlsen-Newsletter? Einfach auf carlsen.de
anmelden und kostenlos tolle Lesetipps erhalten!

© 2024 Carlsen Verlag GmbH, Völckersstr. 14–20, 22765 Hamburg
Text: Thomas Krüger
Illustrationen: Nikolai Renger
Lektorat: Marlen Bialek
Produktionsmanagement: Derya Yildirim
ISBN 978-3-551-52211-5

Carlsen-Bücher gibt es überall im Buchhandel
und unter www.carlsen.de

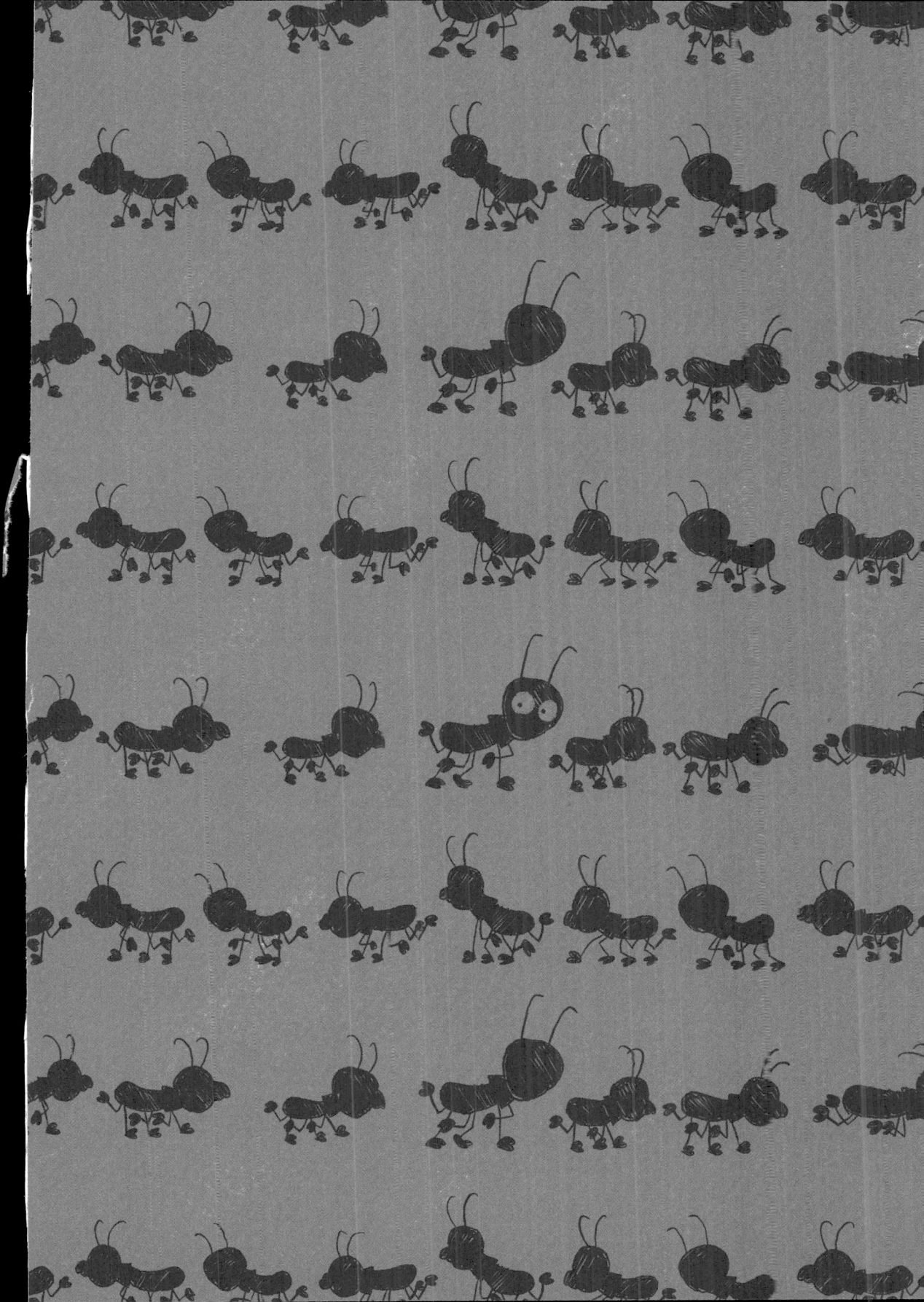

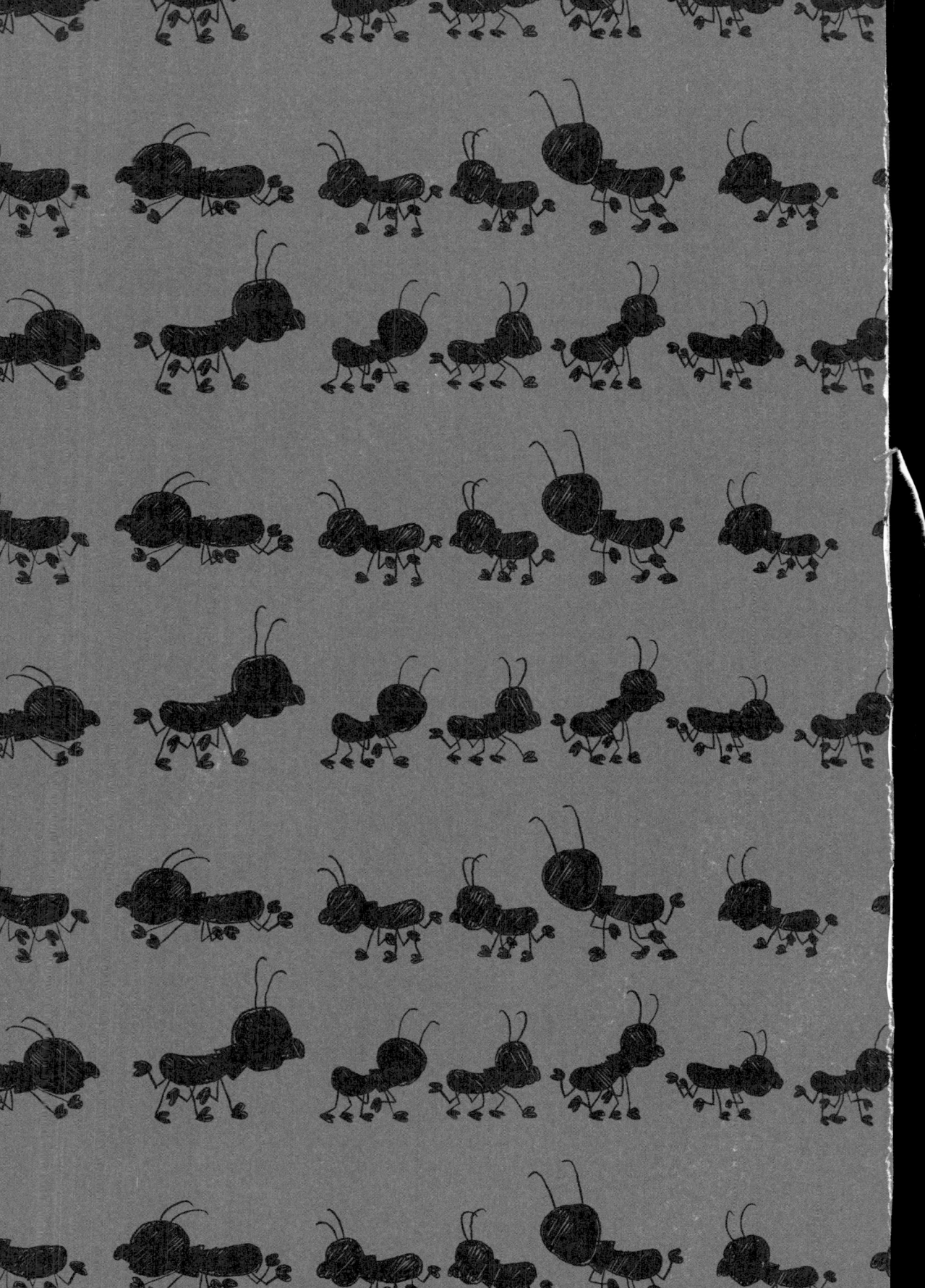

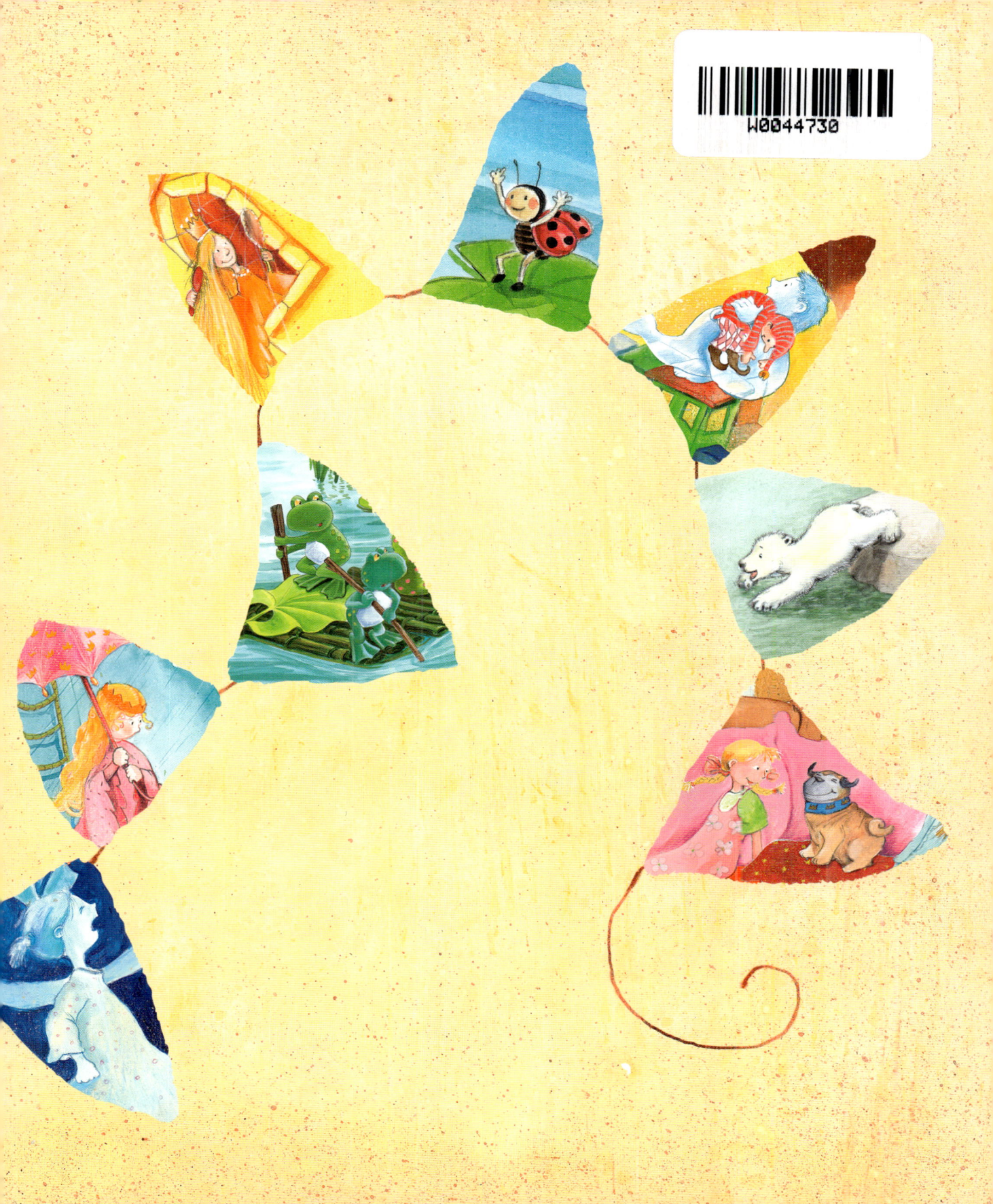

Weitere Sammelbände mit „33 Drei-Minuten-Geschichten":

33 neue Drei-Minuten-Geschichten
ISBN 978-3-480-23070-9

33 Drei-Minuten-Geschichten zur Guten Nacht
ISBN 978-3-480-23099-0

Umschlagillustration: Sven Leberer
Einbandtypografie: Christine Sassie
Innentypografie: Andrea Ostermair

Reproduktion: Schwabenrepro GmbH, Stuttgart
Druck und Bindung: Livonia Print, Riga, Lettland

© 2016 Esslinger
in der Thienemann-Esslinger Verlag GmbH
Blumenstraße 36, 70182 Stuttgart
www.thienemann-esslinger.de
Alle Rechte vorbehalten
Printed in Latvia
ISBN 978-3-480-23267-3

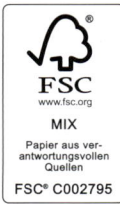

FSC
www.fsc.org
MIX
Papier aus ver-
antwortungsvollen
Quellen
FSC® C002795

33 Drei-Minuten-Geschichten

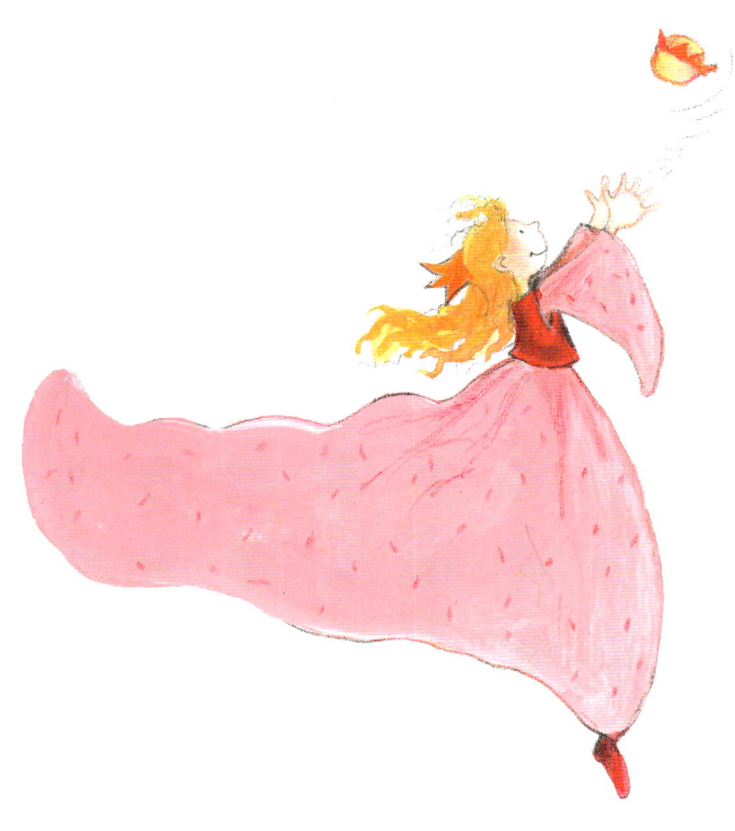

ess!inger

Inhaltsverzeichnis

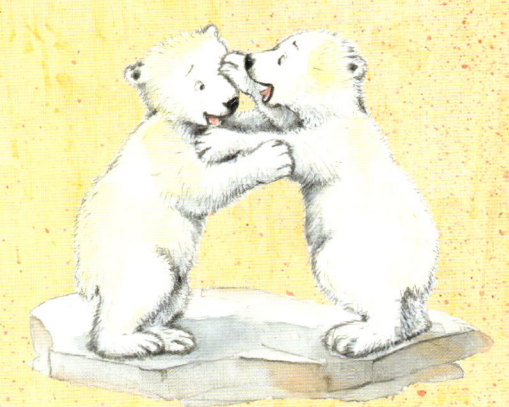

Prinz Mopsi

Isa und Lili sind bei Tante Anna zu Besuch. Doch sie langweilen sich.
Die Erwachsenen sitzen bloß rum und quatschen. Und der Hund Mopsi
liegt im Körbchen und schnarcht.

Die Mädchen dürfen im Schlafzimmer spielen, aber da ist gar kein
Spielzeug.

„Was sollen wir denn jetzt machen?", mault Lili.

„Ist das schön!" Isa hat ein tolles, rosa Nachthemd entdeckt. Und
schwupps – hat sie es übergezogen. „Komm, wir spielen Prinzessin!"
Sie stolziert im Nachthemd durchs Zimmer und tut ganz vornehm.

„Und ich?", beschwert sich Lili. „Ich will auch eine Prinzessin sein!"
Hinter der Tür hängt ein Bademantel. Lili zieht ihn an, und dann ist auch
sie eine schöne Prinzessin. Sie setzt sich aufs Bett, schiebt die
Bettdecke zurecht und türmt Kissen aufeinander: „Das ist unser
Schloss. Und da unten ist der Wassergraben." Sie zeigt auf den Boden
vor dem Bett. Aber dann fällt ihr etwas ein. „Wir brauchen dringend
einen Prinzen. Ohne Prinz ist es blöd!"

In dem Moment kratzt es an der Zimmertür. Mopsi kommt rein.

„Prinz Mopsi!", jubeln die Prinzessinnen.

Mopsi wedelt mit dem Ringelschwänzchen und läuft zu ihnen.

„Achtung, der Wassergraben!" Lili hilft ihm schnell hoch.

Jetzt ist der Prinz im Schloss. Begeistert stupst er Lili mit der Nase an.

„Er kann supergut küssen", schwärmt sie und kichert vergnügt.

„Das ist ein toller Prinz!", findet auch Isa.

Sie spielen den ganzen Nachmittag zusammen. Viel zu schnell ist die Zeit um, und Isa und Lili müssen nach Hause.

Aber am nächsten Sonntag geht's wieder zu Tante Anna.

Und zu Prinz Mopsi.

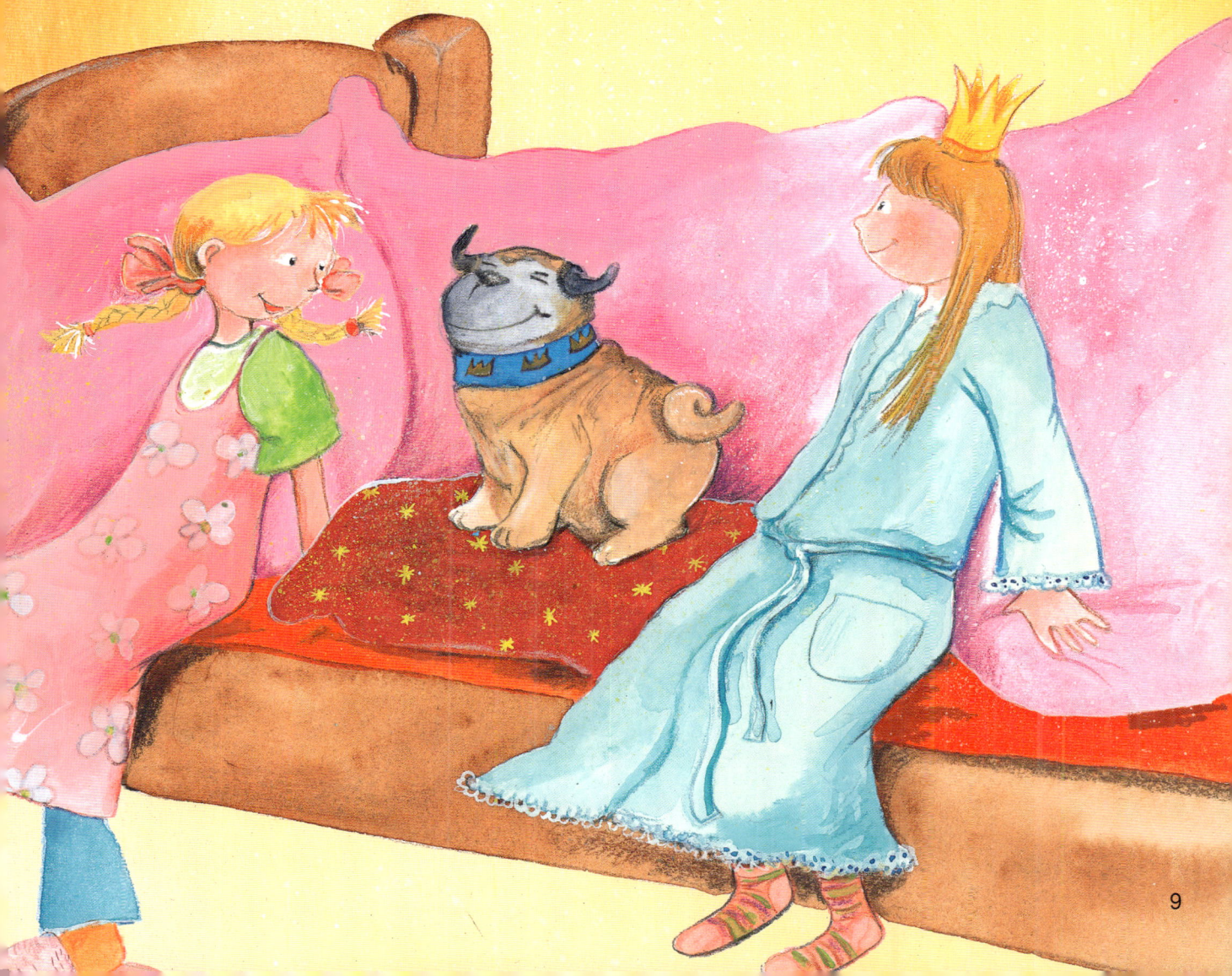

Der nette Elefant Kibo

„Mama, bekomme ich eine Kugel Eis?", fragt
der kleine Benni vor dem Eisstand im Zoo.
„Du hast doch heute schon ein Eis gehabt",
erinnert ihn seine Mama.
„Nur eine kleine Schokokugel", jammert
Benni.
„Schau doch mal, da sind die großen
Elefanten", versucht Mama Benni
abzulenken. „Der Kleine hier guckt schon
die ganze Zeit zu dir herüber."
Und wirklich – ein junger Elefant streckt
neugierig seinen langen Rüssel über den
Graben. Der Eisverkäufer hält dem
Elefanten eine Waffel mit Schokoladeneis hin.
Benni lacht und geht vorsichtig auf das
Tier zu.

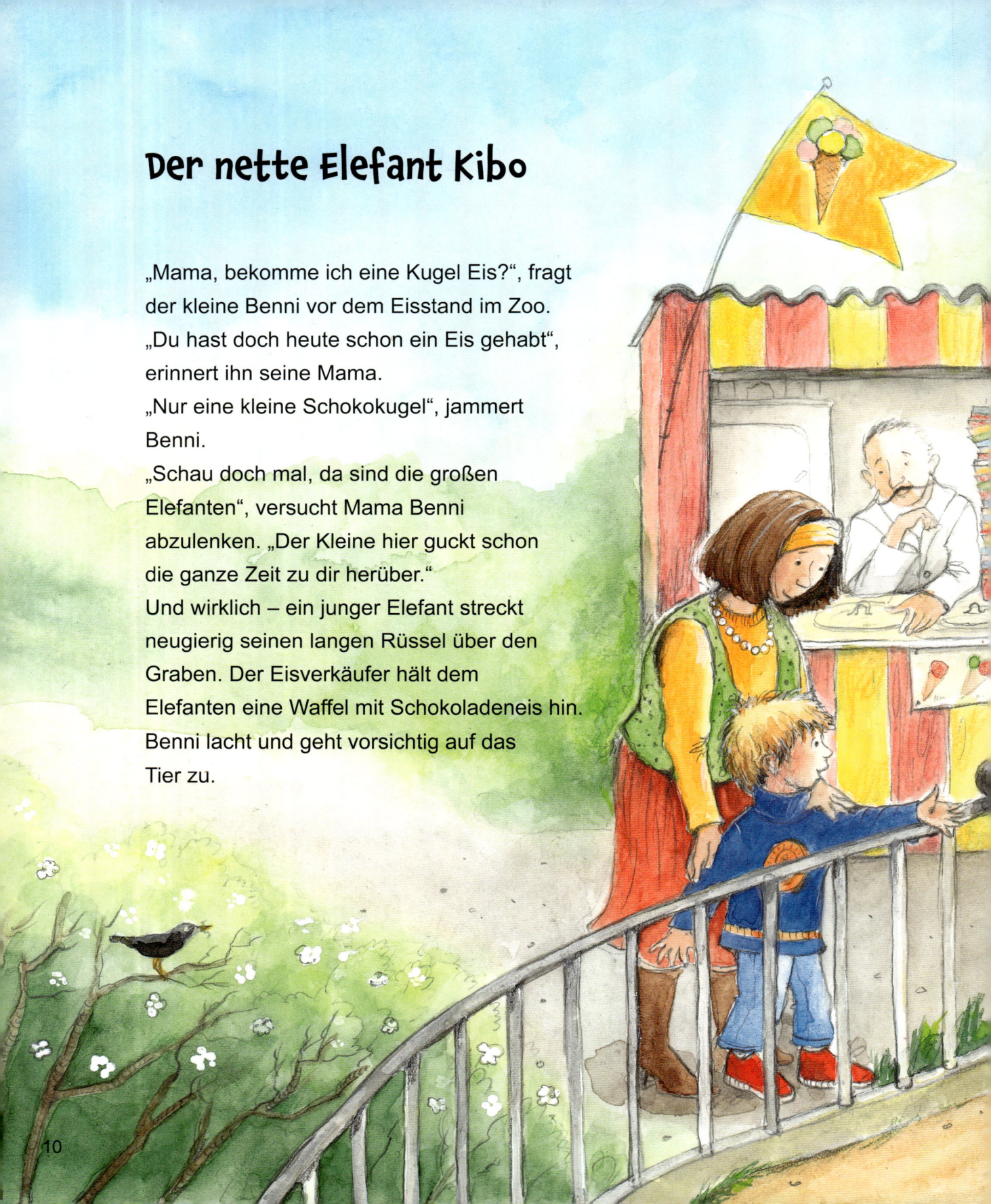

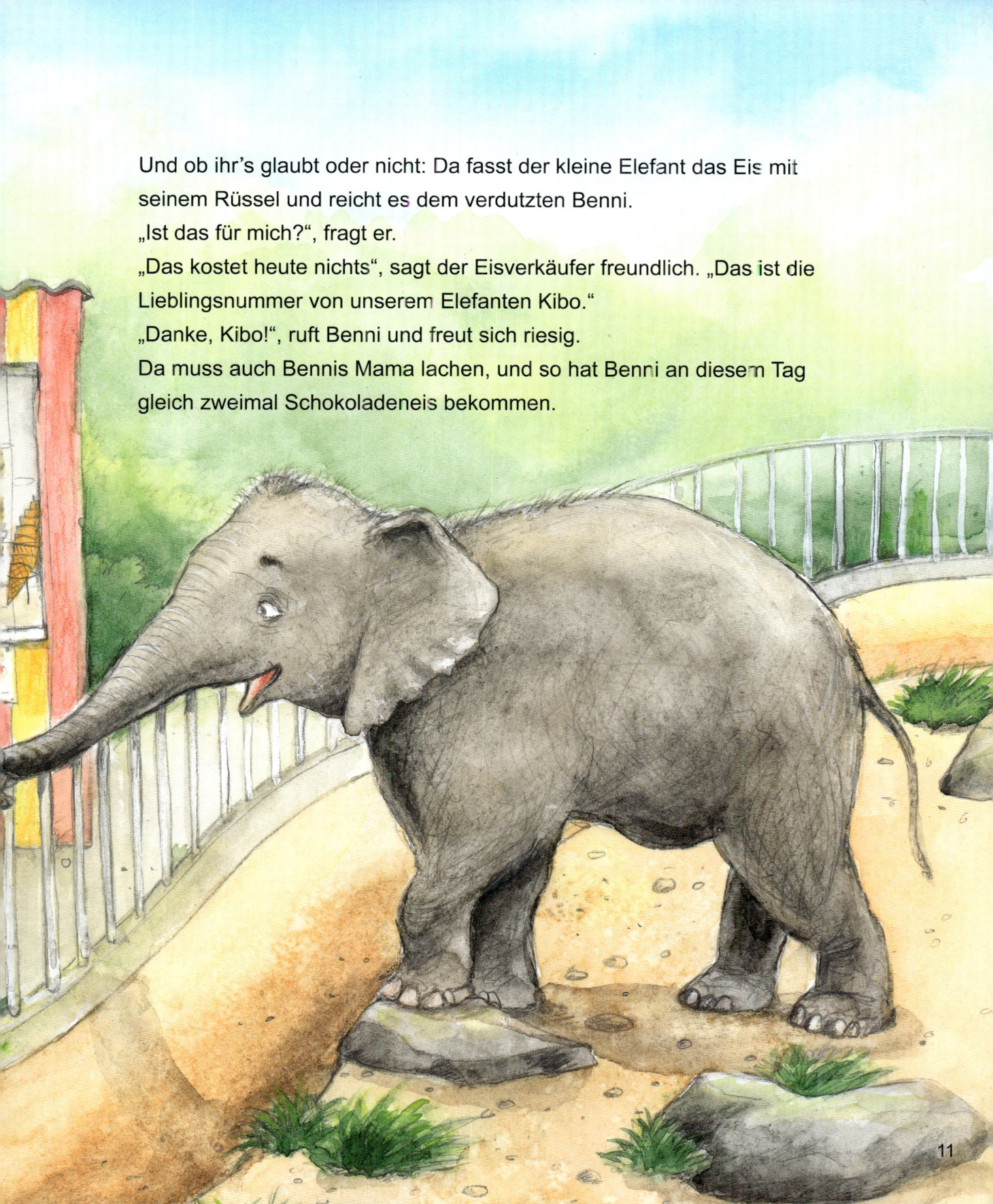

Und ob ihr's glaubt oder nicht: Da fasst der kleine Elefant das Eis mit seinem Rüssel und reicht es dem verdutzten Benni.

„Ist das für mich?", fragt er.

„Das kostet heute nichts", sagt der Eisverkäufer freundlich. „Das ist die Lieblingsnummer von unserem Elefanten Kibo."

„Danke, Kibo!", ruft Benni und freut sich riesig.

Da muss auch Bennis Mama lachen, und so hat Benni an diesem Tag gleich zweimal Schokoladeneis bekommen.

11

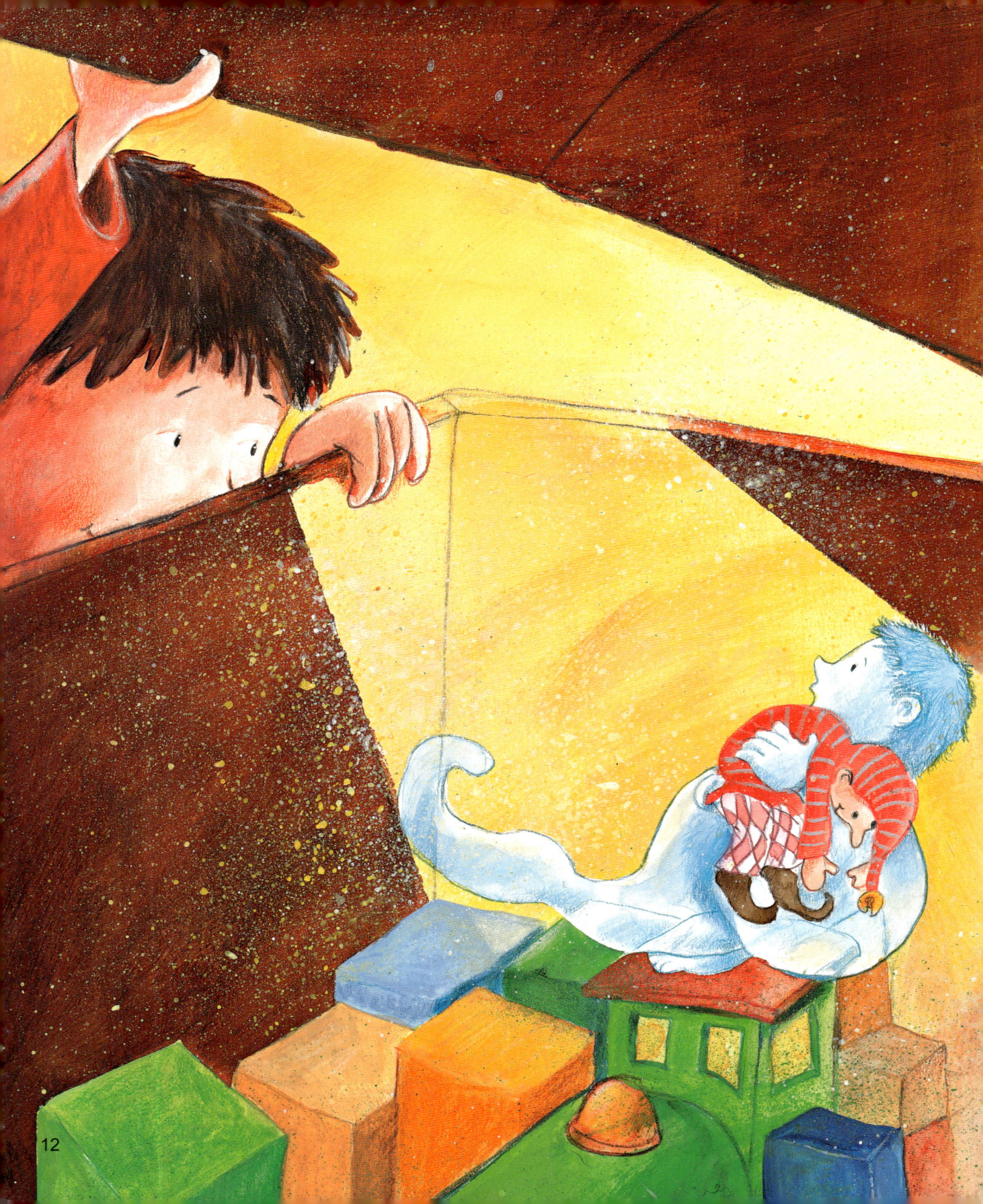

12

Auch Gespenster spielen gern

Zum Geburtstag hat Timmi eine Spielzeugeisenbahn bekommen.

Er bewahrt sie in der alten Truhe in seinem Kinderzimmer auf.

Als er den großen Deckel aufmacht, sieht er etwas in der Ecke hocken:

ein kleines Gespenst! Es sieht richtig niedlich aus, ganz anders, als

Timmi sich Gespenster vorgestellt hat. In der Hand hält es

Timmis Lieblingspuppe.

„Was machst du denn da?", fragt Timmi.

„Ich wollte auch mal mit deinen Spielsachen spielen. Gespenster

haben so etwas nicht, weißt du?", antwortet das Gespenst kleinlaut.

„Und was machen Gespenster den ganzen Tag?", will Timmi wissen.

„Die spuken bloß", sagt das Gespenst.

„Was ist das denn?", fragt Timmi neugierig.

„Das weiß ich eigentlich auch nicht so genau", gibt das kleine

Gespenst zu. „Ich glaube, so ein bisschen ‚buh' sagen und andere

erschrecken und nachts wach sein."

Das Gespenst gähnt.

„Oh je, ich bin ganz müde! Ich müsste schon längst schlafen, es ist

ja schon Tag."

Das Gespenst legt die Puppe zurück in die Truhe und krabbelt heraus.

„Kommst du mich mal wieder besuchen?", fragt Timmi schnell.

„Ja gerne, wenn ich dann wieder ein bisschen mit deinen Sachen

spielen darf", antwortet das Gespenst.

„Und dann zeigst du mir, wie man herumspukt, ja?", fragt Timmi.

Aber da ist das Gespenst auch schon davongeschwebt.

Känguruüberraschung

Das kleine Känguru Conny fühlt sich in Mamas Beutel känguruwohl. Wenn es sich ein bisschen hochreckt, kann es von Weitem den großen roten Felsenberg sehen. Und davor liegt die weite weiße Steppe.

Da spielen schon ein paar andere Kängurukinder im Sand. Zwei Kinder buddeln einen Graben und bauen einen Burgwall mit einem Turm drauf.

Aber nun ist Guru, das klügste Kängurukind, verschwunden. Es ist in die große Tasche der alten Kängurugroßmutter gehüpft. Es dauert lange, bis es wieder herauskommt. Wenn es wieder da ist, kennt es ganz viele neue Lieder und Rätsel und Spiele und Geschichten.

Die anderen Kängurukinder kommen aus ihren Sandburgen herausgelaufen. Sie setzen sich im Kreis zusammen und singen und lachen.

„Was macht Guru wohl immer so lange in der Tasche von der alten Großmutter?", fragt Conny seine Mama.

„Jetzt bist du noch zu klein, aber wenn die Steppe zweimal grün geworden ist, dann hüpfst du auch mal hinein in die große Tasche. Da gibt es tolle Känguru-Bücher. Und eines Tages kannst du den anderen alle Geschichten erzählen."

Oh – darauf freut sich Conny ganz besonders. Und wenn ein neues Kängurukind geboren ist, rufen die anderen ihm zu:

„Beeil dich, dass du aus Mamas Beutel hüpfen kannst. Die Oma hat eine tolle Überraschung für dich!"

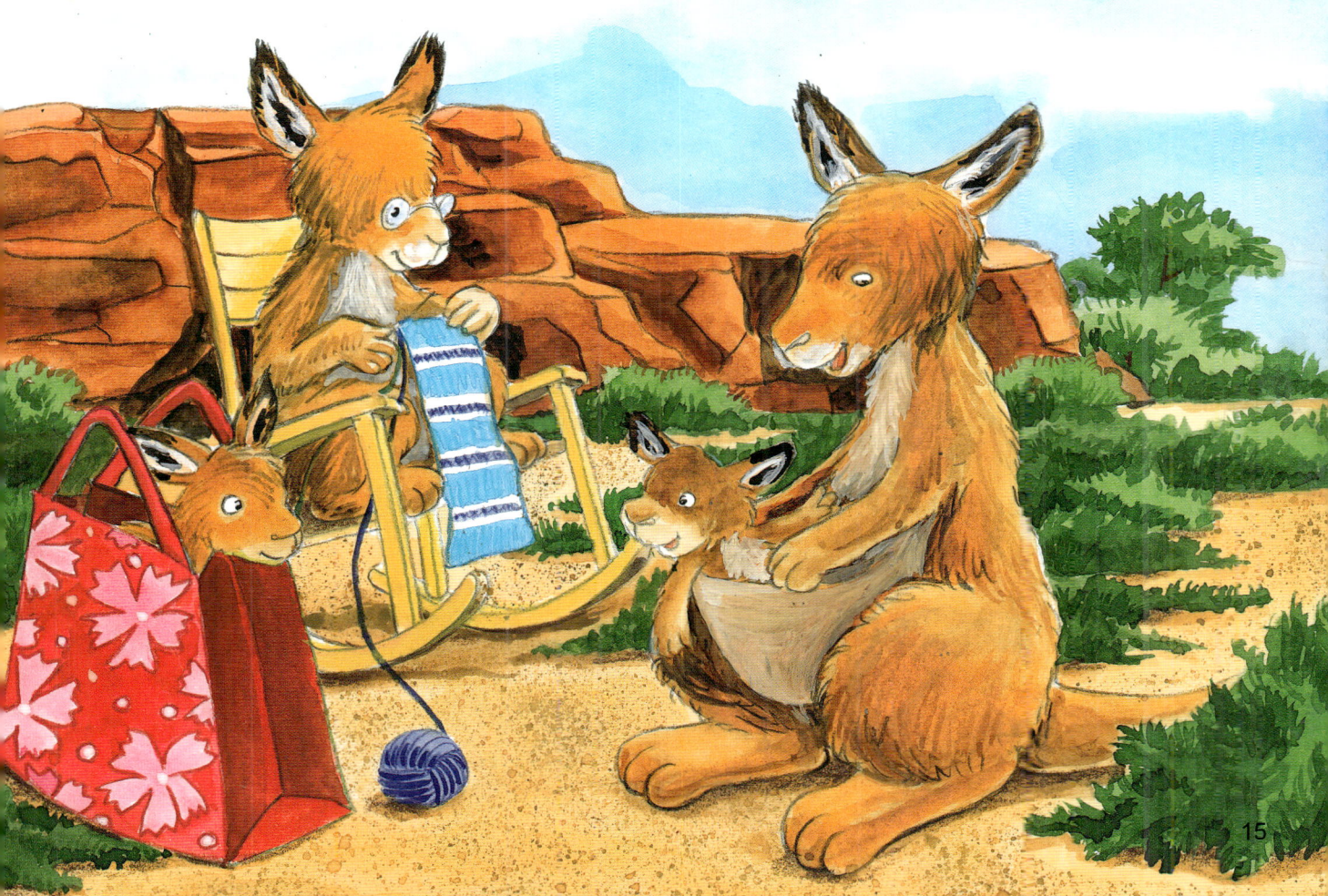

Rosis Drache

An einem Regentag steht Prinzessin Rosi auf ihrem Balkon. Was soll ich bei dem Wetter bloß machen, denkt sie. Da hört sie ein leises Weinen. Es kommt aus dem Busch direkt unter dem Balkon.

Rosi hangelt sich an ihrer Strickleiter hinunter. Diesen Weg benutzt sie öfter, denn so muss sie nicht durchs ganze Schloss.

Im Busch sitzt ein kleiner Drache. Dicke Tränen kullern ihm über die grünen Backen.

„Was hast du denn?", fragt Rosi.

„Buhu", heult der Kleine. „Mama hat mich aus der Höhle gescheucht. Ich soll mich endlich wie ein richtiger Drache benehmen. Ich soll Feuerspucken und Menschen erschrecken."

„Ach so", sagt Rosi und nimmt den Drachen auf den Arm. Er kuschelt sich an sie und hört auf zu weinen. „Sollen wir in meinem Zimmer spielen?", fragt die Prinzessin. „Wenn der Regen vorbei ist, bringe ich dich wieder in den Garten."

Der Drache nickt begeistert, und Rosi klettert mit ihm hoch. Kaum hat sie ihn auf dem Boden abgesetzt, ist er mit einem Satz im Bett.

„Hier ist es schön", seufzt er glücklich. „Hier möchte ich bleiben!"

„Von mir aus gern", antwortet Rosi.

In diesem Moment kommt Mama herein. Der kleine Drache erstarrt vor Schreck.

„Igitt", sagt Mama. „Was hat Papa dir denn da wieder für ein scheußliches Stofftier gekauft."

„Das ist mein neuer Kuscheldrache! Du hast gesagt, solange Papa mir keinen richtigen Drachen mitbringt, darf er mir schenken, was er will!"

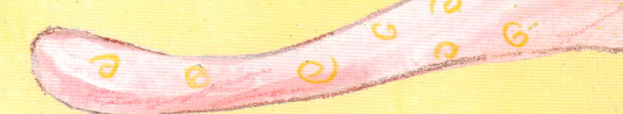

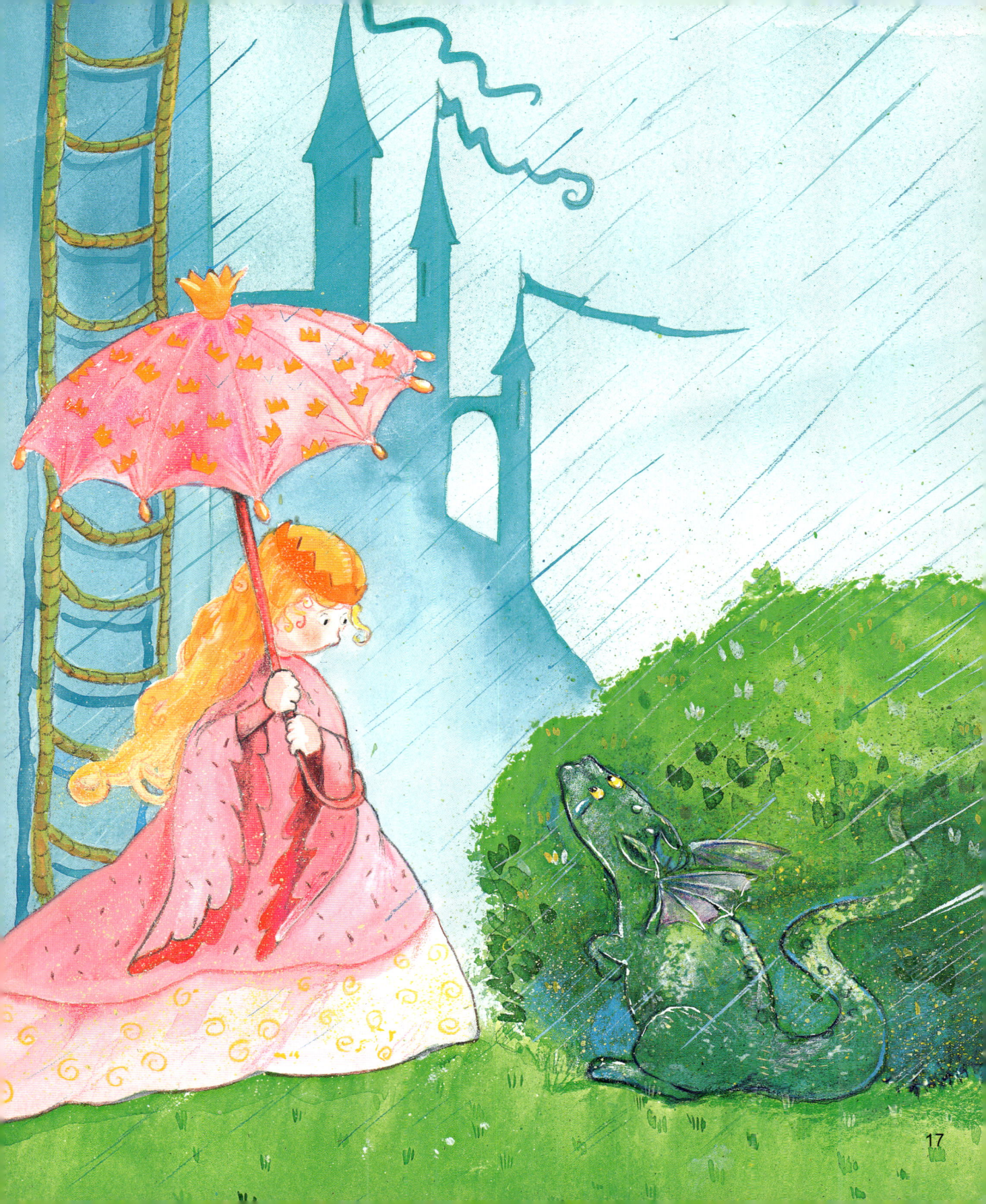

Pinguin Max – ganz groß

Heute Nachmittag ist im Zoo eine große Vorführung. Jedes Tier hat ein besonderes Kunststück eingeübt. Nur Max, das Pinguinkind, ist noch etwas zu klein dafür. „Nächstes Jahr kannst du bestimmt auch bei uns mitschwimmen", trösten ihn die anderen Pinguine.
Schon kommen die ersten Kinder in den Zoo, um die Vorführung anzuschauen. Das Wasserspritzen der Elefanten finden alle Kinder sehr lustig. Beim lauten Brüllen des Löwen rücken sie dann doch ein bisschen näher an ihre Mütter heran.
Und dann warten alle gespannt auf die Aufführung der Pinguine.

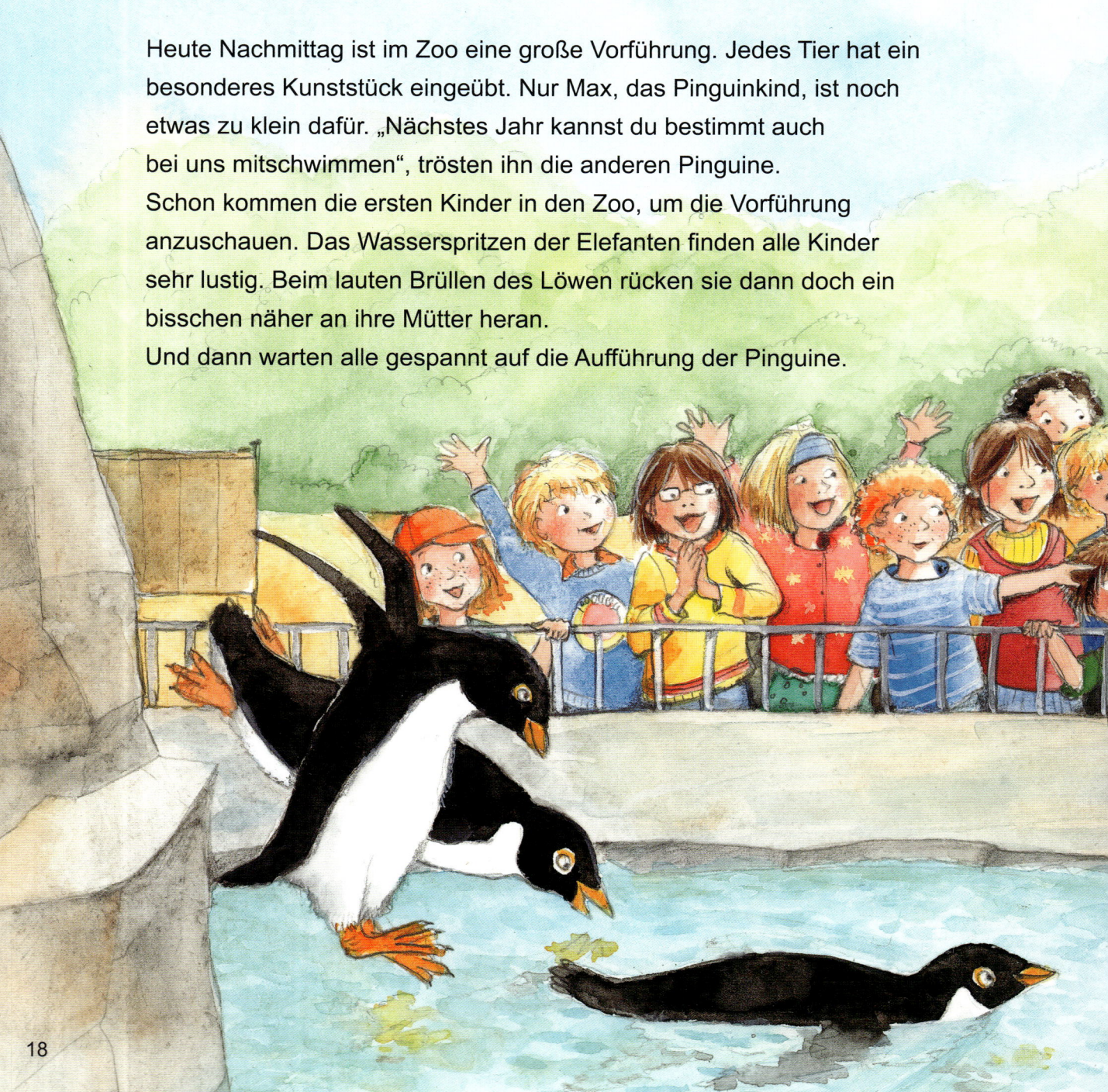

Als der Zoodirektor in die Hände klatscht, springen alle Pinguine
ins Becken und schwimmen los. Nur der kleine Pinguin Max nicht.
Aber schaut nur – was macht er denn da? Max hat Anlauf genommen und
rutscht jetzt mit seinem Bauch auf dem Eis entlang des Wasserbeckens.
Die Kinder klatschen vor Begeisterung. Sie schauen nur auf Max.
Zur Überraschung aller kommt der kleine Pinguin als Erster ans Ziel.
„Du bist der Gewinner!", rufen die Kinder.
Auch die großen Pinguine klatschen Beifall. So hat der kleine Max doch noch
seinen großen Auftritt gehabt!

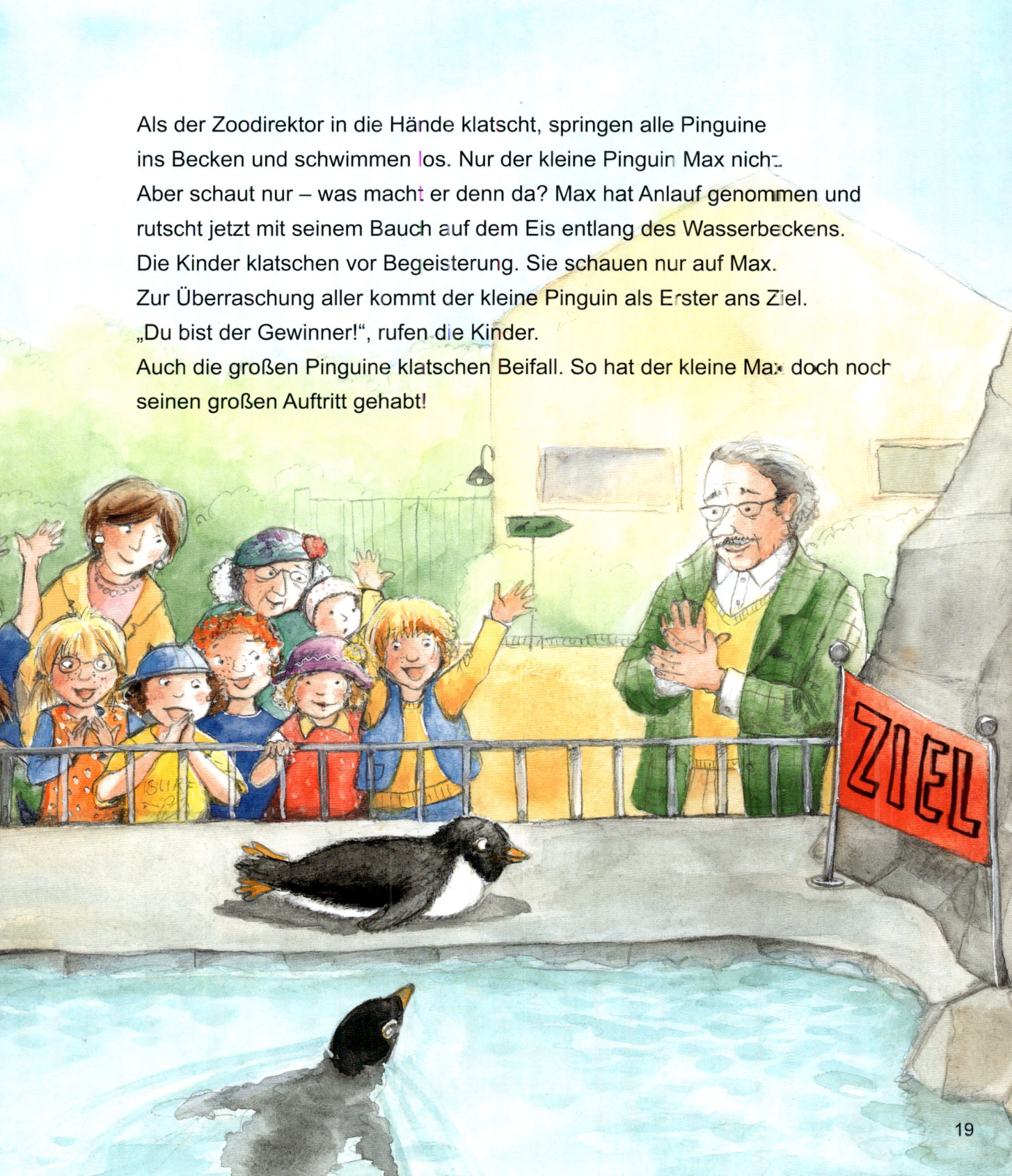

19

Gespensterunterricht

„Nun versuch's doch noch einmal", sagt die Gespenstermama geduldig. „Das Durchsichtigwerden ist gar nicht so schwer. Du musst einfach ‚Hui Bui Buff' sagen und schon sieht man dich nicht mehr."

„Das sagst du so einfach", heult das Gespensterkind. „Ich finde das gespenstisch schwer."

„Hui, pfui, bluff", sagt es leise.

Die Gespenstermama lacht. „Jetzt bist du ja ganz grün und nicht durchsichtig, mein Kleines. Komm, probier's noch ein letztes Mal. ‚Hui Bui Buff' musst du sagen und zwar laut und deutlich."

Das Gespensterkind schwebt trotzig hinter einen Baum und murmelt den Spruch wieder und wieder vor sich hin.

Die Gespenstermama wartet lächelnd.

Plötzlich ruft sie: „Au! Wer war das?"

„Ich!", kichert jemand hinter ihr.

Die Gespenstermama dreht sich um, aber es ist niemand zu sehen. „Juhu, du hast es geschafft!", jubelt sie und küsst ihr Gespensterkind. Wohin, weiß sie selbst nicht so genau, weil es ja gerade unsichtbar ist.

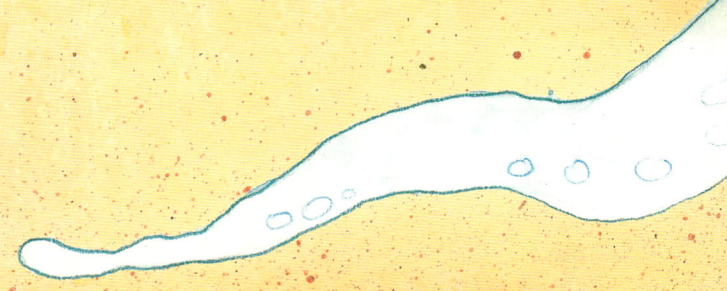

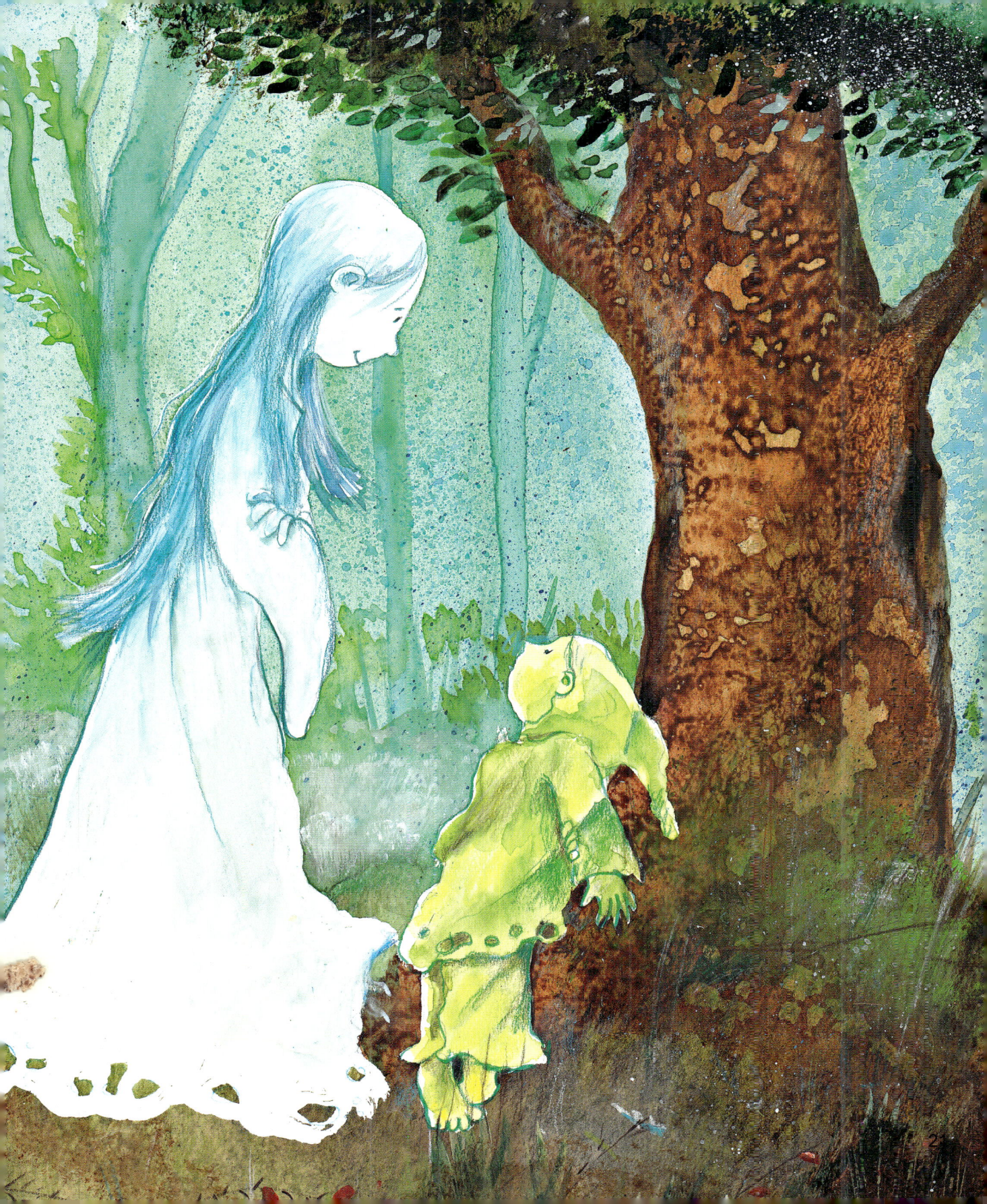

Sommerkonzert am See

Es ist an einem warmen Sommerabend. Gerade geht der Mond auf. „Na, ich warte schon auf euer Sommerkonzert auf dem Bootssteg!", brummelt er.

Da springen die Grillen und Heupferde herab und stimmen ihre Geigen. Die Bienen summen, und die Hummeln brummeln ihren Bass dazu. Die Mäuse piepen, und die Mücken singen, so hoch wie sie können.

Wenn die Eule in der Dunkelheit heranschwirrt, wird es ganz still am See. Nicht mal die Frösche quaken mehr.

Die Eule hebt den Taktstock, und dann fängt eine wunderbare Nachtmusik an.

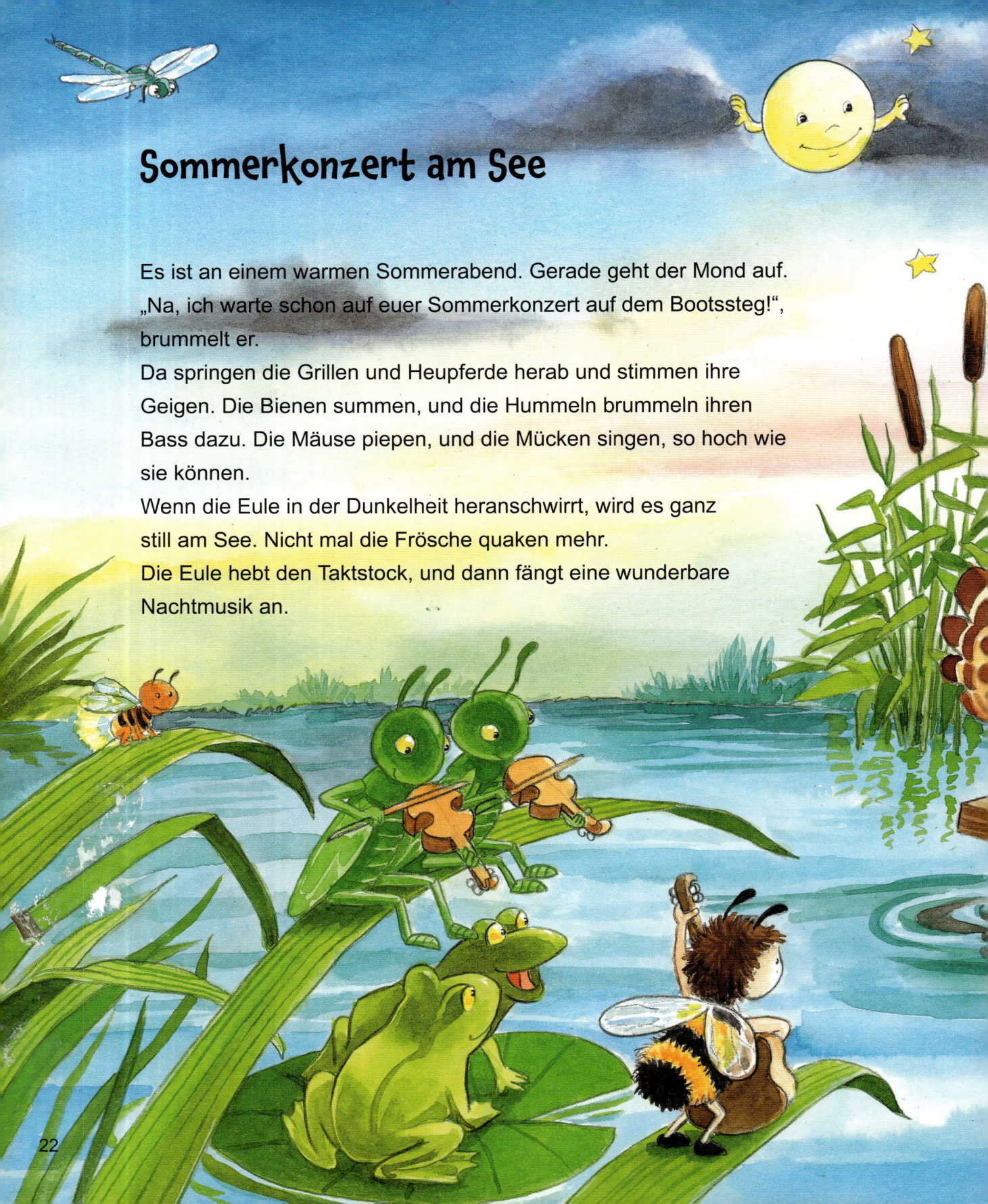

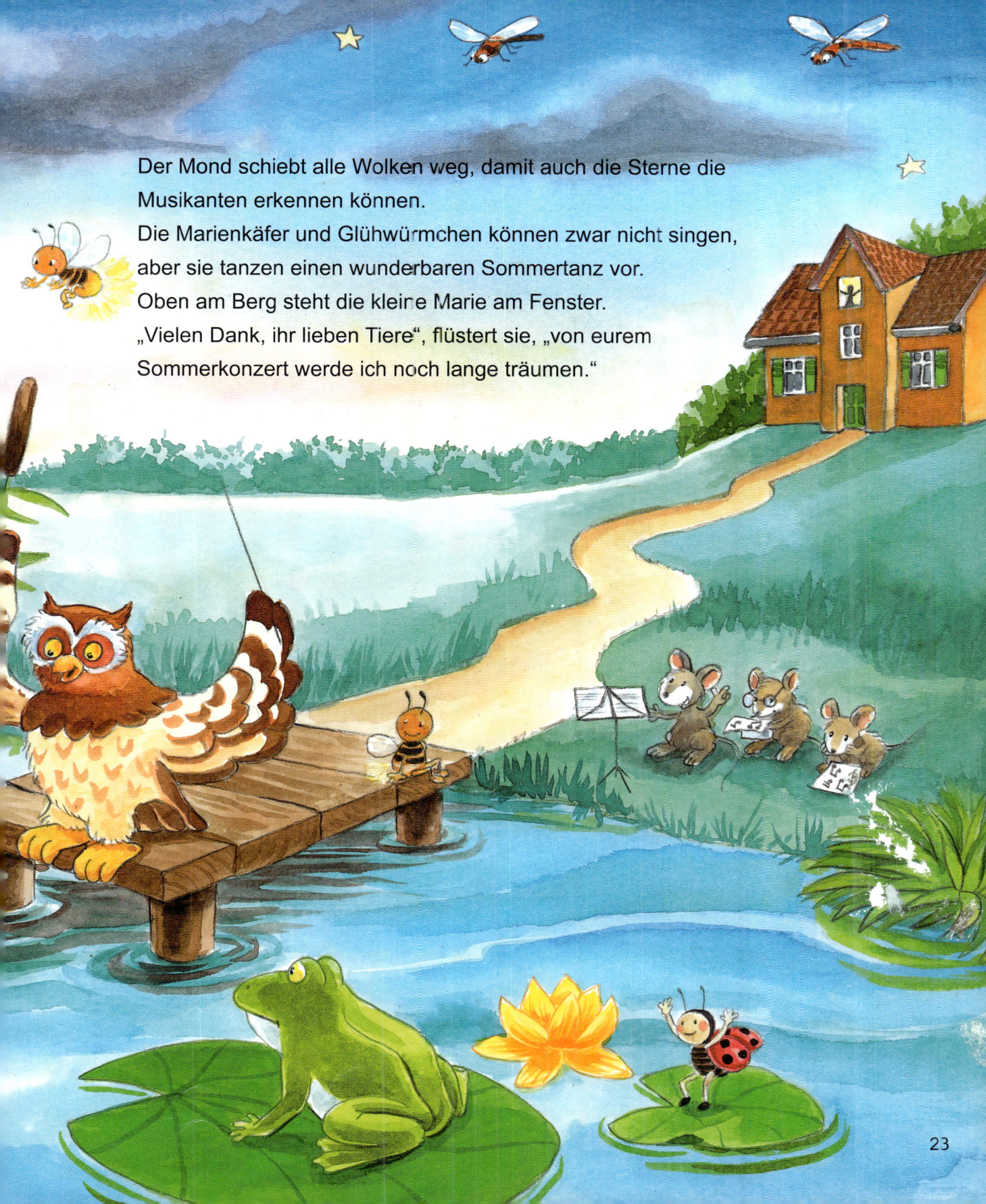

Der Mond schiebt alle Wolken weg, damit auch die Sterne die Musikanten erkennen können.

Die Marienkäfer und Glühwürmchen können zwar nicht singen, aber sie tanzen einen wunderbaren Sommertanz vor.

Oben am Berg steht die kleine Marie am Fenster.

„Vielen Dank, ihr lieben Tiere", flüstert sie, „von eurem Sommerkonzert werde ich noch lange träumen."

23

Prinz und Prinzessin streiten sich

„Ich bin viel vornehmer als du!" Prinzessin Isabel tunkt ihren Löffel langsam in die Suppe ein. Dabei hält sie ihren kleinen Finger etwas weggestreckt.

„Stimmt gar nicht!", beschwert sich ihr Bruder Marco und tupft sich den Mund mit der Serviette ab.

Isabel stellt unter dem Tisch beide Füße ordentlich nebeneinander.

Marco streicht die Tischdecke glatt. Isabel nippt am Wasserglas.

Marco faltet die Serviette schön zusammen.

Plötzlich muss Isabel niesen. So laut, dass Marco fast die Ohren abfallen.

Isabel putzt sich die Nase am Ärmel ab. Marco grinst und löffelt weiter.

Da niest Isabel ein zweites Mal. Vor Schreck fällt Marco der Löffel in die Suppe.

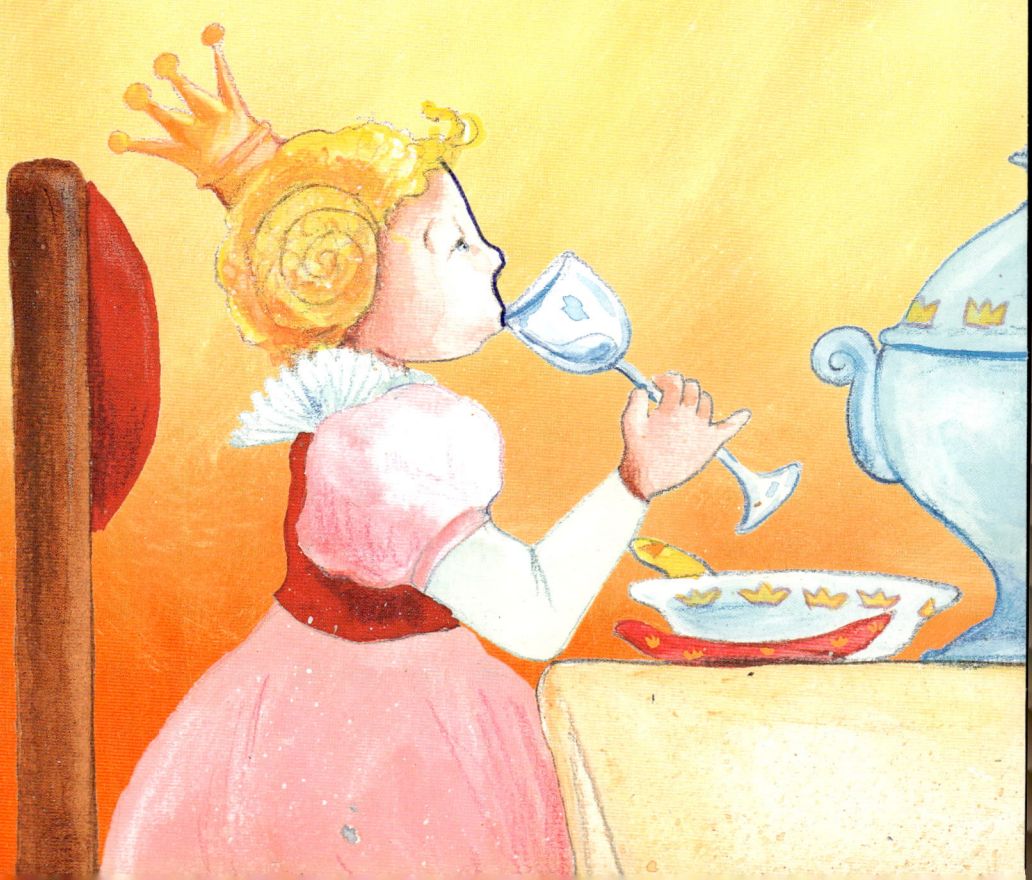

Die Suppe spritzt quer über den Tisch. Isabel kichert los.

„Du bist schuld!", meckert Marco und wischt die Finger an der

Tischdecke sauber.

Als Mama hereinkommt, sitzen beide wieder still und kerzengerade da.

„Was ist denn mit euch los?", fragt Mama.

„Wir sind vornehm!", antwortet Isabel.

„Oh", sagt Mama überrascht. „Wollt ihr trotzdem Schokopudding?

Ihr müsst nur alles wieder saubermachen!"

„Klar!" Isabel schiebt quietschend ihren Stuhl zurück.

Marco pfeffert die Serviette in die Schublade.

Mama schmunzelt. Und die beiden löffeln ihren Pudding, so schnell

sie können.

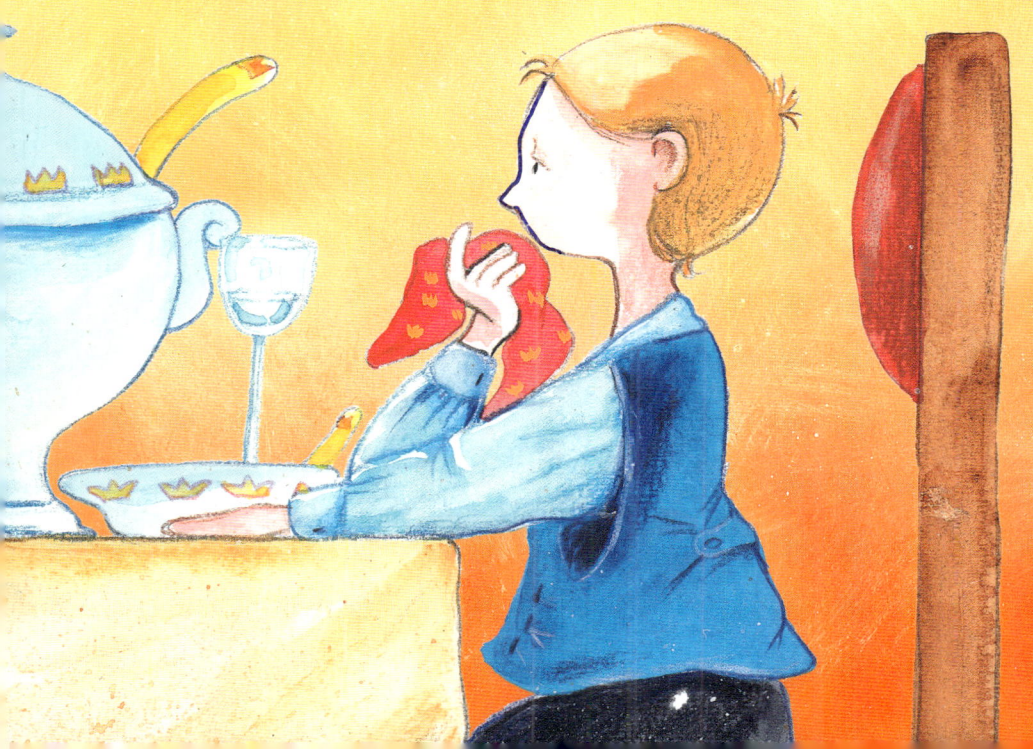

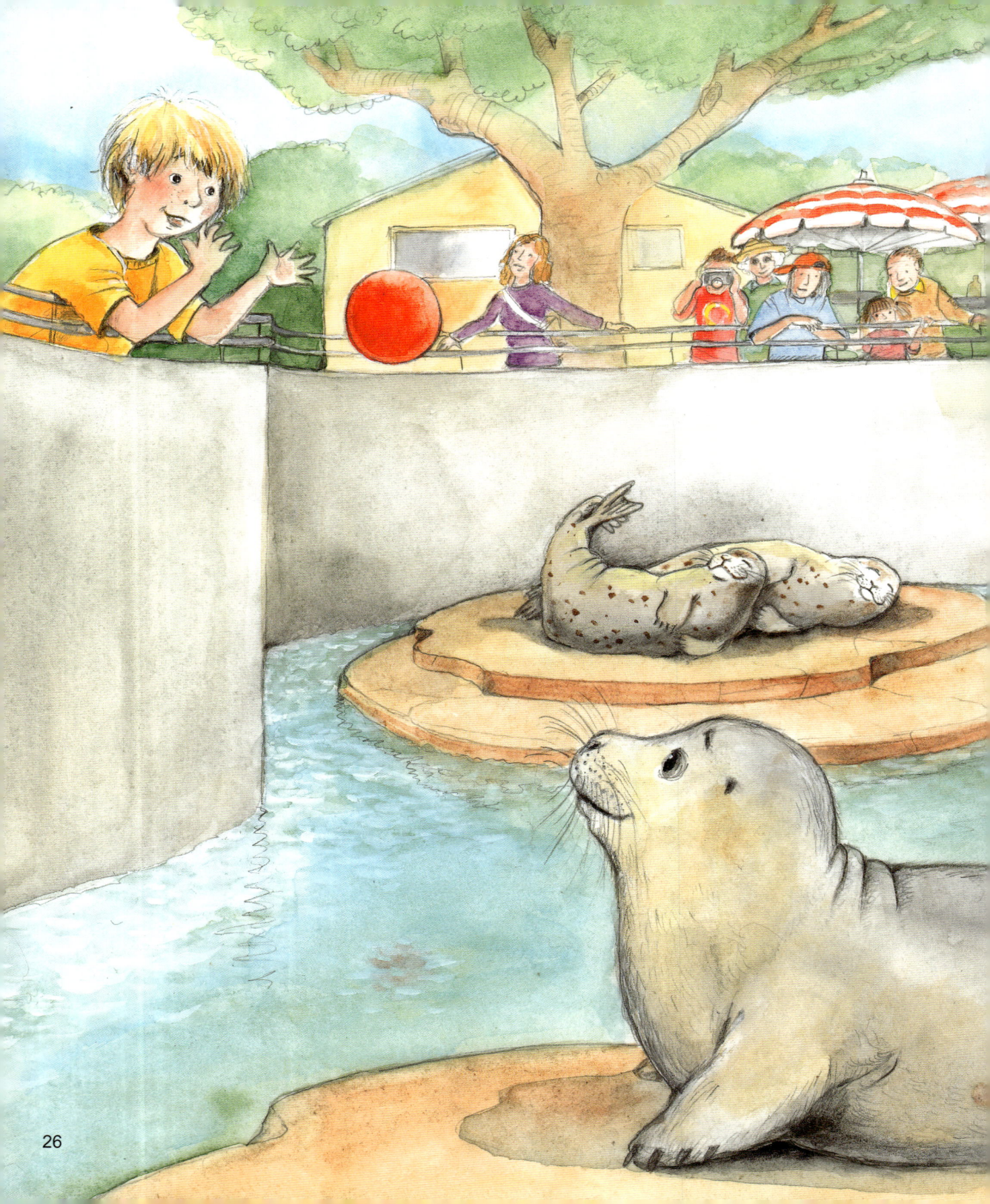

Der einsame Seehund

Dieses Jahr hat die Seehundmama im Zoo nur ein einziges Junges bekommen – den kleinen Timmi. Da seine Mutter nicht den ganzen Tag mit ihm spielen kann, langweilt sich Timmi sehr.

Als er eines Tages traurig vor dem Schwimmbecken sitzt, kommt ein Junge mit einem Ball vorbei. Er heißt Max und mag Seehunde sehr. „Möchtest du mit mir Ball spielen?", ruft er dem kleinen Seehund zu. Timmi hebt langsam seinen Kopf. Als er den leuchtend roten Ball sieht, beginnen seine Barthaare vor Freude zu zittern. Schnell kommt er etwas näher zu Max gewatschelt.

„Fang!", ruft Max und wirft dem Seehund den Ball zu. Timmi fängt ihn geschickt mit seiner Stupsnase auf. Er balanciert den Ball auf seiner Nasenspitze und wirft ihn dann wieder zurück zu Max. So geht das eine Weile hin und her, bis die beiden allmählich müde werden.

„Meine Mama ruft mich", sagt Max. „Ich glaube, ich muss jetzt gehen. Aber morgen komme ich wieder – und dann spielen wir wieder mit dem Ball, wenn du magst!"

Timmi nickt ganz fest mit seinem kleinen Seehundkopf und freut sich schon auf den nächsten Tag. Und den roten Ball – den lässt Max dem kleinen Timmi zum Spielen da.

Lia und der Prinz

Prinzessin Lia hat schlechte Laune. Ihre Mama sagt, sie soll sich wie eine richtige Prinzessin benehmen. Aber dazu hat Lia keine Lust.
„Ich ziehe keine langen Kleider an!", mault sie. „In denen kann ich gar nicht richtig spielen. Ich will mir nicht vornehm die Nase putzen, und so was wie Prinzen-Küssen mache ich schon gar nicht!"
„Geh sofort in dein Zimmer", sagt Mama sauer. „Morgen besuchen wir Prinz Adalbert!"
Aber Lia geht nicht in ihr Zimmer. Sie rennt zum Pferdestall. Vorher zieht sie noch eine alte Hose an und versteckt die langen Haare unter einer Kappe. So sieht keiner, dass sie eine Prinzessin ist.
Im Stall trifft sie einen Jungen, den sie noch nie gesehen hat.
Er trägt einen großen Schlapphut und heißt Adi.
Die beiden spielen zusammen und streicheln alle Pferde. Bis zum Mittag sind sie dicke Freunde geworden. Und weil Freunde sich gegenseitig vertrauen, erzählt Lia, dass sie eine Prinzessin ist.
Adi schaut verdutzt und lächelt dann.
Sie machen noch eine tolle Strohschlacht, dann muss Lia nach Hause gehen. Zum Abschied drückt sie ihrem neuen Freund einen dicken Kuss auf die Backe.
„Kommst du morgen wieder?", fragt Adi.
„Nein!", antwortet Lia traurig. „Morgen muss ich Prinz Adalbert küssen. Igitt."
„Aber du hast ihn doch schon geküsst!"
„Wieso?", fragt Lia erstaunt.

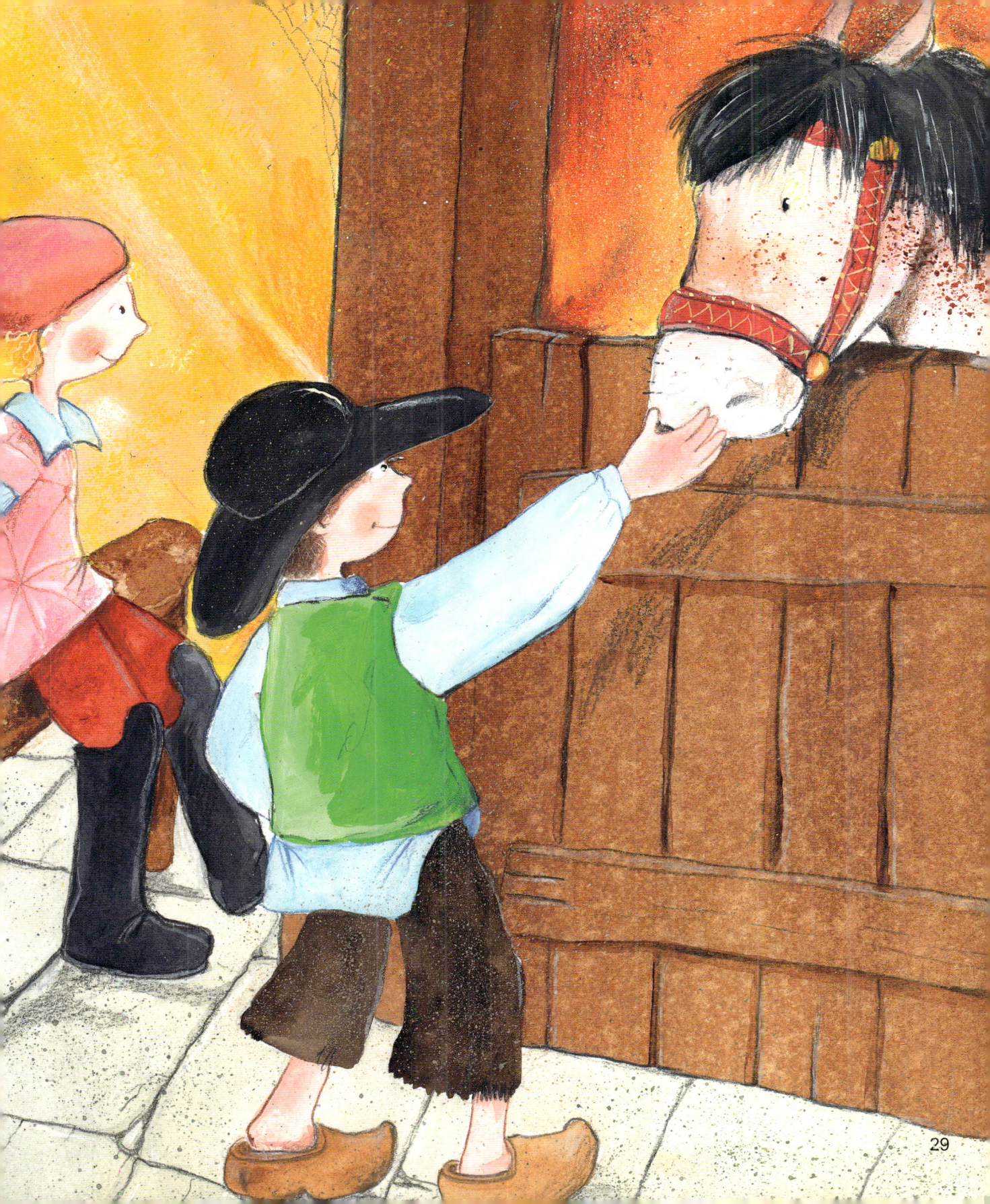

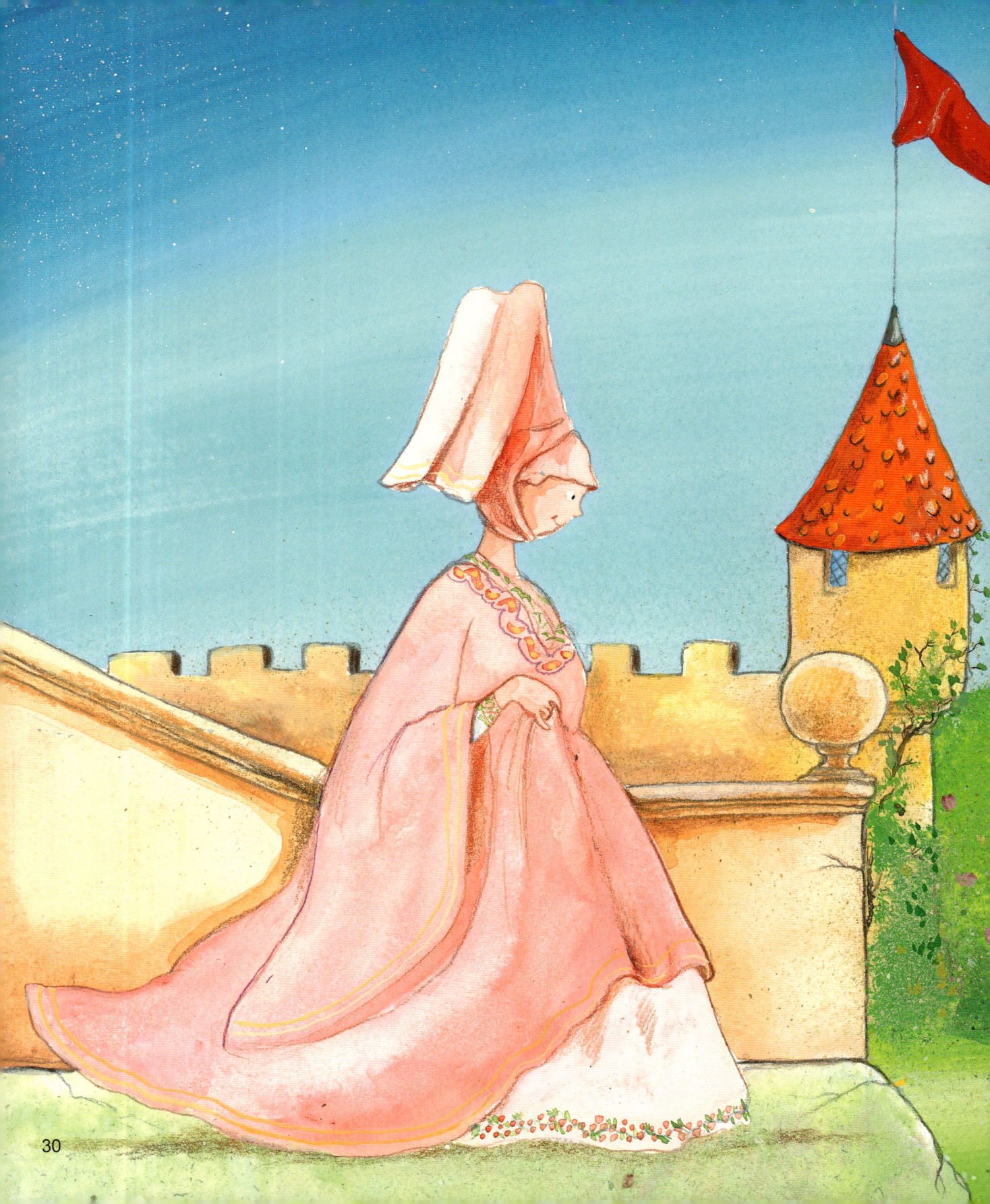

„Ich bin Prinz Adalbert. Du darfst mich aber ruhig weiter Adi nennen."

„Aber was machst du hier im Stall?", stottert Lia.

„Meine Mama ist sauer, weil ich mich nicht wie ein richtiger Prinz benehme. Immer soll ich lieb sein und saubere Fingernägel haben." Er zeigt ihr seine Finger, die schwarz sind vor Dreck. „Da bin ich heute einfach fortgelaufen und im Pferdestall gelandet. Hier ist es richtig klasse. Aber wenn du mich morgen besuchen kommst, wird das sicher auch sehr schön."

Lia fällt ein Riesenstein vom Herzen. Glücklich rennt sie nach Hause und zieht sich schnell wieder um.

„Mama, ich freue mich so auf morgen", ruft sie.

„Das finde ich toll!" Mama nimmt sie in den Arm und drückt sie ganz fest.

„Mit dem Prinzen kann man nämlich echt prima spielen. Und geküsst habe ich ihn auch schon!"

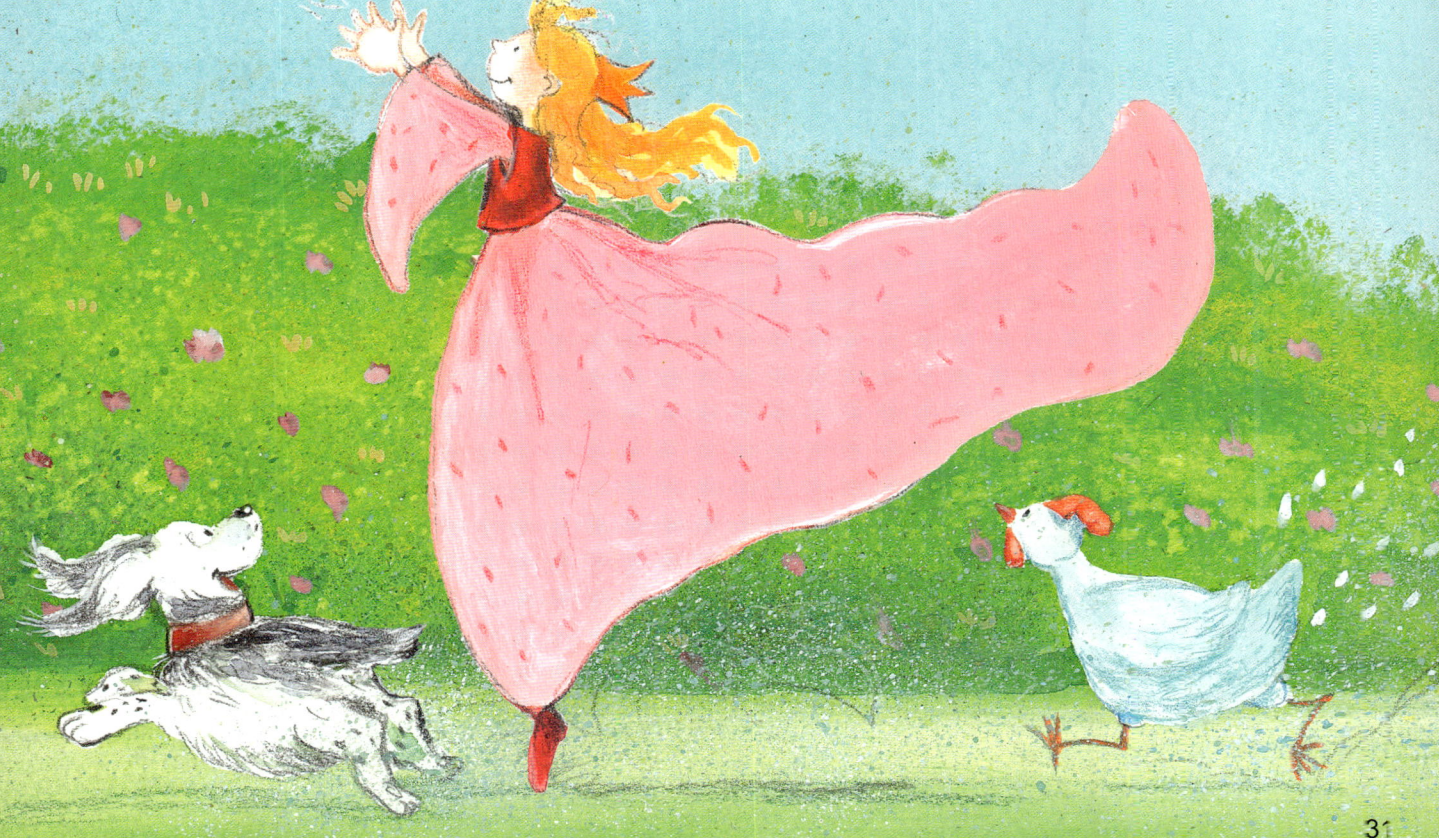

Giraffen haben lange Hälse

Die Giraffenkinder im Zoo wünschen sich nichts sehnlicher,
als einen ganz langen Hals zu bekommen, wenn sie groß sind.
Ein langer Hals ist nämlich sehr praktisch, müsst ihr wissen. Man kann
damit leckere, grüne Blätter von den oberen Baumwipfeln abknabbern
oder einfach über das Zoogelände schauen und beobachten, welches
Kind demnächst zu Besuch kommt.
Das kleine Giraffenkind Mika ärgert sich sehr darüber, dass sein Hals
etwas kurz geraten ist. Die anderen Giraffenkinder mit ihren langen
Hälsen haben es deshalb schon oft ausgelacht.
„Mama", fragt Mika immer wieder, „kann man nicht irgendetwas
machen, damit mein Hals schneller wächst?"
„Ich glaube nicht, mein Kleines", antwortet die Giraffenmama.
„Du musst nur ein bisschen warten, dann wächst dein Hals von
ganz alleine."
Eines Tages beklagen sich die Giraffen im Gehege über
Halsschmerzen. Alle Giraffen bekommen einen langen Schal um den
Hals gewickelt, damit sie bald wieder gesund werden. Ihr könnt euch
sicher denken, dass ein Schal für den langen Hals einer Giraffe viel zu
kurz ist.
Nur eine Giraffe, die kleine Mika, ist froh über ihren Schal, der
wunderbar um ihren Hals passt. Mika wird deshalb auch schnell
wieder gesund. Und die anderen Giraffen mit ihren langen Hälsen –
die beneiden Mika sehr um ihren kurzen Hals.

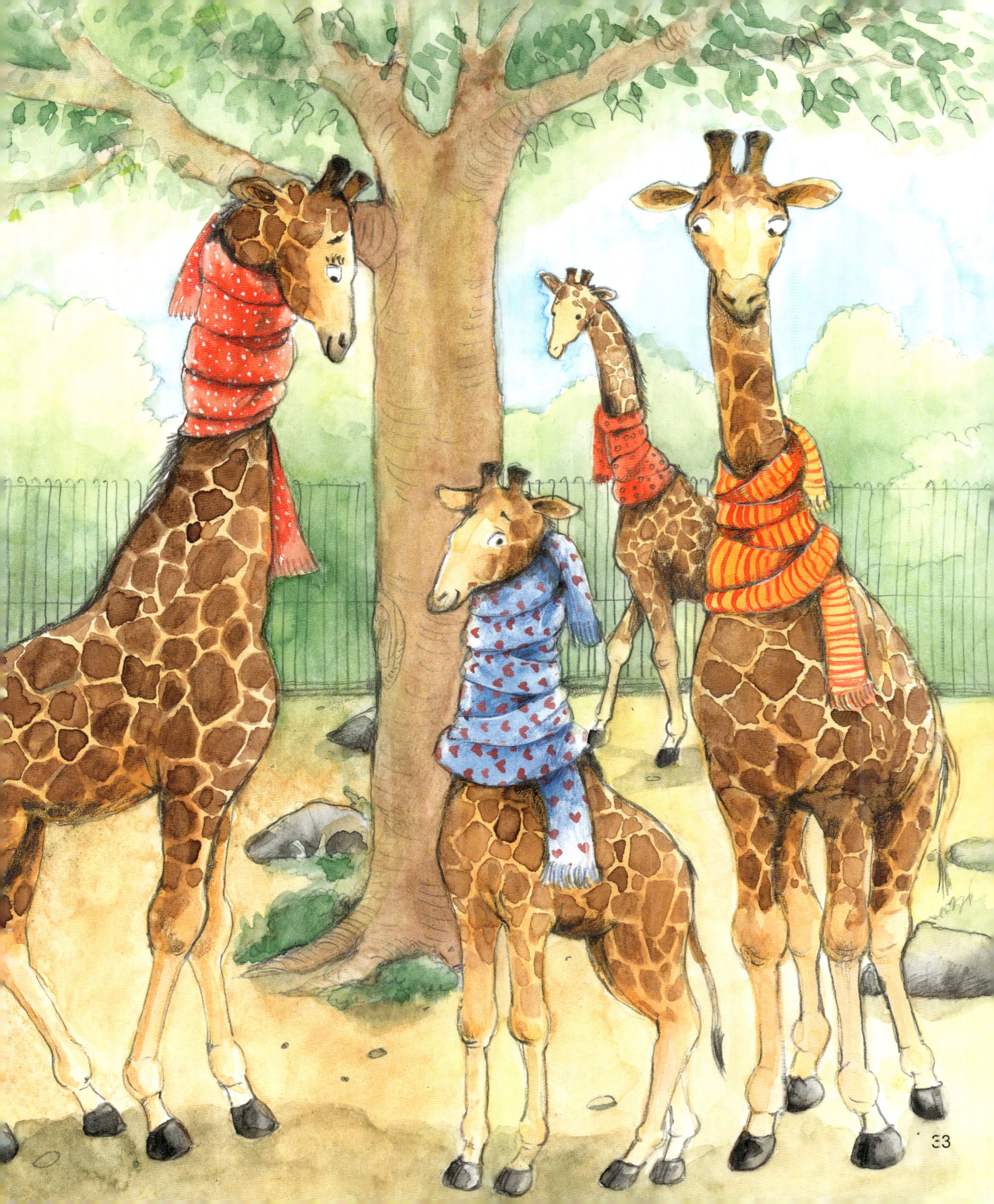

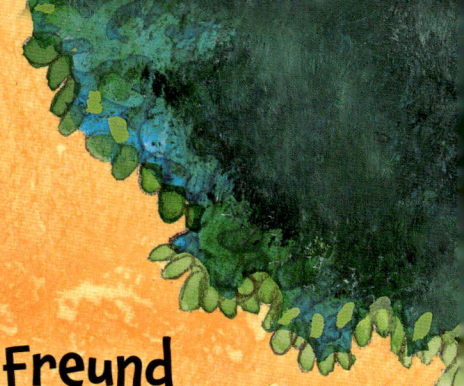

Das Gespenst Stina sucht einen Freund

Es ist Mitternacht, und das kleine Gespenst Stina wacht wieder
traurig in seinem großen, dicken Regenfass auf.
Es ist traurig, weil es keinen Freund zum Kuscheln hat.
Denn wenn kleine Gespenster so richtig munter werden, schlafen
alle Menschen und Tiere schon tief und fest.
Da raschelt es plötzlich neben Stina. Ein kleiner Igel kommt
zum Vorschein.
„Schläfst du denn nicht?", fragt Stina verwundert.
„Nein", antwortet der Igel freundlich, „ich schlafe am Tag."
„Oh, ich auch", sagt Stina ganz glücklich. „Magst du dich heute
vielleicht zu mir kuscheln? Ich bin nämlich immer so alleine."
„Ich suche auch einen Freund", sagt der Igel. „Aber niemand mag
sich beim Schlafen an mich kuscheln, weil ich mit meinen spitzen
Stacheln ganz schön piksig bin. Ich würde dir bestimmt wehtun."
Da fängt das Gespenst an zu kichern.
„Warum lachst du denn?", fragt der Igel beleidigt.
„Gespenster können sich doch gar nicht wehtun", antwortet Stina.
„Ehrlich nicht?", fragt der Igel froh.
„Großes Gespensterehrenwort", sagt das Gespenst.
Von diesem Tag an kuscheln sich der Igel und das Gespenst im
dicken Regenfass immer aneinander.

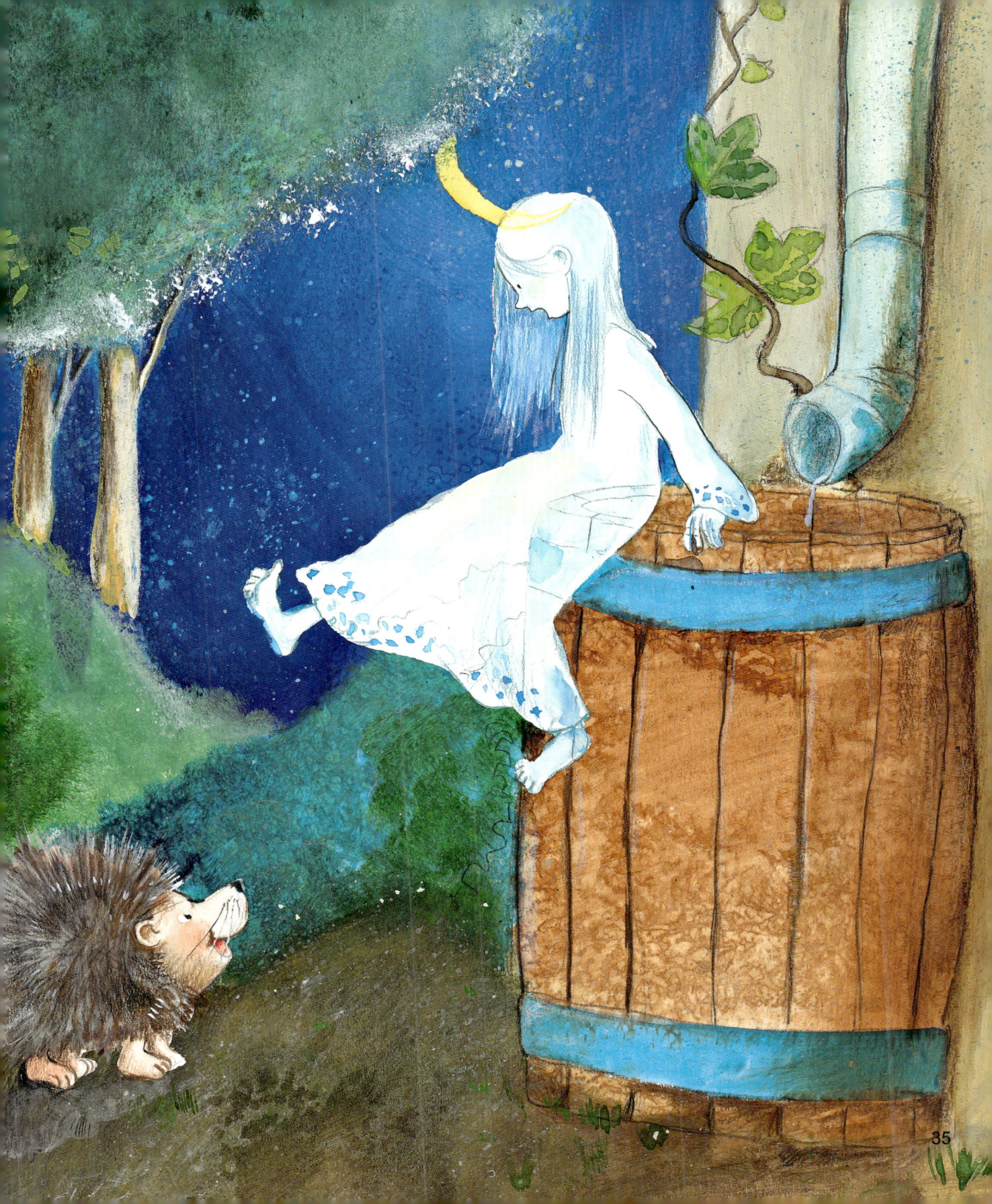

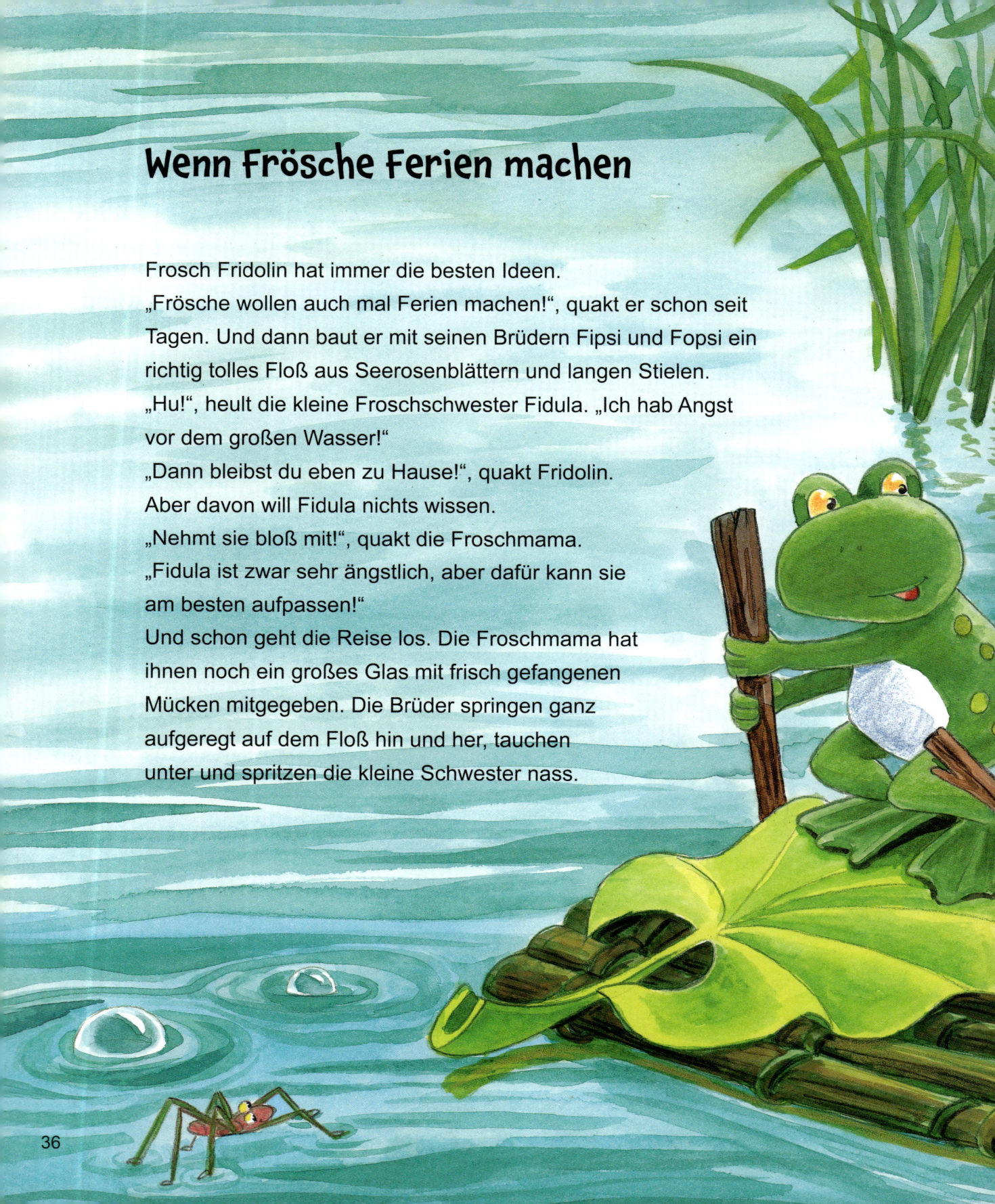

Wenn Frösche Ferien machen

Frosch Fridolin hat immer die besten Ideen.
„Frösche wollen auch mal Ferien machen!", quakt er schon seit
Tagen. Und dann baut er mit seinen Brüdern Fipsi und Fopsi ein
richtig tolles Floß aus Seerosenblättern und langen Stielen.
„Hu!", heult die kleine Froschschwester Fidula. „Ich hab Angst
vor dem großen Wasser!"
„Dann bleibst du eben zu Hause!", quakt Fridolin.
Aber davon will Fidula nichts wissen.
„Nehmt sie bloß mit!", quakt die Froschmama.
„Fidula ist zwar sehr ängstlich, aber dafür kann sie
am besten aufpassen!"
Und schon geht die Reise los. Die Froschmama hat
ihnen noch ein großes Glas mit frisch gefangenen
Mücken mitgegeben. Die Brüder springen ganz
aufgeregt auf dem Floß hin und her, tauchen
unter und spritzen die kleine Schwester nass.

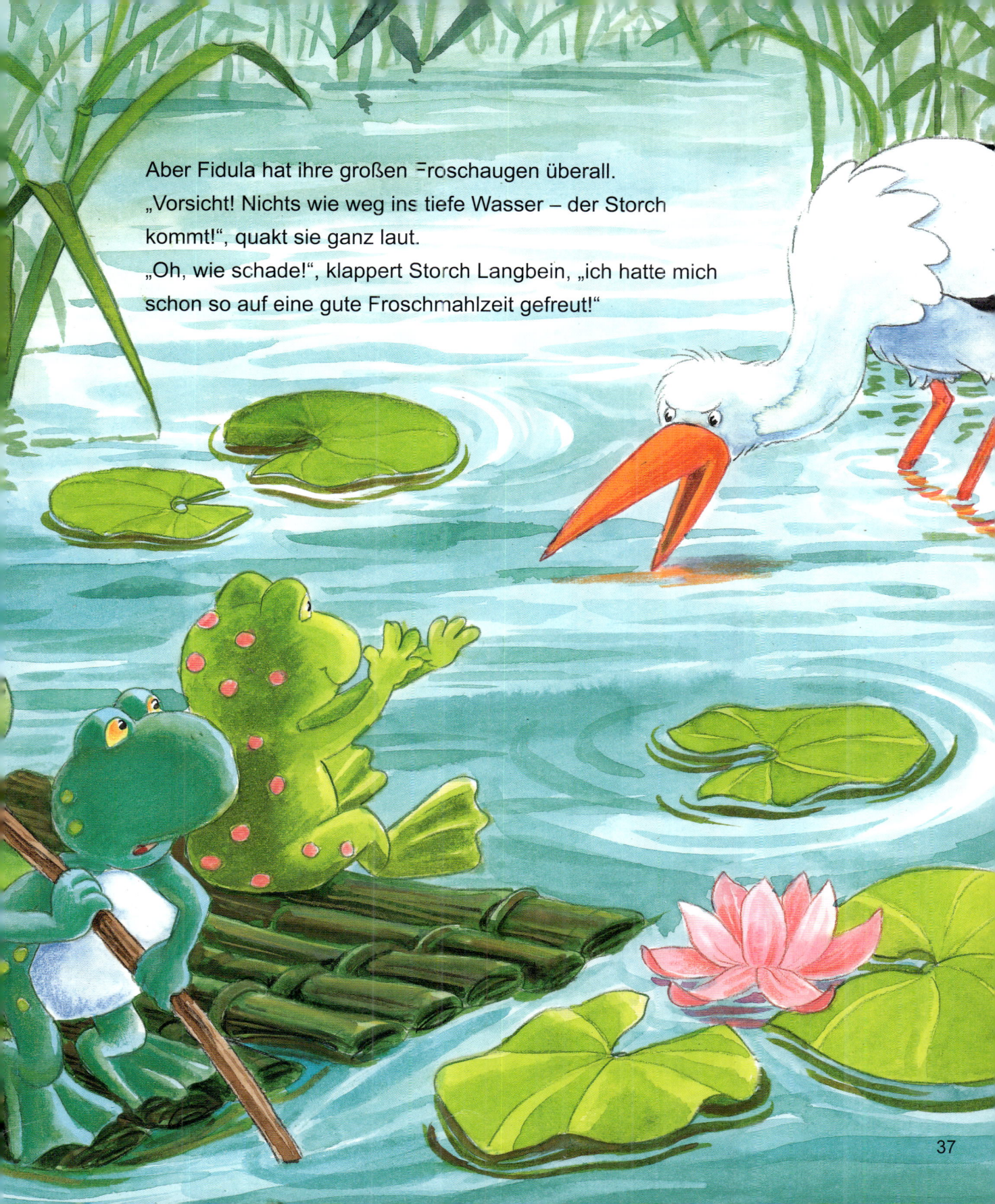

Aber Fidula hat ihre großen Froschaugen überall.
„Vorsicht! Nichts wie weg ins tiefe Wasser – der Storch
kommt!", quakt sie ganz laut.
„Oh, wie schade!", klappert Storch Langbein, „ich hatte mich
schon so auf eine gute Froschmahlzeit gefreut!"

Die Sonnenprinzessin

Tina sitzt traurig in ihrem Zimmer. Sie möchte gerne zum Spielplatz gehen. Aber es regnet schon den ganzen Morgen.

„Der Regen ist blöd", mault sie. „Warum kann die Sonne nicht scheinen?" Mama steigt über Tinas Spielsachen, die verstreut herum liegen. „Weil die Sonnenprinzessin sich nicht kämmen kann."

„Die Sonnenprinzessin?", fragt Tina erstaunt.

„Sie wohnt in einem Schloss auf der Sonne", sagt Mama. „Immer, wenn sie sich die Haare kämmt, fallen mit jedem Bürstenstrich Sonnenstrahlen auf unsere Erde. Die Prinzessin sorgt dafür, dass wir schönes Wetter haben."

„Und was ist heute mit der Prinzessin los?", will Tina wissen.

„Gestern hatte sie überhaupt keine Lust zum Aufräumen. Jetzt liegt ihre Bürste irgendwo im Zimmer, und sie findet sie nicht." Mama schaut über das Durcheinander auf Tinas Boden. „Wenn du deine Gummistiefel anziehst, könnten wir einen Pfützen-Spaziergang machen."

„Au ja!", ruft Tina begeistert. Sie schaut unter ihrem Bett nach und im Schrank. Doch ihre Stiefel sind verschwunden. Sie räumt alle Bücher ins Regal und hebt die Puppensachen auf. Und darunter liegen – ihre Gummistiefel! Rasch zieht Tina sie an und will raus in den Regen.

Doch was ist das? Die dunklen Wolken sind fort. Die Sonne scheint!

„Klasse!", jubelt sie. „Die Sonnenprinzessin hat aufgeräumt und ihre Bürste wiedergefunden!"

Mama lächelt. „Jetzt bist du meine kleine Sonnenprinzessin!"

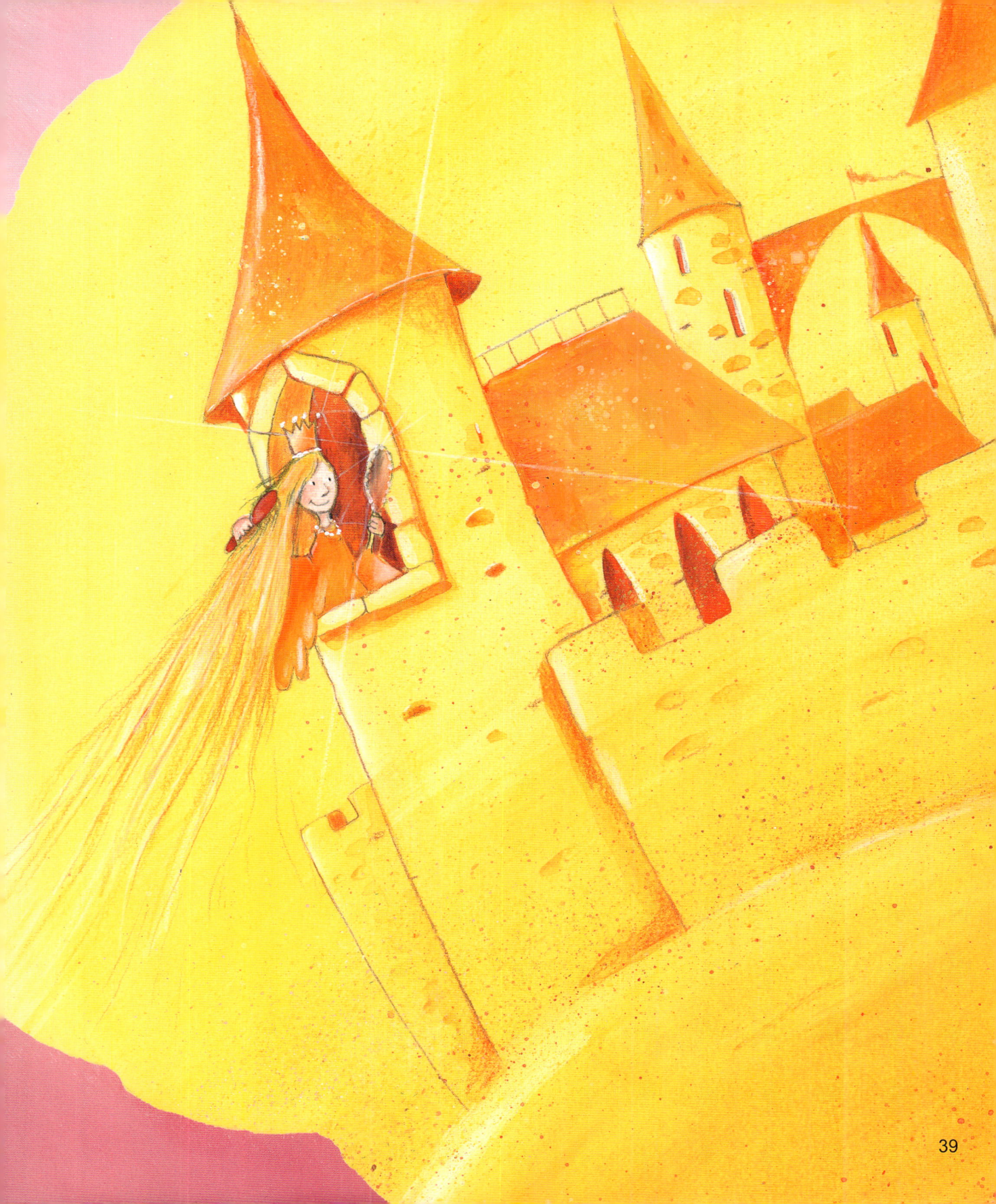

Der diebische kleine Affe

Lars geht mit seiner Mama in den Zoo.
Am liebsten mag er die lustigen Äffchen.
„Pass aber auf deine Banane auf", mahnt
seine Mama, „und geh nicht zu nahe an
das Gitter!"
Ein kleiner Affe sitzt direkt am Gitter und
beobachtet aufmerksam, wie Lars seine
Banane kaut.
„Magst du auch Bananen, kleiner Affe?",
fragt Lars. Er streckt seine Banane durchs
Gitter und winkt dem Affen zu.
Plötzlich schnappt der Affe ihm die Banane
weg und hüpft damit auf eine Schaukel.
Lars fängt an zu weinen.
„Ich hab's dir doch gesagt", lacht Mama,
„Affen essen eben auch gern Bananen."
Ein Zoowärter kommt herbei und fragt, ob etwas passiert sei.
Mama erklärt ihm, dass der Affe nur die Banane von Lars stibitzt hat.
„Weißt du", erklärt der Zoowärter, „Affen können ganz schön frech sein, wenn
sie hungrig sind. Aber heute hat der kleine Affe Geburtstag, da wollen wir mal
nicht zu streng mit ihm sein."
Lars hört sofort zu weinen auf und ruft begeistert: „Dann ist die Banane
mein Geburtstagsgeschenk für ihn." Was für eine gute Idee!

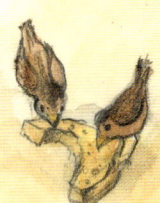

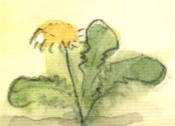

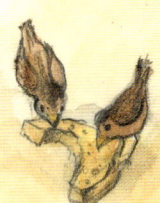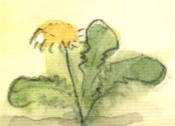

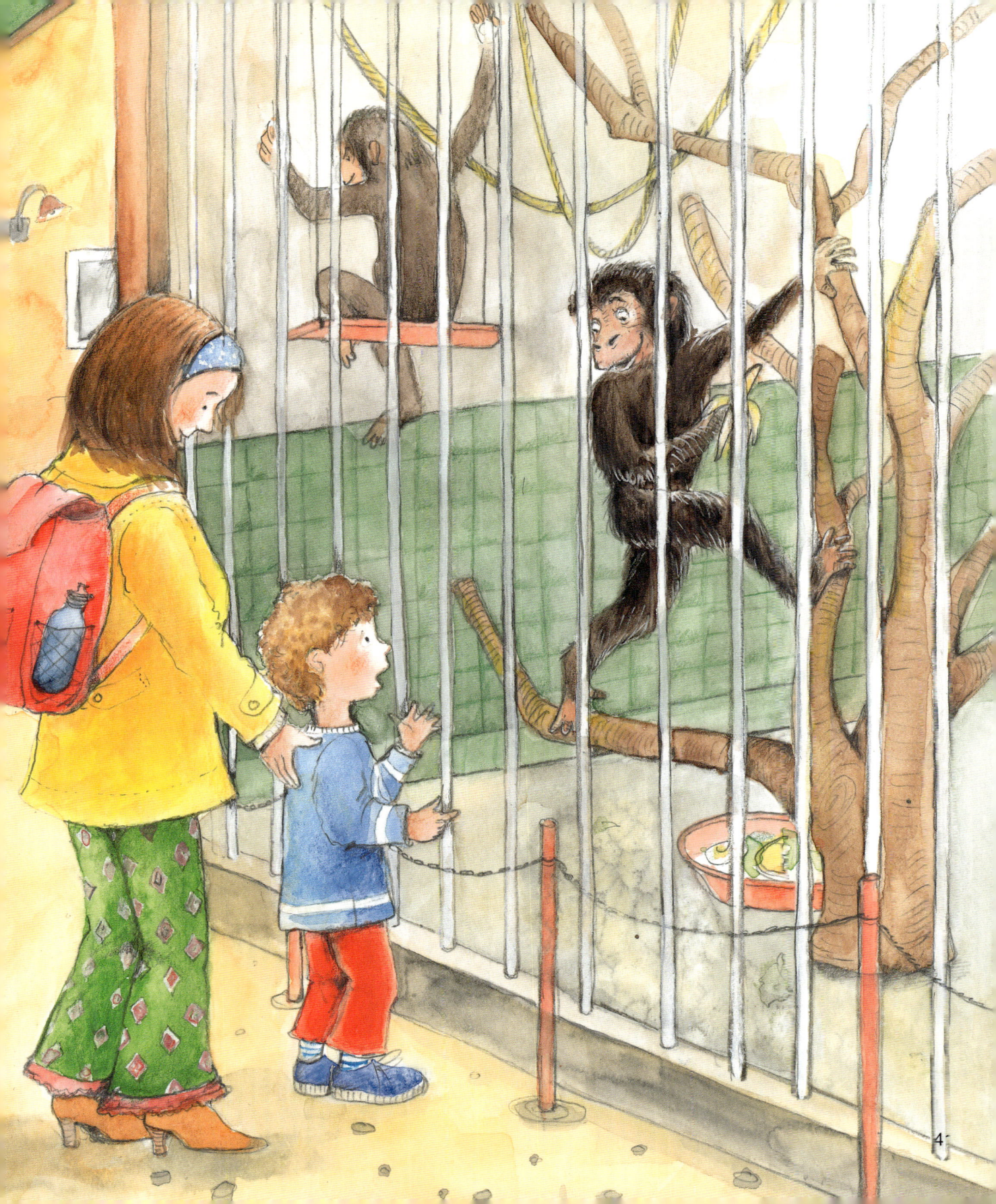

Nina und Susi verkleiden sich

Nina ist bei ihrer Freundin Susi zu Besuch.

Sie haben die Verkleidungskiste auf dem Boden ausgekippt.

„Ich bin die Prinzessin!", bestimmt Susi.

„Ich auch!", ruft Nina.

Aber weil Susi die Sachen gehören, zieht sie schnell das rosa Prinzessinnen-Kleid an. Sie leiht sich von ihrer Mama Schuhe aus und stöckelt damit vor dem Spiegel auf und ab. Nina schaut ihr missmutig zu. Sie würde auch gerne eine Prinzessin sein.

„Du bist der Stallbursche", sagt Susi. „Dafür brauchst du dich auch gar nicht umzuziehen."

Nina streckt ihr beleidigt die Zunge raus.

Plötzlich klingelt es an der Haustür.

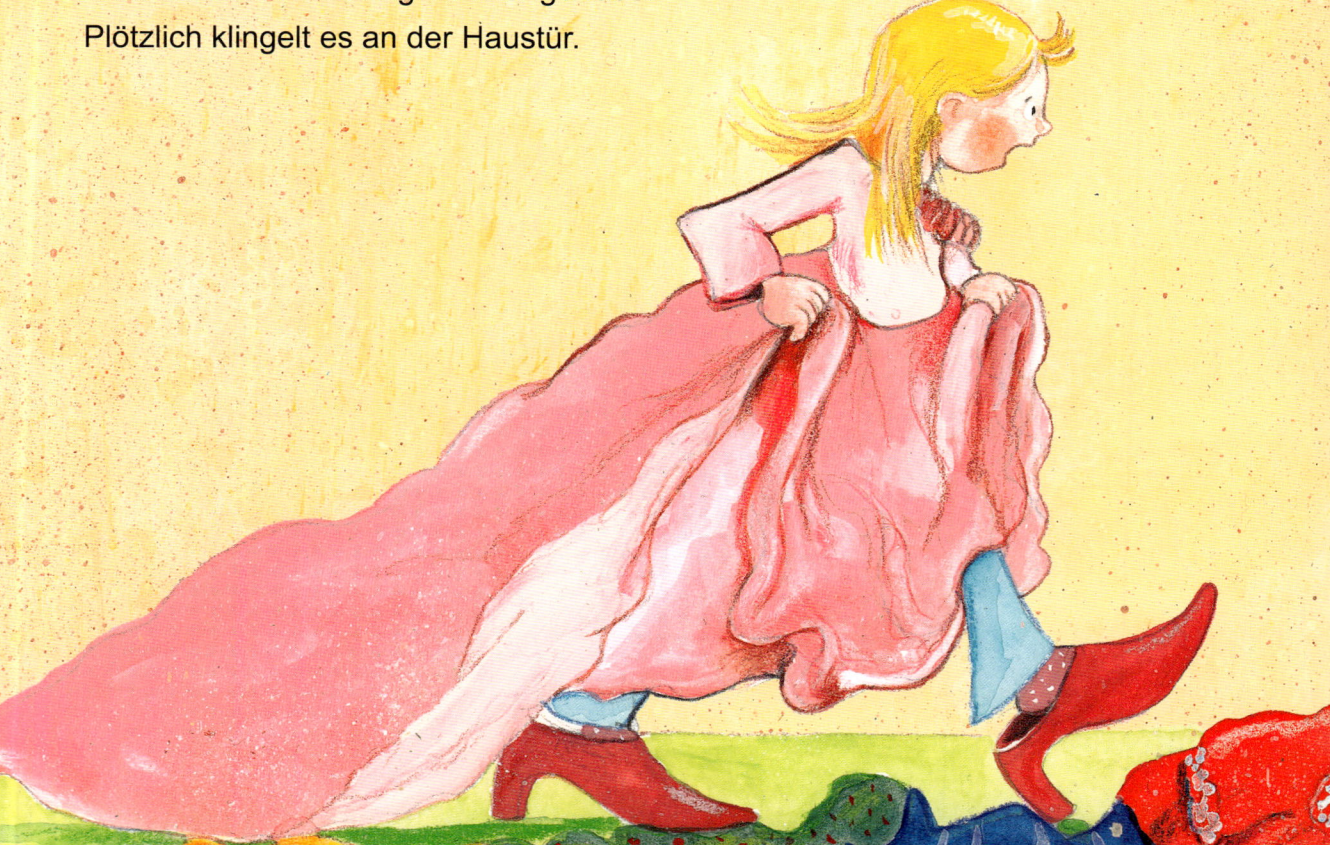

„Hier sind Paula und Meike", ruft Susis Mama. „Sie wollen mit euch draußen spielen."

„Au ja!", ruft Nina und flitzt schon los.

„Warte!", ruft Susi ihr nach. Sie hat ja das Prinzessinnen-Kleid und die hohen Schuhe an. Darin kann sie nicht schnell laufen.

Es dauert ewig, bis Susi sich wieder umgezogen hat.

Die drei Freundinnen sitzen draußen in der Sonne und warten.

„Na endlich!", sagt Nina, als Susi in Hose und Pulli erscheint.

„Jetzt bist du auch ein Stallbursche. Fürs Spielen ist das eben viel besser!"

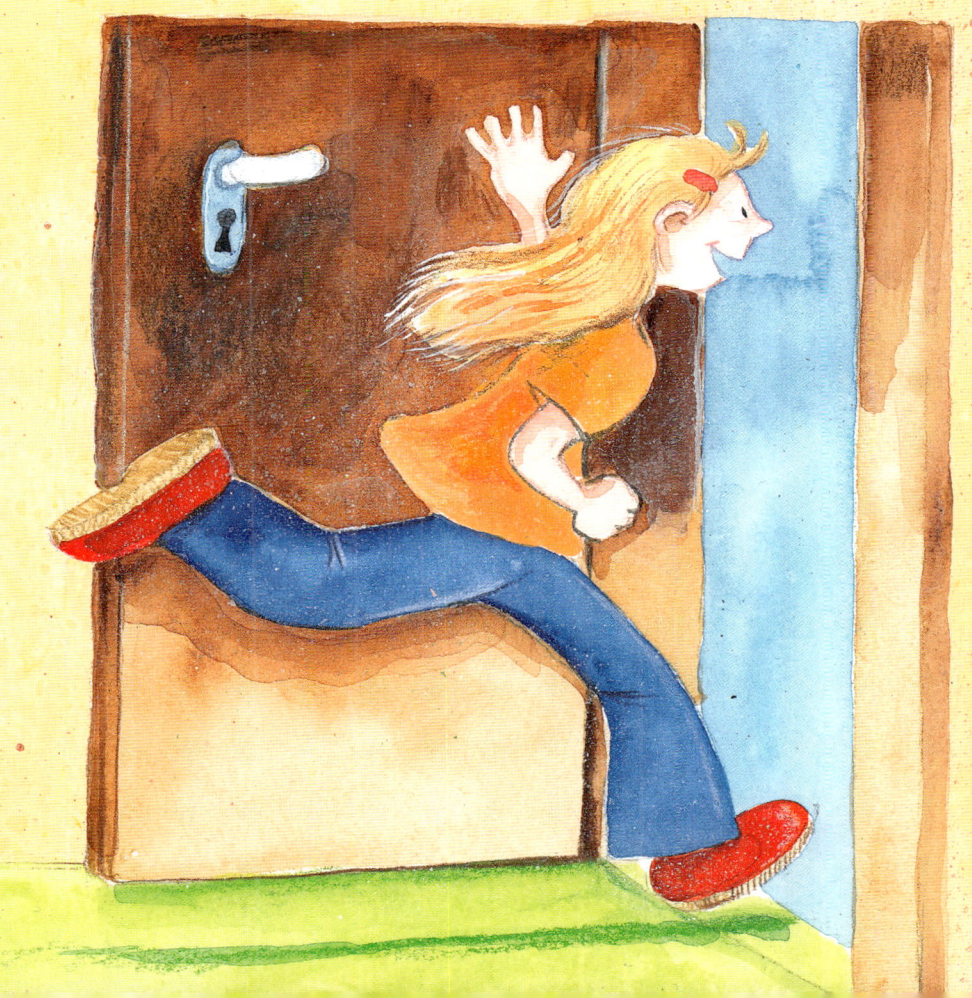

Kamelreiten macht Spaß

Amelie zupft am Ärmel ihrer Mutter und zeigt aufgeregt zu einem großen Schild. Darauf sind Kamele zu sehen und in bunten Buchstaben steht geschrieben: ‚Kamelreiten für Kinder ab drei Jahren‘.

„Bei deinem nächsten Geburtstag darfst du auch auf einem Kamel reiten", versucht Mama Amelie zu trösten. Amelie ist nämlich erst zweieinhalb Jahre alt.

Ein Junge wird gerade auf einem kleinen Kamel im Kreis herumgeführt. Amelie lehnt sich an den Zaun und schaut traurig zu.

„Na – möchtest du auch mal reiten?", fragt der Kamelpfleger.

„Sie ist erst zweieinhalb Jahre", sagt Mama.

Der Kamelpfleger dreht noch einmal eine Runde mit dem Jungen.

Als er wieder vorne am Zaun ankommt und dem Jungen herunterhilft, fragt er Amelie: „Möchtest du ganz kurz einmal draufsitzen?"

Da strahlt Amelie. Und ob sie das will! Der Tierpfleger setzt Amelie auf das Kamel, das sich neugierig nach hinten umschaut.

Oh, wie sich das toll anfühlt! Amelie umarmt den großen Höcker des Kamels und schmiegt sich an das zahme Tier.

„Na siehst du", sagt der Tierpfleger lachend. „Um auf einem Kamel sitzen zu können, muss man noch keine drei Jahre alt sein."

Als Amelie am Abend wieder in ihrem Bett liegt, träumt sie, dass sie eine extra große Runde auf dem Kamel reiten darf. Bald ist es so weit!

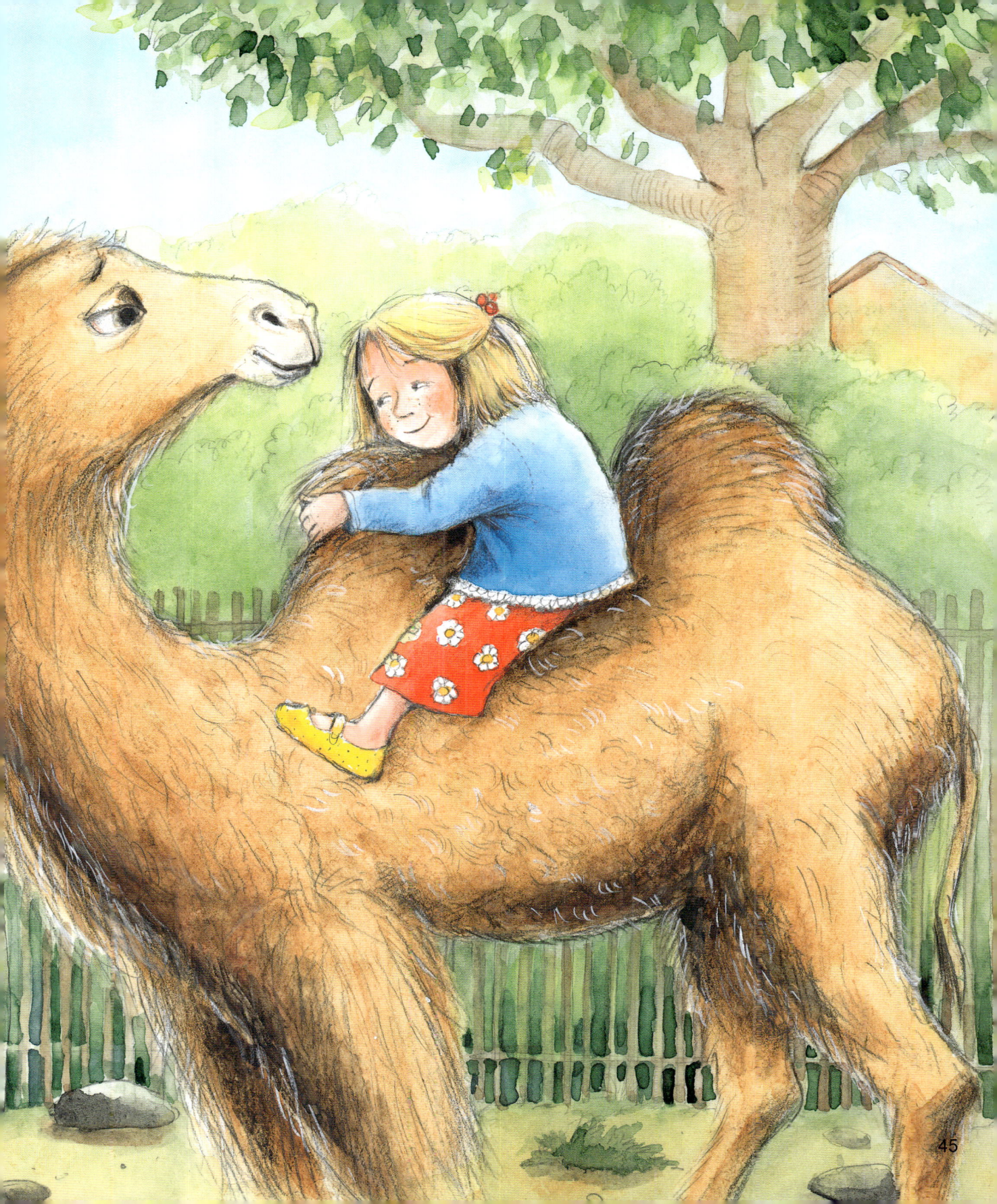

Taschengespenster bringen Glück

Kennst du eigentlich die kleinen Taschengespenster?
Sie sitzen in Hosentaschen, in Jackentaschen, in Handtaschen,
in Einkaufstaschen, in Fahrradtaschen und manchmal sogar in
Kindergartentaschen.
Und weil es überall so viele Taschen gibt, hat man eigentlich fast
immer eines dabei – so ein kleines Taschengespenst.
Wofür sie gut sind, wirst du mich jetzt fragen. Na, ganz einfach –
sie bringen dir Glück.
Wenn du dir zum Beispiel etwas wünschst, helfen sie, dass der
Wunsch in Erfüllung geht.
Oder wenn du gerade etwas suchst, helfen dir die Taschengespenster
beim Suchen, sodass du das verlorene Ding ganz sicher bald
wiederfindest.
Ach so – du möchtest wissen, wie man so ein Taschengespenst
eigentlich findet.
Ja, weißt du, sie sind sehr, sehr scheu, und deshalb sieht man sie
nur ganz, ganz selten. Aber schau doch mal in deiner Tasche nach.
Vielleicht hast du ja Glück, und es steckt gerade eines drin!

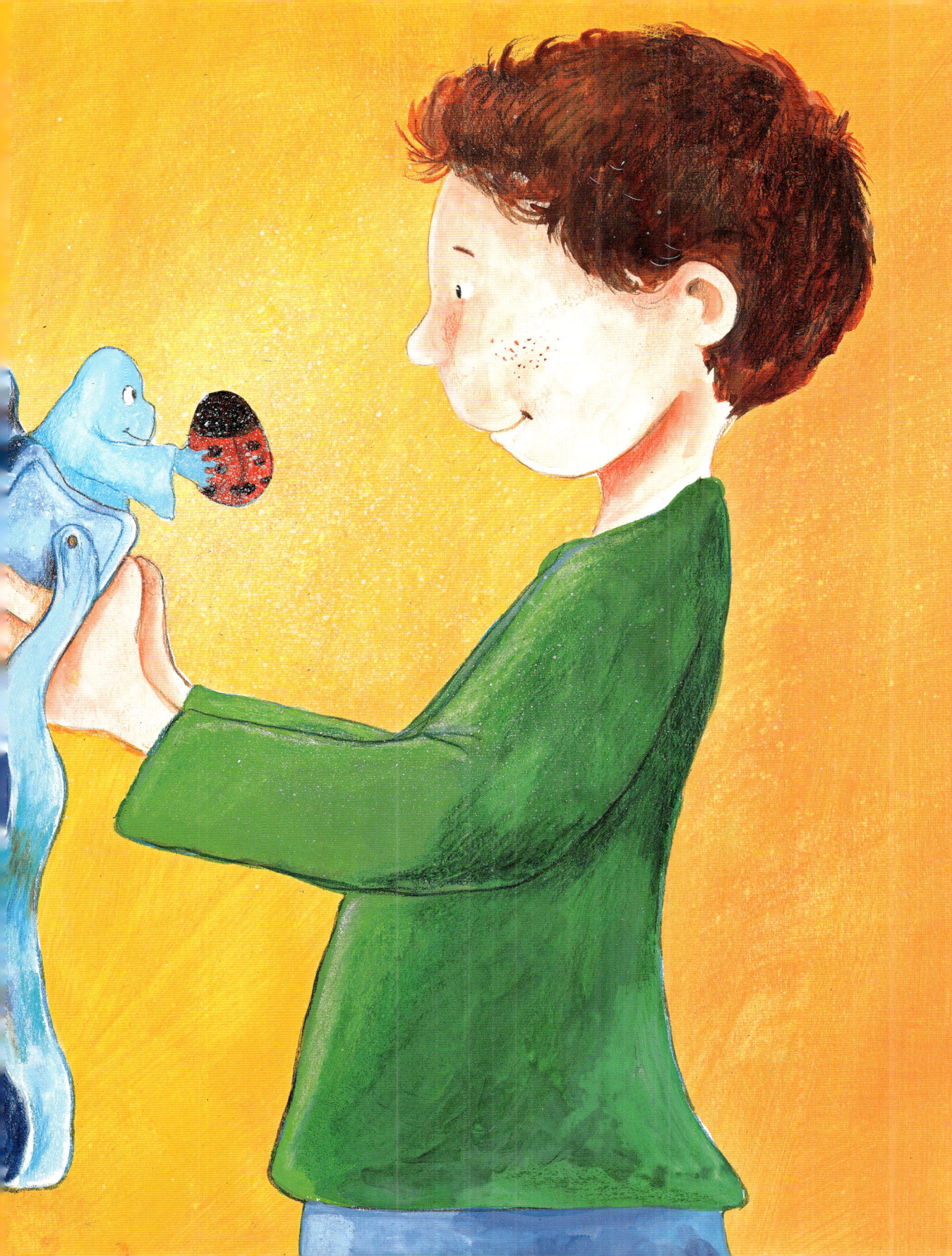

47

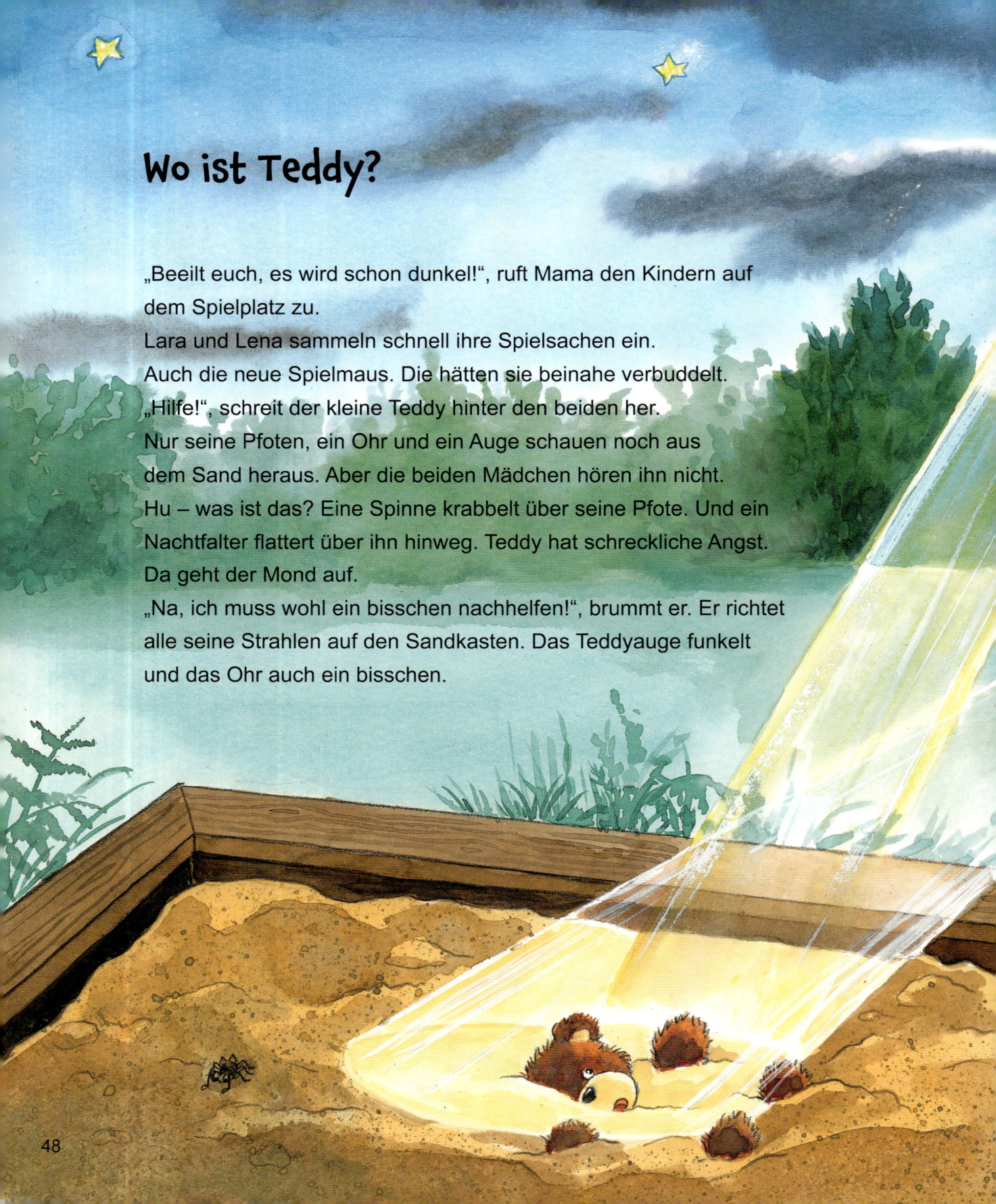

Wo ist Teddy?

„Beeilt euch, es wird schon dunkel!", ruft Mama den Kindern auf
dem Spielplatz zu.

Lara und Lena sammeln schnell ihre Spielsachen ein.

Auch die neue Spielmaus. Die hätten sie beinahe verbuddelt.

„Hilfe!", schreit der kleine Teddy hinter den beiden her.

Nur seine Pfoten, ein Ohr und ein Auge schauen noch aus
dem Sand heraus. Aber die beiden Mädchen hören ihn nicht.

Hu – was ist das? Eine Spinne krabbelt über seine Pfote. Und ein
Nachtfalter flattert über ihn hinweg. Teddy hat schreckliche Angst.

Da geht der Mond auf.

„Na, ich muss wohl ein bisschen nachhelfen!", brummt er. Er richtet
alle seine Strahlen auf den Sandkasten. Das Teddyauge funkelt
und das Ohr auch ein bisschen.

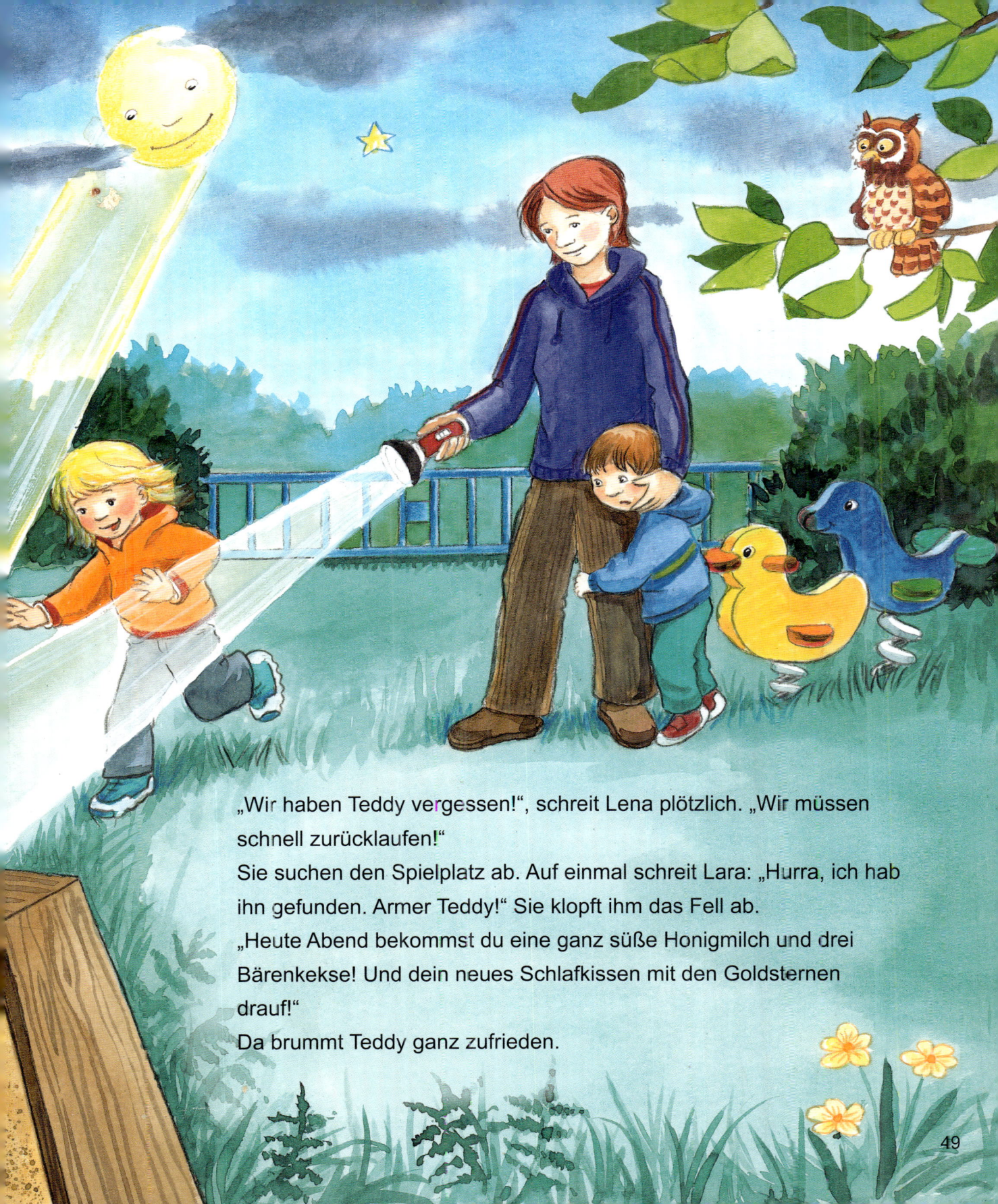

„Wir haben Teddy vergessen!", schreit Lena plötzlich. „Wir müssen
schnell zurücklaufen!"

Sie suchen den Spielplatz ab. Auf einmal schreit Lara: „Hurra, ich hab
ihn gefunden. Armer Teddy!" Sie klopft ihm das Fell ab.

„Heute Abend bekommst du eine ganz süße Honigmilch und drei
Bärenkekse! Und dein neues Schlafkissen mit den Goldsternen
drauf!"

Da brummt Teddy ganz zufrieden.

Spielende Drachen

Prinzessin Adelheid ist froh darüber, dass die Drachen im Königreich so klein sind. So kann Adelheid sie prima vor den Rittern, die sie jagen wollen, beschützen. Immer, wenn sie beim Spazierengehen einen Drachen trifft, nimmt sie ihn mit und versteckt ihn im Kleiderschrank. Die Drachen fühlen sich darin sehr wohl. Sie kuscheln sich zwischen ihre Tüchlein, hopsen auf den Strümpfen herum und knabbern auch schon mal an einem Kleid. Nachts, wenn alle Ritter schlafen, lässt Adelheid die Drachen raus. Dann toben sie im Schlosspark umher. Sie spielen in den Blumenbeeten und bringen die gefegten Kieswege durcheinander. Manche Drachen klettern sogar auf die Bäume, obwohl das im Park streng verboten ist. Aber wenn die Sonne aufgeht, sitzen alle Drachen wieder im Schrank.

Den Rittern wird langweilig. Sie finden ja keinen einzigen Drachen mehr zum Jagen. Und weil im Schlosspark so viel Arbeit wartet, beschließt der König, dass alle Ritter Gärtner werden sollen.

So pflegen die Ritter nun tagsüber den großen Garten.

Und die Drachen können nachts ungestört auf die Bäume klettern, den Kies durcheinander bringen und zwischen den Blumen spielen.

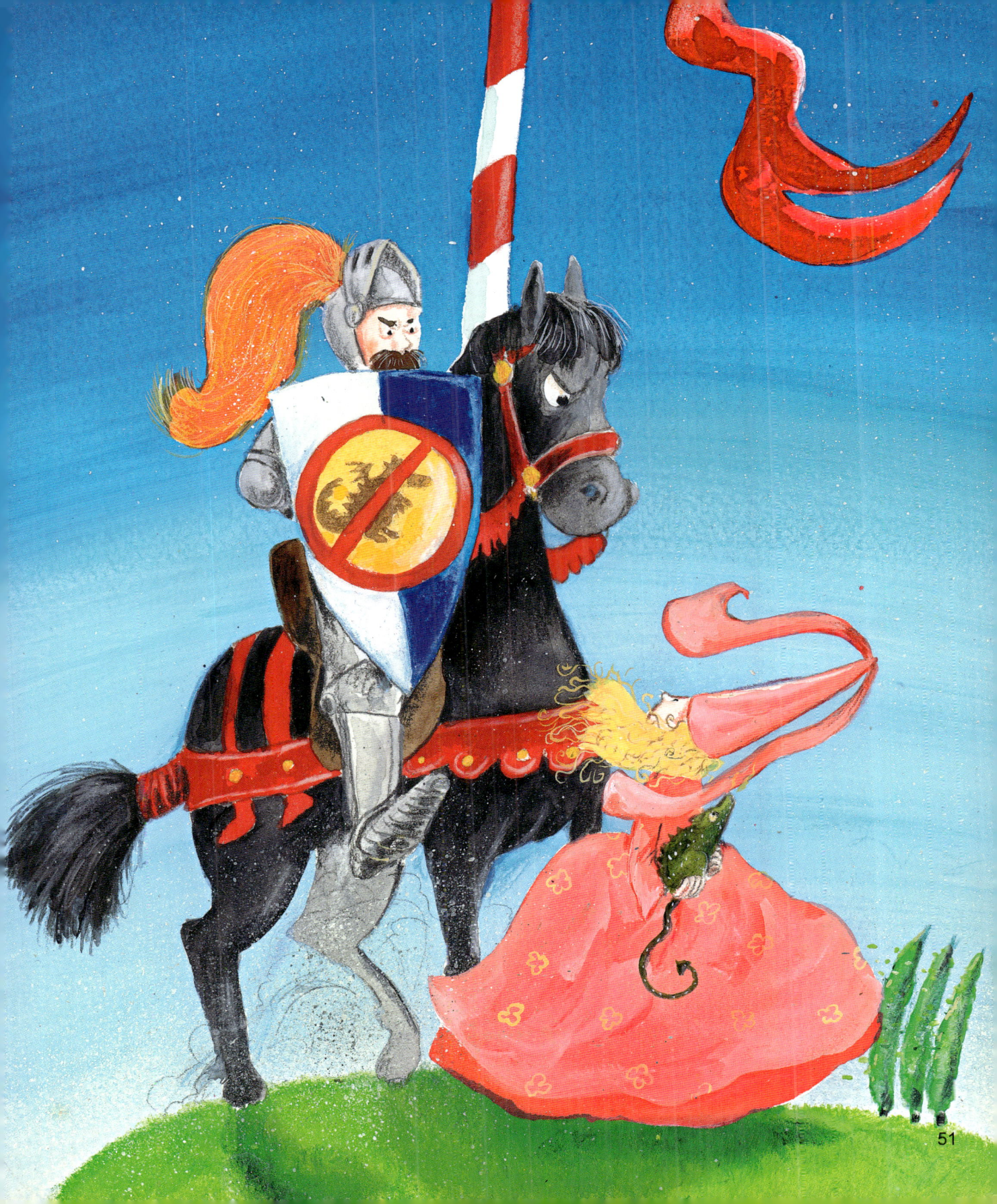

Löwenkind Leo ist nicht gefährlich

Wie laut der Löwe brüllen kann! Und wie riesig seine Mähne ist!
Alle Zoobesucher bewundern den schönen, starken Löwenpapa.
Leo, das Löwenkind, sitzt daneben und kommt sich klein und
ungefährlich vor. Dabei kann er doch fast alles, was auch die
großen Löwen können: Leo zeigt seine Zähne. Er versucht, laut zu
brüllen, und er macht sogar einen Buckel, um ein bisschen größer
auszusehen. Aber niemand hat Angst vor ihm.
Kein einziger Besucher schaut auf das kleine Löwenkind.
Traurig schaut Leo sein Spiegelbild im Wassergraben an.
Seine Zähne sind wirklich noch sehr klein. Warum können die
nicht einfach über Nacht größer werden?

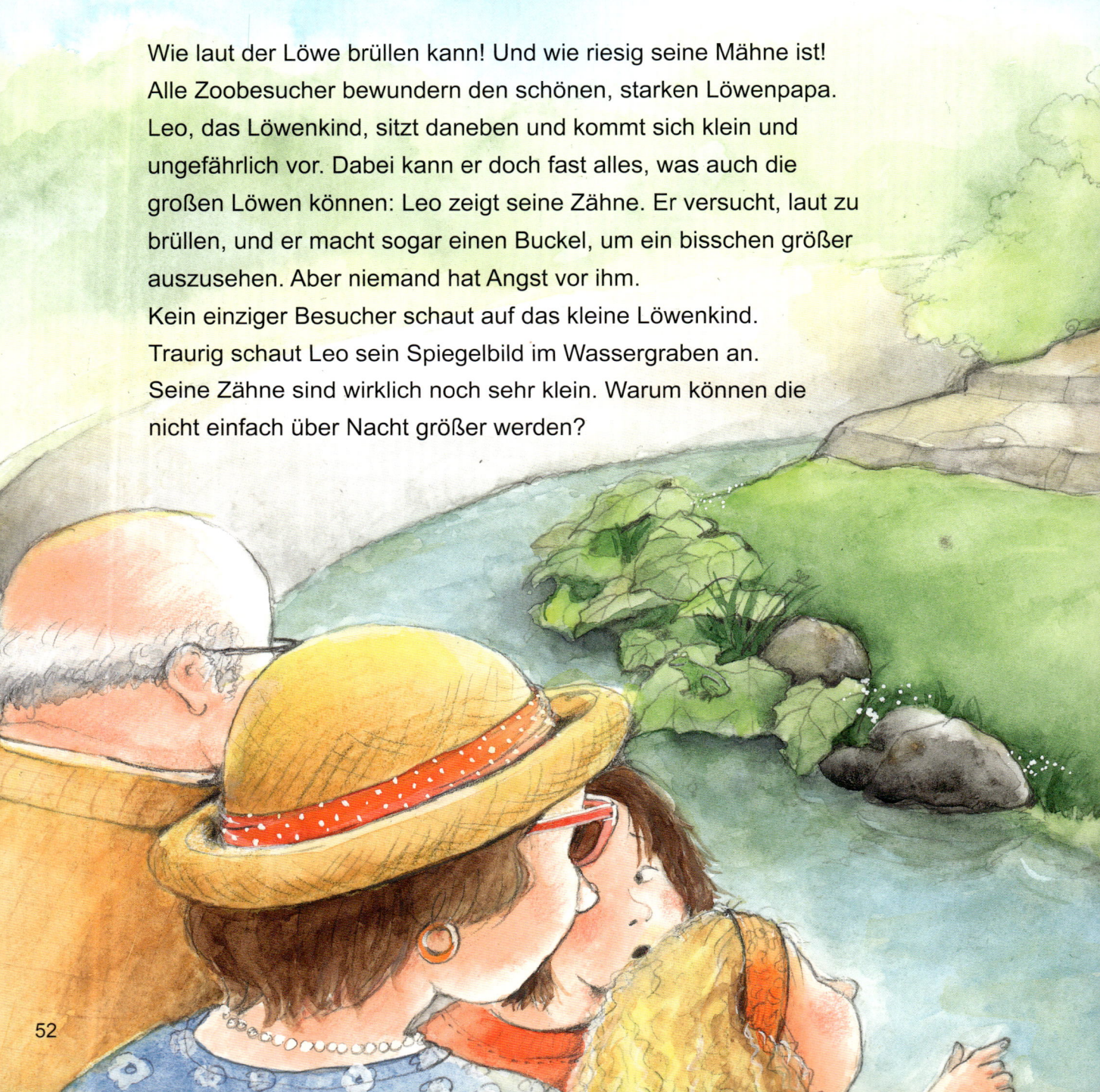

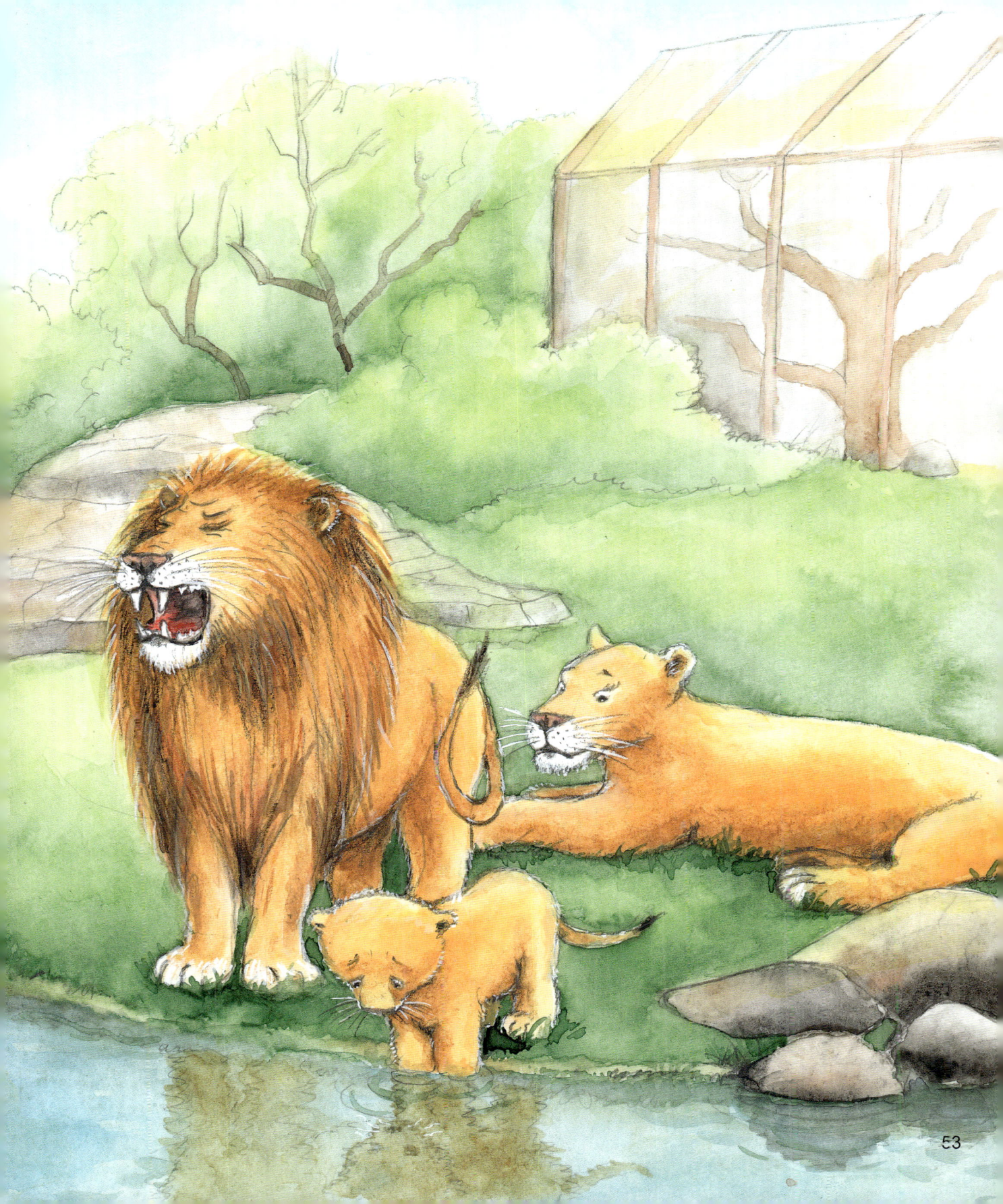

Leo lässt sich auf den Rücken plumpsen und wälzt sich in den Sägespänen. Dabei vergisst er ein wenig seinen Kummer.

Plötzlich hört Leo ein Kind rufen: „Schaut mal! Das kleine Löwenkind sieht ja süß aus. Es hat sich verkleidet!"

Mittlerweile hat sich eine ganze Gruppe von Kindern vor dem Löwengehege versammelt. Alle wollen den kleinen Leo sehen.

Als Leo die Sägespäne wieder abschütteln will und sich umdreht, ruft ein Junge: „Ach bitte, lieber Löwe, bleib noch ein bisschen."

Seit diesem Tag nimmt Leo immer ein Bad in den Sägespänen, wenn die Besucher kommen. Dann ist er zumindest der kleine König unter den Löwen.

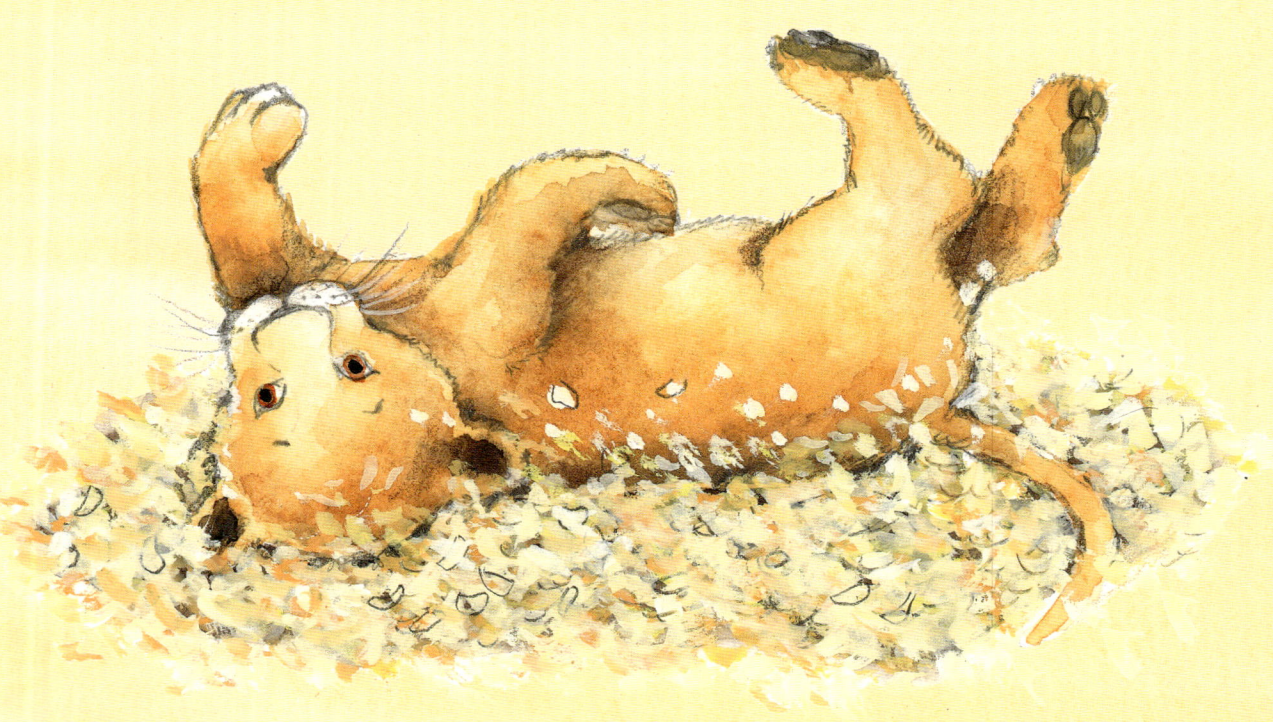

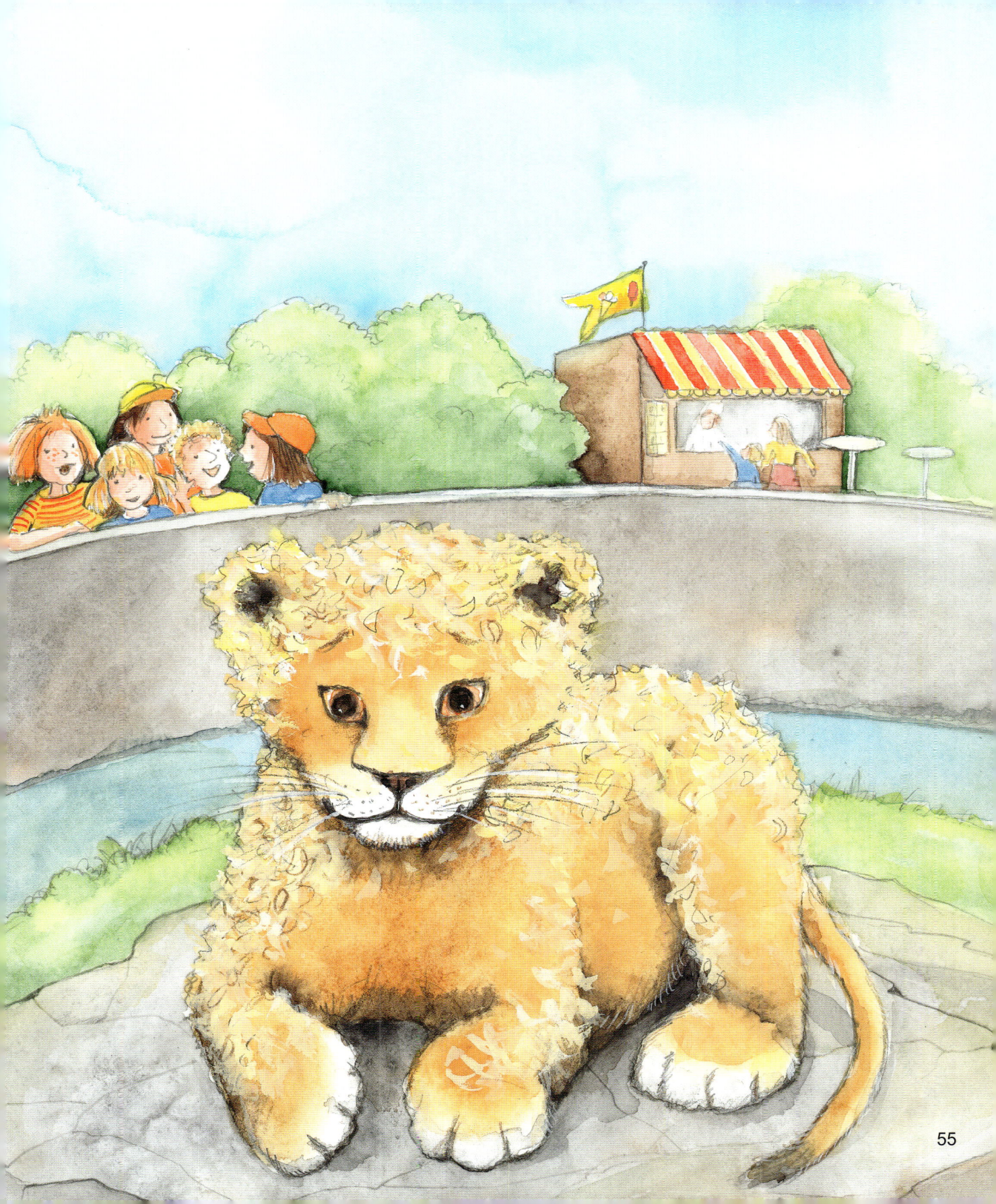

55

Prinzessin ist Prinzessin

Prinzessin Amelie geht missmutig durch den Schlosspark. Sie hat keine Lust, immer nur mit den anderen Königskindern zu spielen. Die sind alle so langweilig. Amelie möchte auch mal mit Kindern aus der Stadt spielen. Doch ihr Papa erlaubt das nicht.

Plötzlich ertönt auf der Straße vor dem Schlosspark laute Musik. Amelie rennt zum Tor. Wie schön – der Karnevalsumzug! Indianer und Clowns ziehen an ihr vorbei. Dann kommt die Karnevalsprinzessin in einem rosa Kleid. Sie trägt ein glitzerndes Krönchen, das ihr immer wieder über die Stirn rutscht. Sie verteilt Blumen und macht ein unglückliches Gesicht. Vor Amelie bleibt sie stehen und schaut sehnsüchtig durch das Tor in den Park.

„Da würde ich jetzt gerne Fangen spielen", sagt sie. „Als Karnevals-prinzessin muss man so vornehm tun. Das macht mir keinen Spaß!"

Amelie öffnet das Tor. Als eine Blaskapelle mit viel Getöse vorbeizieht, schlüpft das Mädchen unbemerkt zu Amelie in den Park. Sie wirft die Krone fort, und dann geht's los!

Von nun an spielen die neuen Freundinnen jeden Tag zusammen. Beide tragen Prinzessinnenkleider, eins in rosa und eins in hellblau. Und Amelies Papa erfährt natürlich nicht, dass ihre Freundin bloß eine Karnevalsprinzessin ist. Prinzessin ist schließlich Prinzessin!

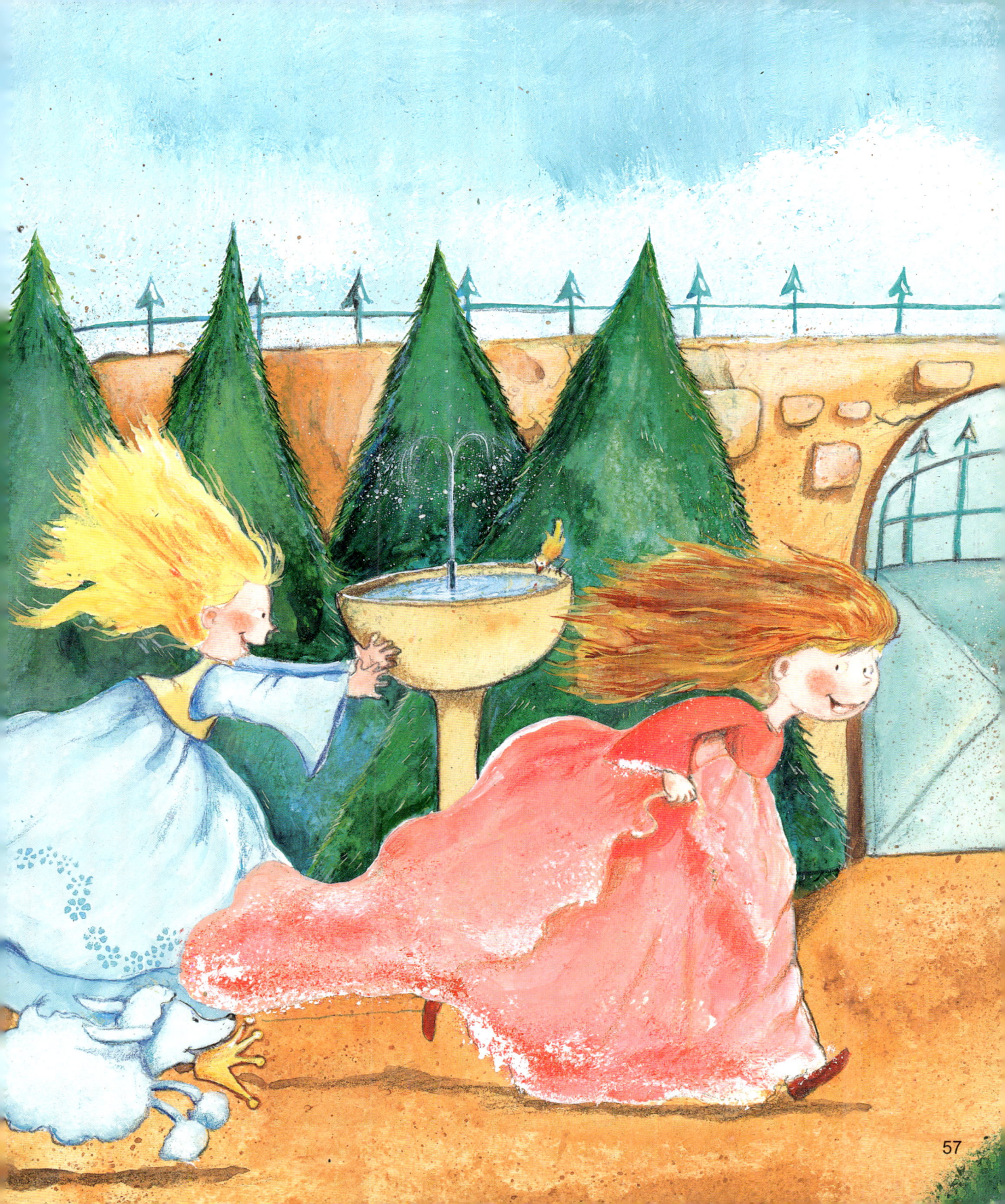

Die Bärenkinder streiten

„Ich bin stärker als du!", ruft Eddi, der kleine Eisbär.

„Nein, ich!", protestiert Pippo, Eddis Bruder.

Und schon geht ein Gerangel zwischen den beiden los.

„Ihr seid doch beide gleich stark!", lacht die Eisbärenmama.

„Ich bin aber schneller als du!", fängt Eddi wieder an und rennt quer durch das Gehege.

„Stimmt nicht!", ruft Pippo und rennt so schnell er kann hinter Eddi her.

Dabei rutscht er auf einem Fisch aus und fällt auf die Nase.

„Aua!", ruft Pippo. „Na warte, Eddi! Wenn ich dich kriege!"

Aber schon ist Eddi ins Wasser gehüpft.

„Schau mal, wie gut ich schwimmen kann!", prahlt er laut.

Mit einem Satz ist auch Pippo hinterhergesprungen und prustet:

„Kann ich viel besser!"

Auf einmal ruft die Eisbärenmama: „Essenszeit! Hat jemand von euch beiden vielleicht Hunger? Sonst esse ich alles alleine auf."

Wie der Blitz hüpfen beide Eisbärenkinder aus dem Wasser und stürmen zu den Fresströgen – und da sind tatsächlich beide Erster.

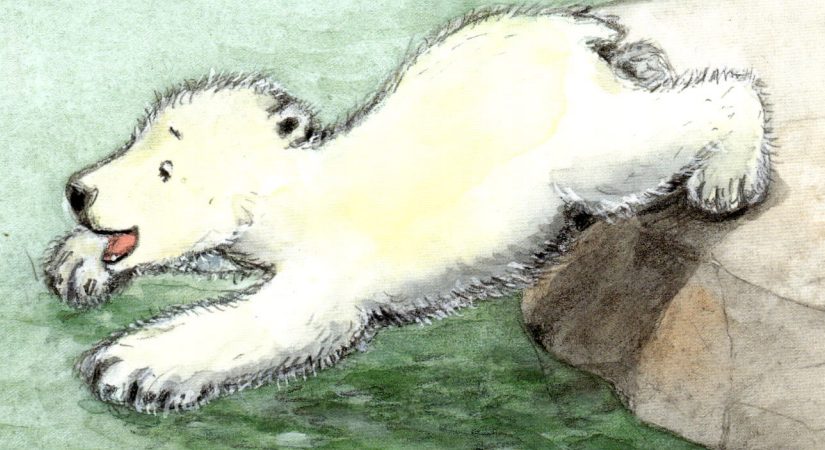

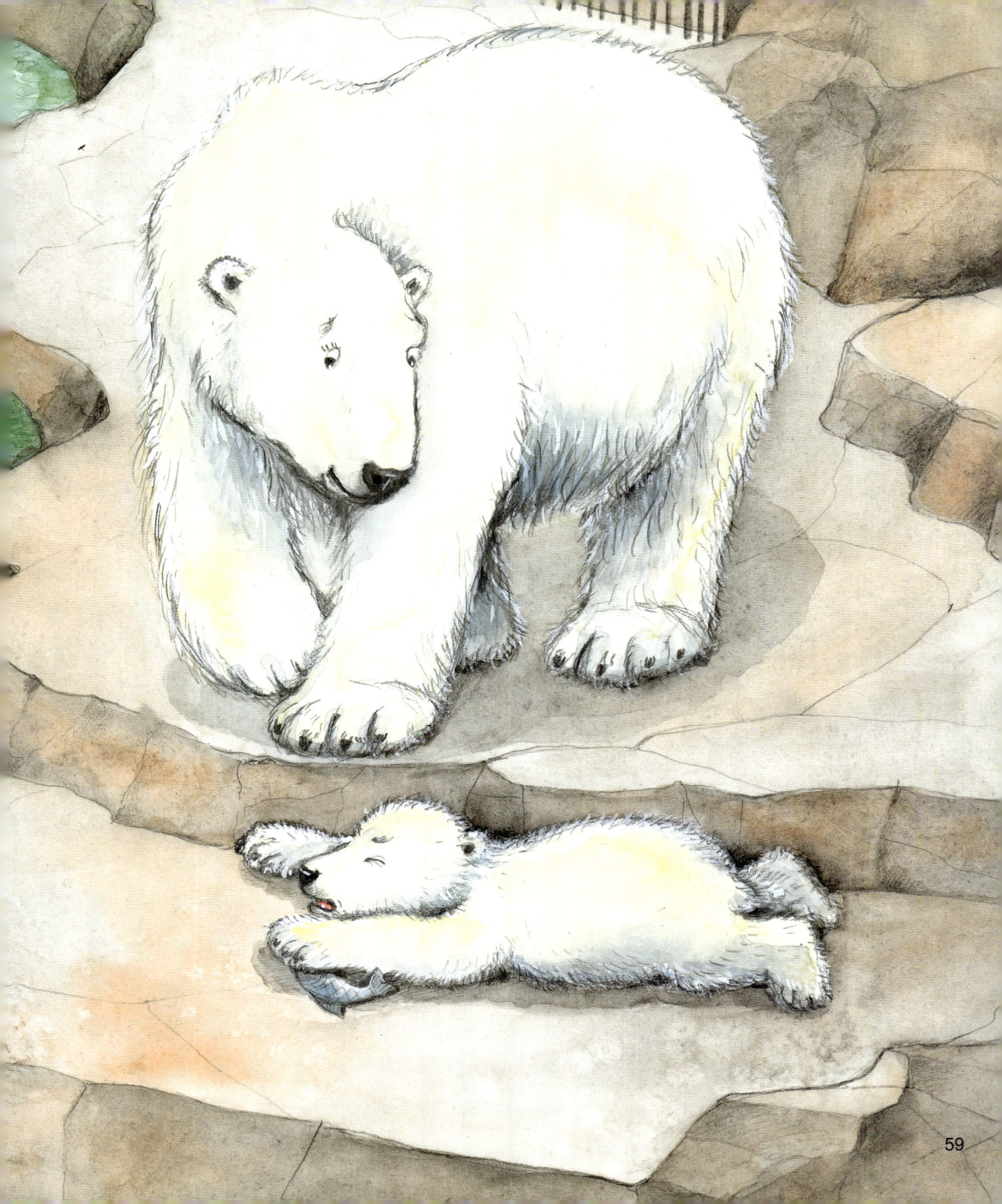

Die Prinzessin und die Fee

Eines Morgens setzt sich ein Wesen, leicht wie eine Feder, auf die Schulter von Prinzessin Jasmina.

„Ich bin eine Wunschfee", piepst die Kleine.

„Das ist aber schön!", antwortet Jasmina. „Ich wünsche mir, dass ich nie wieder dumme Tücher besticken muss. Ich möchte kurze Haare haben wie ein Junge, mein Zimmer neu streichen und einen Drachen zum Spielen wünsche ich mir auch."

Die Fee kratzt sich verlegen am Kopf. „Ich kann dir leider nur einen Wunsch erfüllen! Für alles andere bin ich noch zu klein."

Jasmina setzt sich aufs Bett und denkt nach.

„Such dir einfach von deinen vier Wünschen den schönsten aus!", versucht die Fee ihr zu helfen.

Jasmina überlegt weiter. Schließlich hat sie eine gute Idee. Zuerst schiebt Jasmina alle Tüchlein, die sie eigentlich besticken soll, ganz tief unter ihr Bett. „Das war Wunsch Nummer eins!", sagt sie zufrieden.

Sie sucht ihre Bastelschere und schneidet sich seitlich ein Büschel Haare ab. Als letztes nimmt Jasmina Wasserfarben und malt die Wände bunt.

„Den Drachen wünsche ich mir zum Geburtstag", sagt sie.

„Aber dann brauchst du mich ja gar nicht!", sagt die Wunschfee traurig.

„Doch", antwortet Jasmina vergnügt. „Von dir wünsche ich mir, dass Mama das alles ganz toll findet."

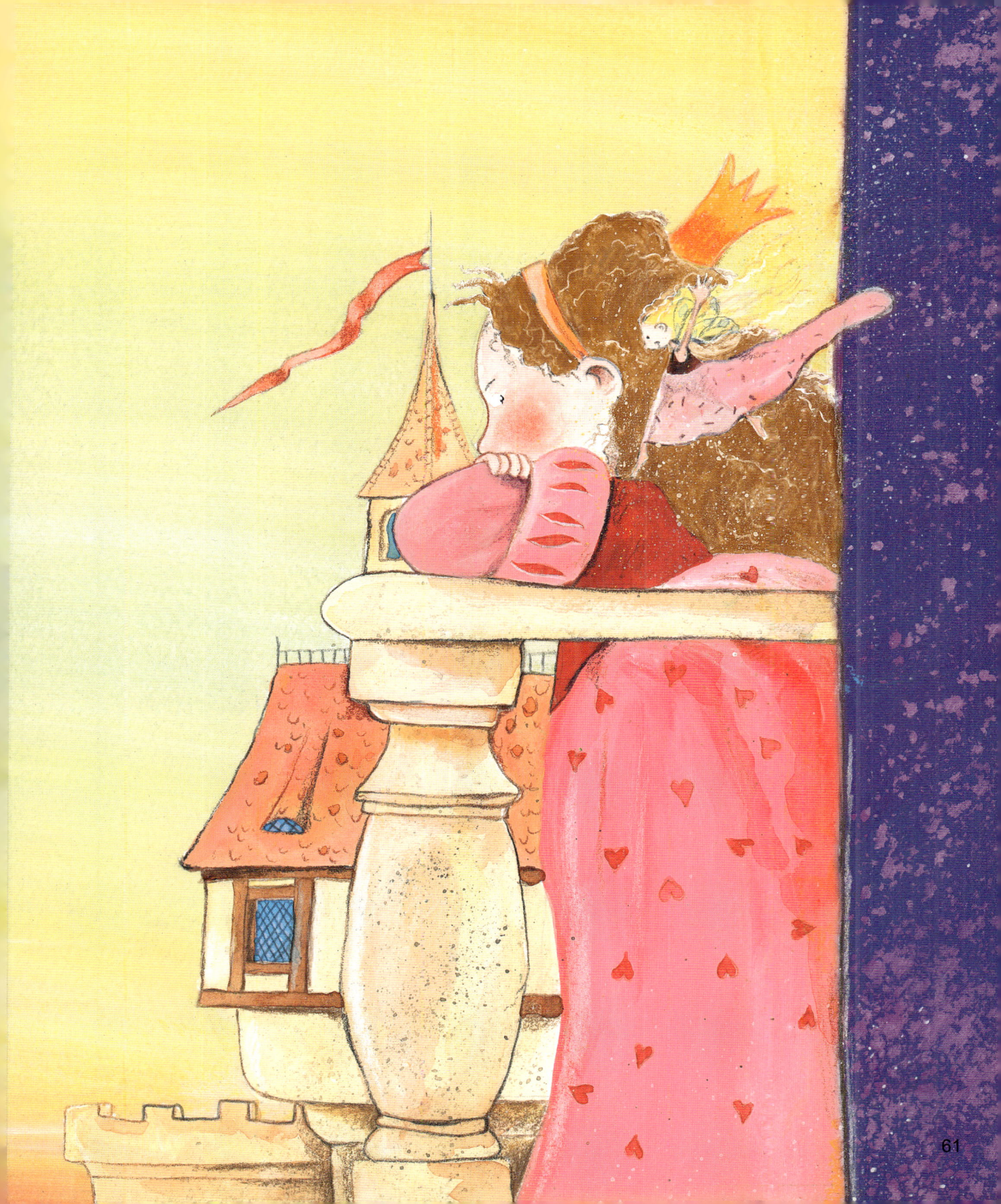

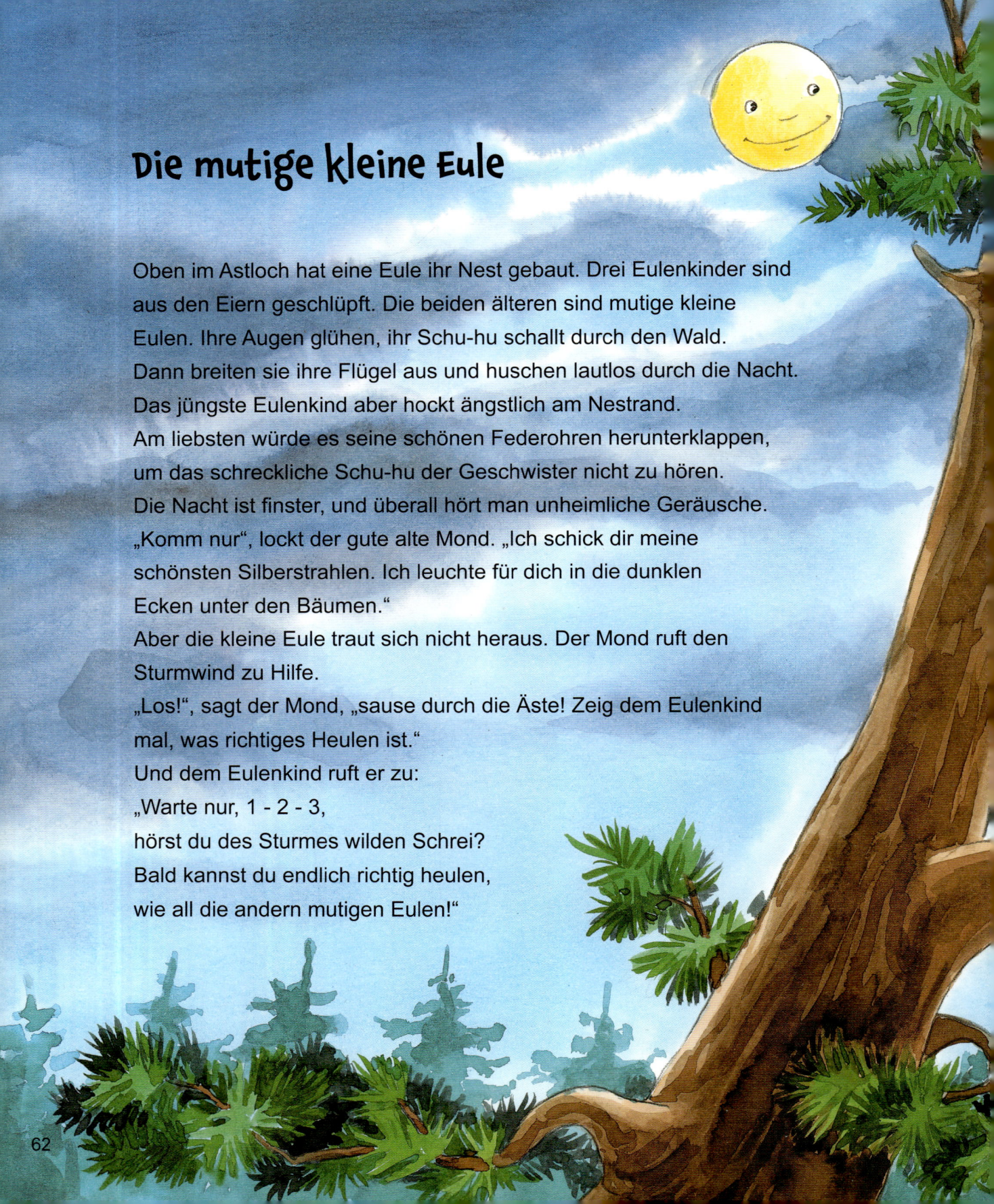

Die mutige kleine Eule

Oben im Astloch hat eine Eule ihr Nest gebaut. Drei Eulenkinder sind
aus den Eiern geschlüpft. Die beiden älteren sind mutige kleine
Eulen. Ihre Augen glühen, ihr Schu-hu schallt durch den Wald.
Dann breiten sie ihre Flügel aus und huschen lautlos durch die Nacht.
Das jüngste Eulenkind aber hockt ängstlich am Nestrand.
Am liebsten würde es seine schönen Federohren herunterklappen,
um das schreckliche Schu-hu der Geschwister nicht zu hören.
Die Nacht ist finster, und überall hört man unheimliche Geräusche.
„Komm nur", lockt der gute alte Mond. „Ich schick dir meine
schönsten Silberstrahlen. Ich leuchte für dich in die dunklen
Ecken unter den Bäumen."
Aber die kleine Eule traut sich nicht heraus. Der Mond ruft den
Sturmwind zu Hilfe.
„Los!", sagt der Mond, „sause durch die Äste! Zeig dem Eulenkind
mal, was richtiges Heulen ist."
Und dem Eulenkind ruft er zu:
„Warte nur, 1 - 2 - 3,
hörst du des Sturmes wilden Schrei?
Bald kannst du endlich richtig heulen,
wie all die andern mutigen Eulen!"

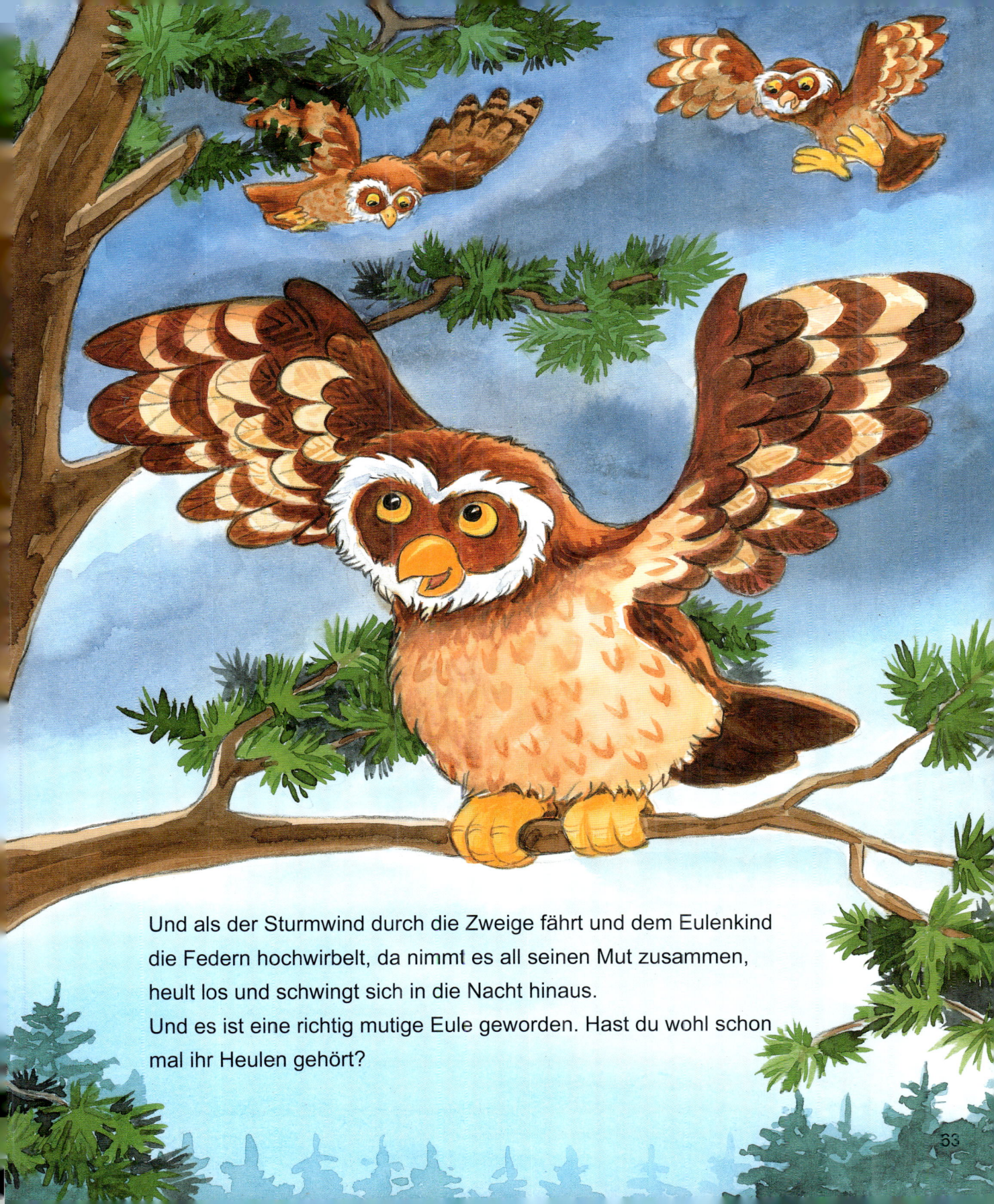

Und als der Sturmwind durch die Zweige fährt und dem Eulenkind die Federn hochwirbelt, da nimmt es all seinen Mut zusammen, heult los und schwingt sich in die Nacht hinaus.
Und es ist eine richtig mutige Eule geworden. Hast du wohl schon mal ihr Heulen gehört?

Zu Hause schmeckt's am besten

Prinzessin Li ist zu einem großen Ball eingeladen. Dabei tanzt sie gar nicht gerne, weil sie mit den Schritten immer durcheinander kommt. Doch zum Glück gibt's vor dem Tanzen noch ein Festessen. Li setzt sich an die lange Speisetafel neben einen dicken Ritter.
Sie nimmt ein Messer und schmiert sich dick Kräuterbutter aufs Brot.
„Das ist Meerrettich!", erklärt ihr der Ritter. „Der ist sehr scharf."
Li legt das Brot unangebissen auf den Teller zurück. Schon bringt ein vornehmer Mann ein Glas mit Sauce, in der hellrosa Krebse stecken.
„Igitt", sagt Li und schiebt das Glas fort.
„Darf ich?", fragt der Ritter und zeigt auf den Teller und das Glas.
Li nickt, und einen Moment später hat der Ritter alles verputzt.
Auf dem nächsten Teller liegt ein Fisch. Er sieht ziemlich echt aus mit seinen schwarzen Augen. Li rückt ihn rasch zum Ritter rüber.
Schwupps, hat er auch den Fisch verspeist. Da kommt endlich der Nachtisch. Eine Riesenportion Vanillepudding. Das sieht lecker aus!
Der Ritter stößt aus Versehen ihren Löffel zu Boden. Li hebt ihn wieder auf. Dann will sie loslöffeln – doch ihr Nachtisch ist verschwunden.
Dafür stehen vor dem Ritter zwei leere Puddingschüsseln.
Der Ritter lächelt so glücklich, dass Li ihm nicht böse ist. Ihr Magen knurrt vor Hunger, und sie läuft rasch nach Hause. Dort isst sie vier Marmeladenbrote und noch ein leckeres Stück Kuchen, den ihre Mutter gebacken hat. Li ist satt und geht zufrieden schlafen.
Zu Hause schmeckt es doch am besten!

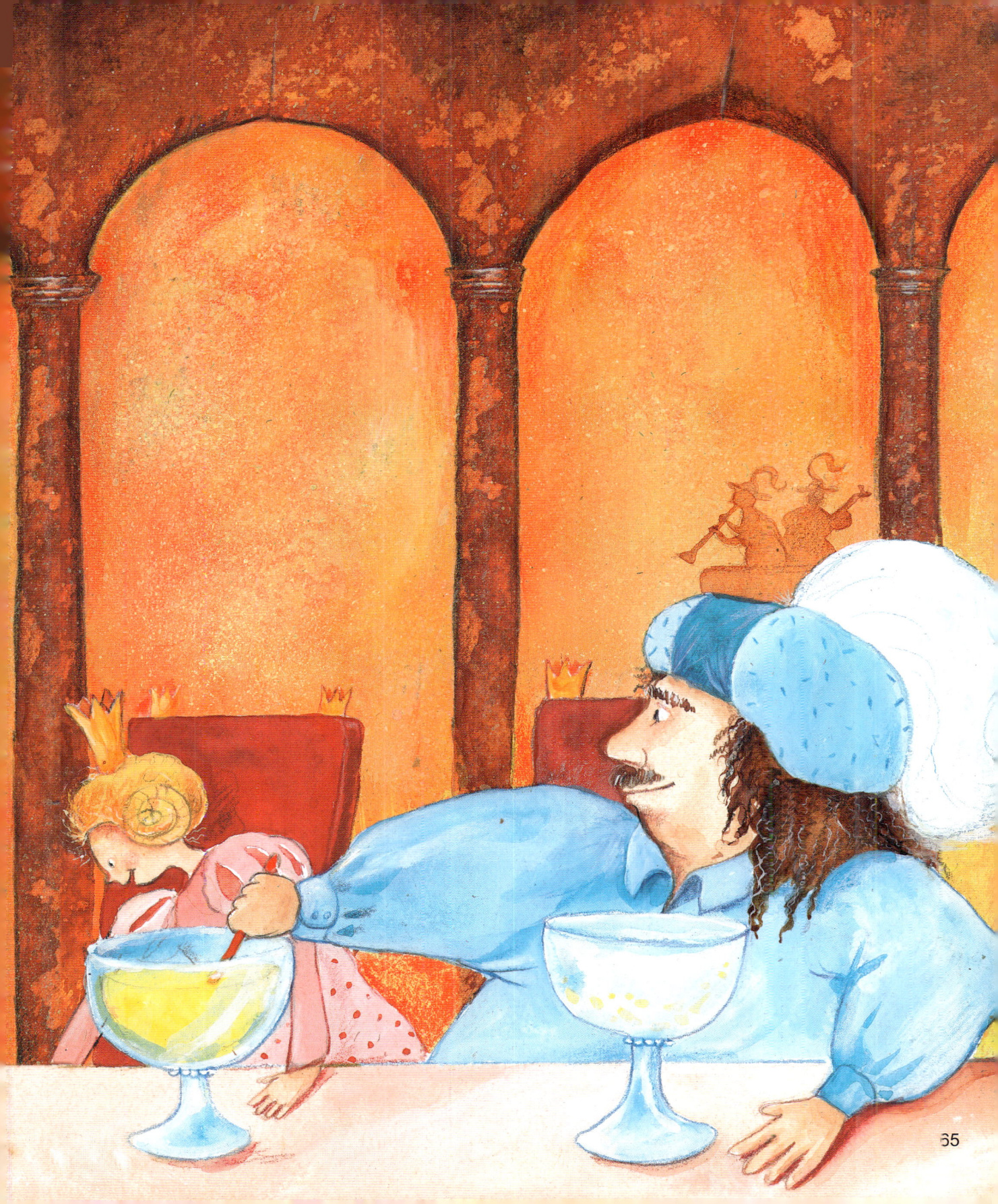

Die Schildkröte Emma

„Mama, ich mag keine Schildkröte mehr sein", mault Emma.

„Aber warum denn nicht?", fragt die Schildkrötenmama verwundert.

„Der blöde Panzer!", beschwert sich Emma. „Der ist so schwer, und man kann nicht schnell damit rennen – so wie die Kaninchen!"

„Jedes Tier kann etwas anderes gut", erklärt die Schildkrötenmama geduldig.

„Nicht einmal fliegen kann ich wie ein Vogel", sagt Emma. „Immer hab ich dieses blöde Ding auf dem Rücken."

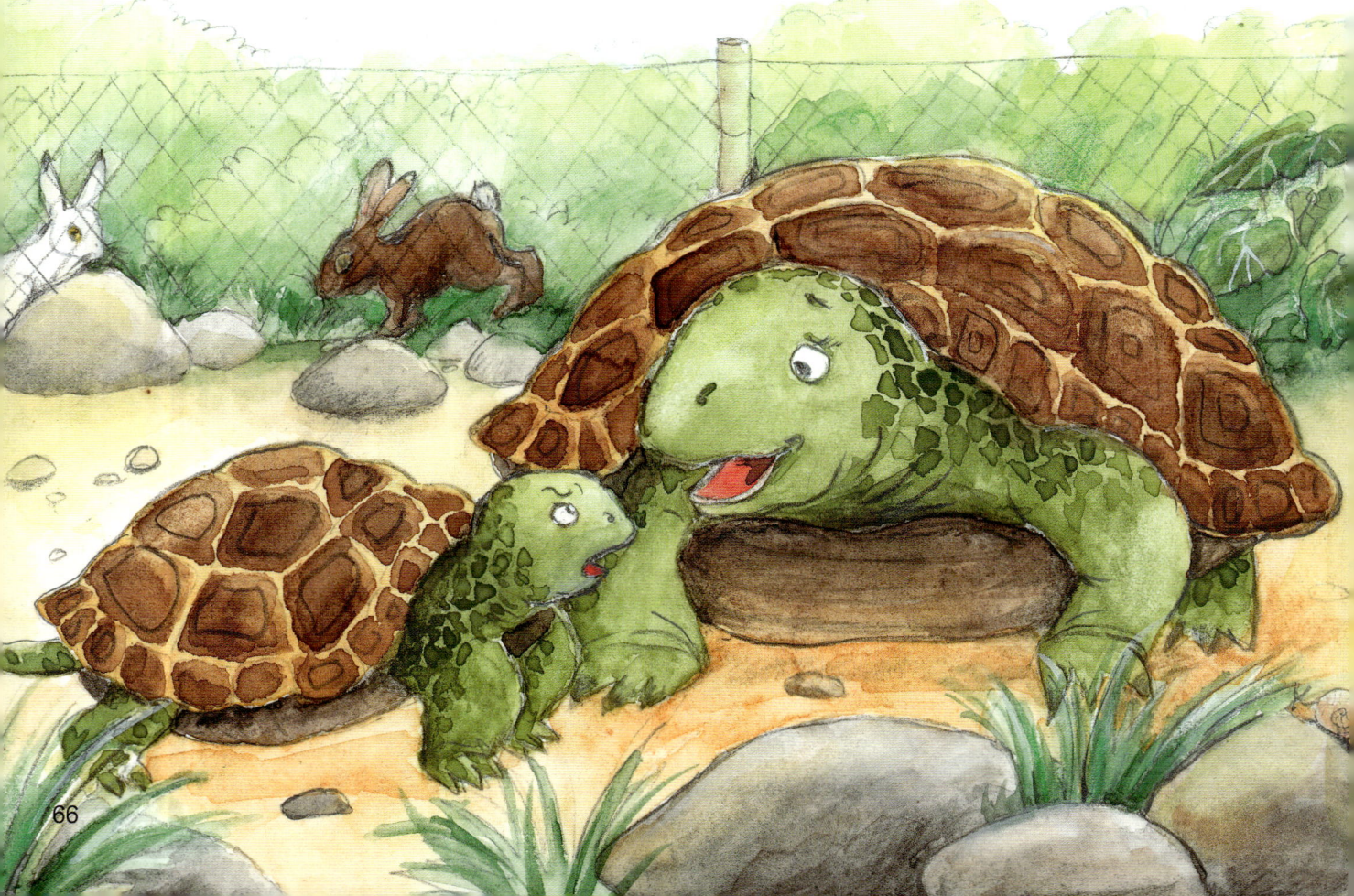

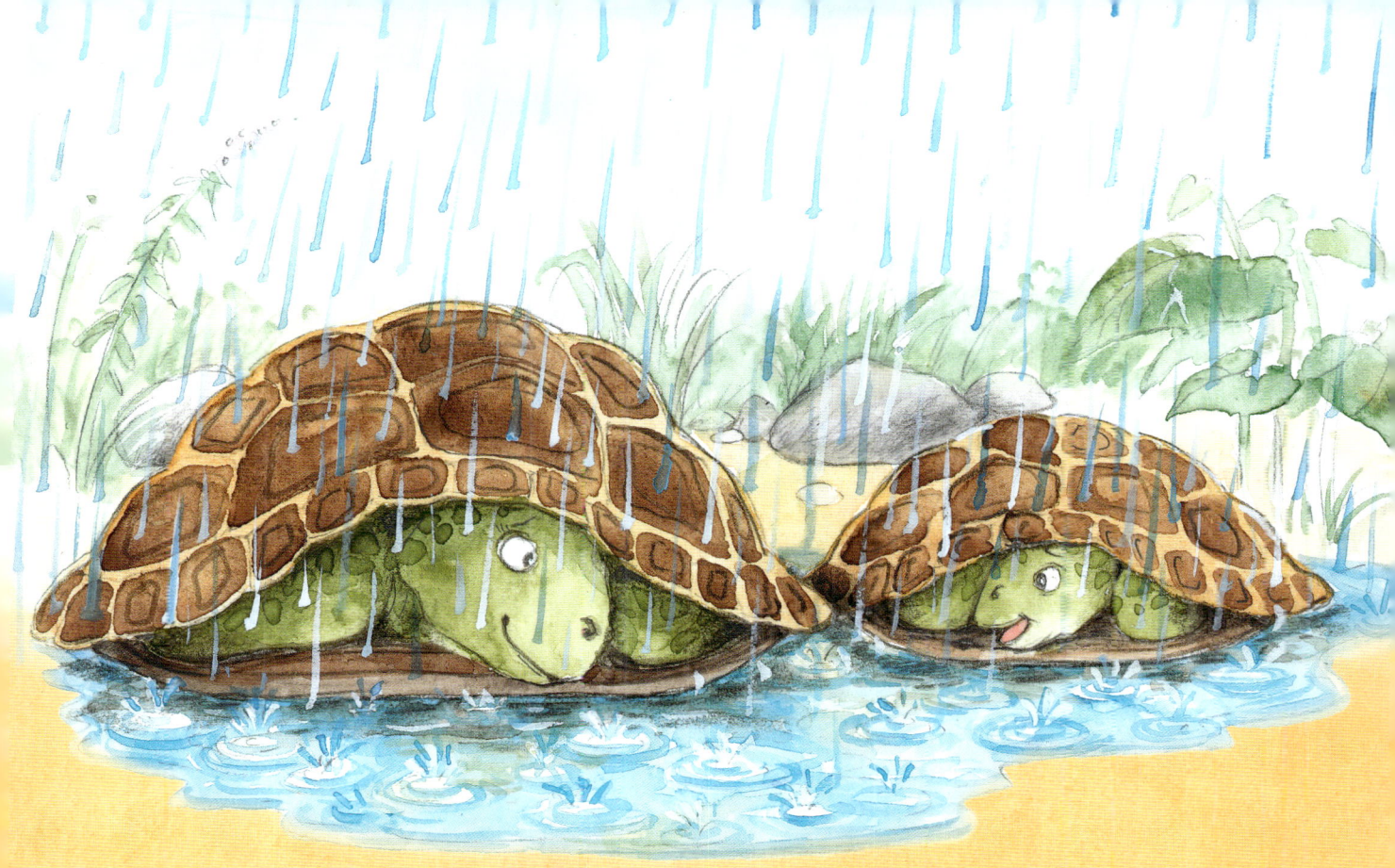

Da fängt es plötzlich heftig zu regnen an. Alle anderen Tiere rennen oder
fliegen so schnell sie können unter ein Dach oder einen Baum, um sich
vor dem Regen zu schützen.

„Zieh schnell deinen Kopf und deine Beine unter den Panzer ein",
ruft die Schildkrötenmama.

„Ist eigentlich doch ganz praktisch – so ein Panzer", flüstert Emma.

Die Schildkrötenmama antwortet nur: „Das finde ich auch, mein Kleines."

Und schon ist auch sie unter ihrem schützenden Dach verschwunden.

Prinzessin Mia kann nicht einschlafen

Es ist später Abend. Prinzessin Mia liegt in ihrem Himmelbett und kann nicht einschlafen. Draußen im Schlossteich quaken die Frösche schrecklich laut.

Vielleicht sollte ich die Frösche küssen, überlegt Mia. Dann werden sie zu Prinzen, und Prinzen quaken nicht so.

Mia seufzt. Das kann gar nicht klappen! Bis sie alle Frösche geküsst hat, ist die Nacht um. Außerdem ist ja auch immer nur ein Prinz dabei. Alle anderen bleiben Frösche, da kann sie küssen, so viel sie will.

Entnervt zieht Mia sich die Bettdecke bis über die Ohren. Jetzt ist das Gequake auszuhalten.

Die Sache mit dem Prinzen lässt ihr keine Ruhe. Mia hat Lust ihn kennenzulernen. Aber welcher Frosch ist der richtige? Sie stellt sich einen dicken vor, mit Warzen auf der Haut. Igitt! Das ist bestimmt kein Kussfrosch. Ihr zweiter Frosch ist ein grüner mit Glubschaugen.

Nein, der kommt auch nicht in Frage! Nummer drei und vier haben ein zu breites Maul. Mia gähnt. Frösche-Zählen macht müde. Und bevor sie den passenden Frosch gefunden hat, ist sie eingeschlafen.

Aber morgen Abend quaken die Frösche sicher wieder. Vielleicht findet sie dann einen passenden Frosch zum Küssen!

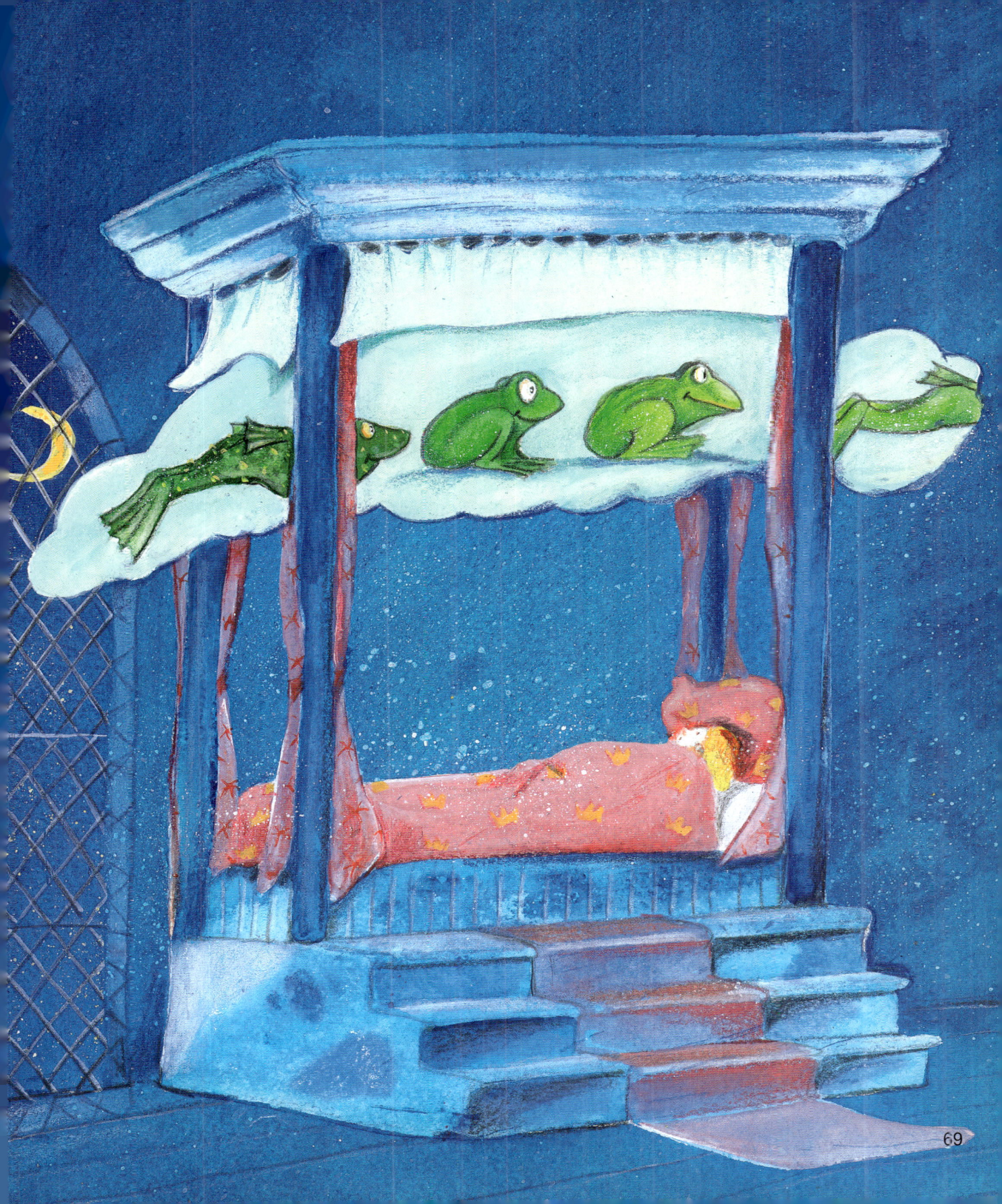

Wo steckt das kleine Känguru?

„Hopsi, wo steckst du? Hooopsi!", ruft die Kängurumama laut, sodass sich alle Tiere im Zoo verwundert umdrehen. Das kleine Kängurukind ist heute mal wieder ausgerissen.

„Wie oft habe ich dir schon gesagt, dass du in meinem Beutel bleiben sollst", schimpft die Mama vor sich hin, während sie durch das Gehege hüpft und nach dem kleinen Ausreißer sucht.

„Vielleicht hat Hopsi sich im Futtertrog schlafen gelegt", überlegt der Kängurupapa.

Aber nein – der Futtertrog ist leer.

„Vielleicht ist er wieder durch den Zaun zu den Pelikanen geschlüpft?", vermutet die Kängurumama. Aber die Pelikane schütteln den Kopf.

Die Kängurueltern sind ratlos. Wo sollen sie denn noch suchen?

Auf einmal ruft ein Känguru vom anderen Ende des Geheges:

„Kommt schnell, und schaut einmal, wen wir hier haben!"

Im Nu ist die ganze Kängurufamilie herbeigehüpft. Und was sehen sie da?

Hopsi sitzt im Beutel einer anderen Kängurumama neben seinem Freund Carlo. Und weil Hopsi noch so klein und leicht ist, hat die Kängurumama das gar nicht bemerkt.

„Ihr Lausebengel!", schimpft Mama Känguru.

Der kleine Ausreißer schlüpft aus dem Beutel heraus und macht einen großen Luftsprung vor Freude. Da müssen alle Kängurus lachen, und die Aufregung um den kleinen Hopsi ist bald wieder vergessen.

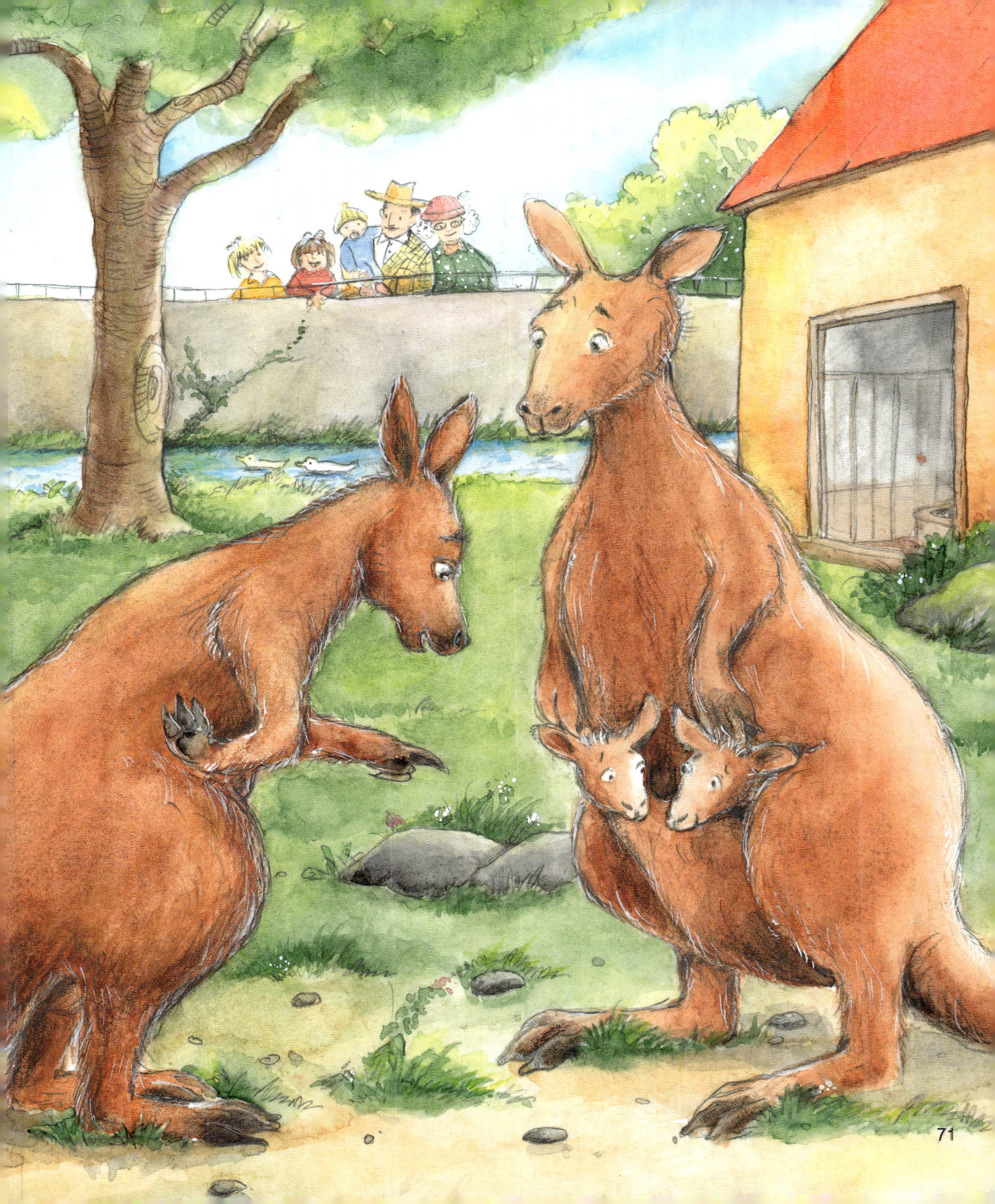

Am Tage spukt man nicht

Gespensterkind Jolina jammert: „Ich habe solche Bauchschmerzen, Mama!"

„Siehst du", schimpft die Gespenstermama, „wie oft habe ich dir schon gesagt, dass das Herumspuken am Tag für Gespenster sehr, sehr ungesund ist? Und nun bist du ganz grün im Gesicht. Jetzt badest du erstmal hier im See bei Mondschein. Und vor dem Schlafengehen gibt's noch einen großen Schluck schwarze Gespenstermedizin!"

„Igittigitt!", mault Gespensterchen Jolina. „Die schmeckt immer so nach schwarzen Käfern!"

„Trotzdem!", sagt die Gespenstermama streng.
„Dafür hilft sie auch."

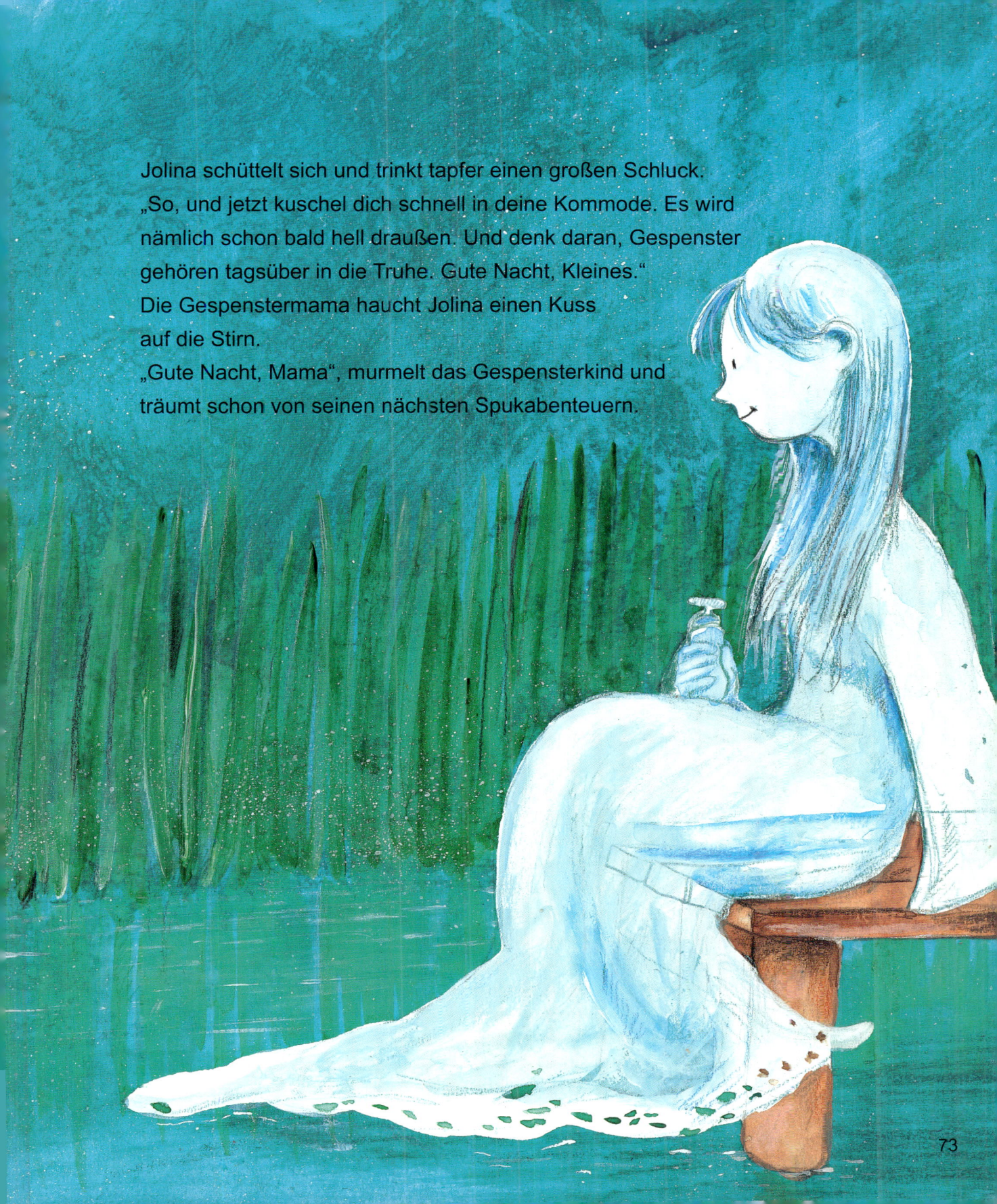

Jolina schüttelt sich und trinkt tapfer einen großen Schluck.
„So, und jetzt kuschel dich schnell in deine Kommode. Es wird
nämlich schon bald hell draußen. Und denk daran, Gespenster
gehören tagsüber in die Truhe. Gute Nacht, Kleines."
Die Gespenstermama haucht Jolina einen Kuss
auf die Stirn.
„Gute Nacht, Mama", murmelt das Gespensterkind und
träumt schon von seinen nächsten Spukabenteuern.

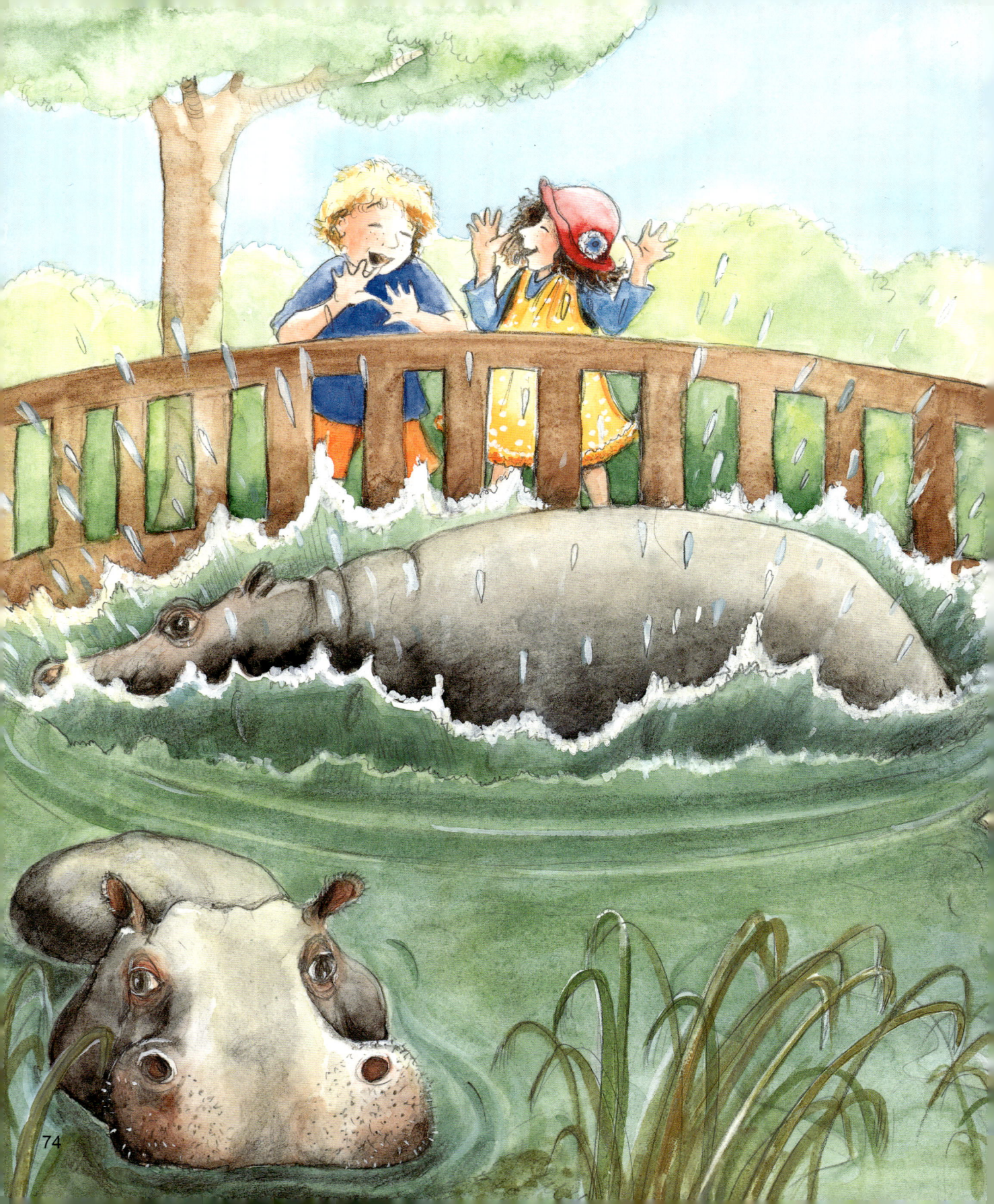

Das Nilpferd-Abenteuer

Theo und Tara gehen mit ihren Eltern in den Zoo. Sie möchten heute
unbedingt zu den Nilpferden.

„Schau mal, was für lustige Ohren die haben!", ruft Tara begeistert.

„Und dort hinten ist ein ganz kleines Nilpferd. Es versteckt sich
zwischen den Ästen", sagt Theo.

Während die Kinder den Nilpferden im Wasser zuschauen, lässt sich
auf einmal ein großes Nilpferd direkt neben ihnen ins Wasser fallen.
Tara und Theo werden dabei von oben bis unten nass gespritzt.

Etwas erschrocken schauen sich die Kinder an. Dann aber müssen
beide laut lachen.

„Wahrscheinlich war das Nilpferd traurig, weil wir immer nur die
anderen beobachtet haben", sagt Tara.

„Das Nilpferd sieht aber gar nicht so traurig aus", stellt Theo fest.

„Jetzt aber schnell nach Hause", mahnt die Mama. „Sonst werdet ihr
noch krank, so nass wie ihr seid!"

Auch wenn heute der Zoobesuch ungewöhnlich schnell zu Ende
ging, hatten Theo und Tara an diesem Tag sehr viel Spaß.

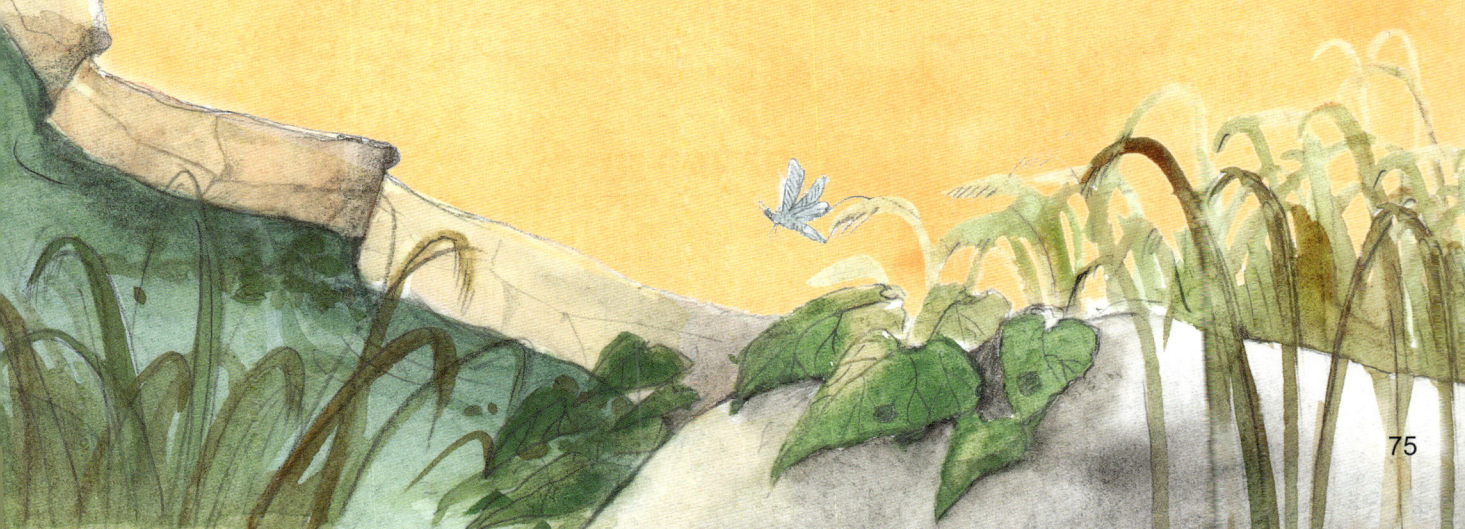

Schlammtorte ist wunderbar

Schweinchen Dicki seufzt. Das Schlimmste vom ganzen Schweinejahr ist der Geburtstag von Tante Ida.

Da kommt Mama schon ganz früh mit der großen Bürste angelaufen, und Dicki muss aus seinem schönen Schlammbett aufstehen. Und dann wird er im Badesee mit klarem Wasser geschrubbt, von oben bis unten.

„Stopf nicht so viel Bratwürste in dich rein", mahnt Mama, „und mach bloß keine Flecken auf ihre schönen weißen Decken. Ach ja, ich muss dir noch die Schnauze putzen!"

Igitt – Dicki schüttelt sich. Bald bekommt er wieder einen Kuss von Tante Ida aufgedrückt. Das ist das Schrecklichste.

Nun zieht die Schweineparade los: Mama und Papa voneweg. Papa Schwein hat einen Kranz von Ringelwürsten umgebunden. Die mag Tante Ida am liebsten.

Da steht sie auch schon an der Tür und drückt jedem einen fetten Schmatzer auf die Schnauze.

„Ach, da ist ja mein Liebling Dicki, der bekommt gleich drei Schmatzer!", grunzt sie. Aber da ist Dicki schon entwischt und ins Haus gelaufen.

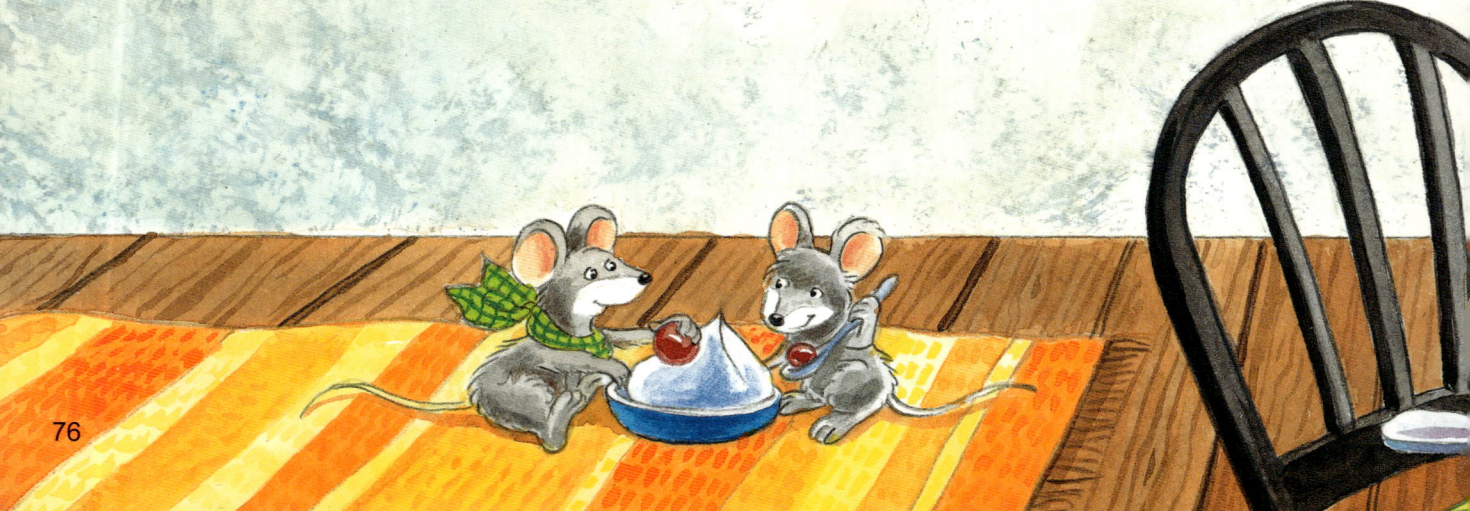

Und was steht da auf dem Tisch? Eine Schlammtorte!
Dicki taucht seine Schnauze hinein.
Na ja, und was dann passiert ist, das könnt ihr euch selbst
ausdenken …

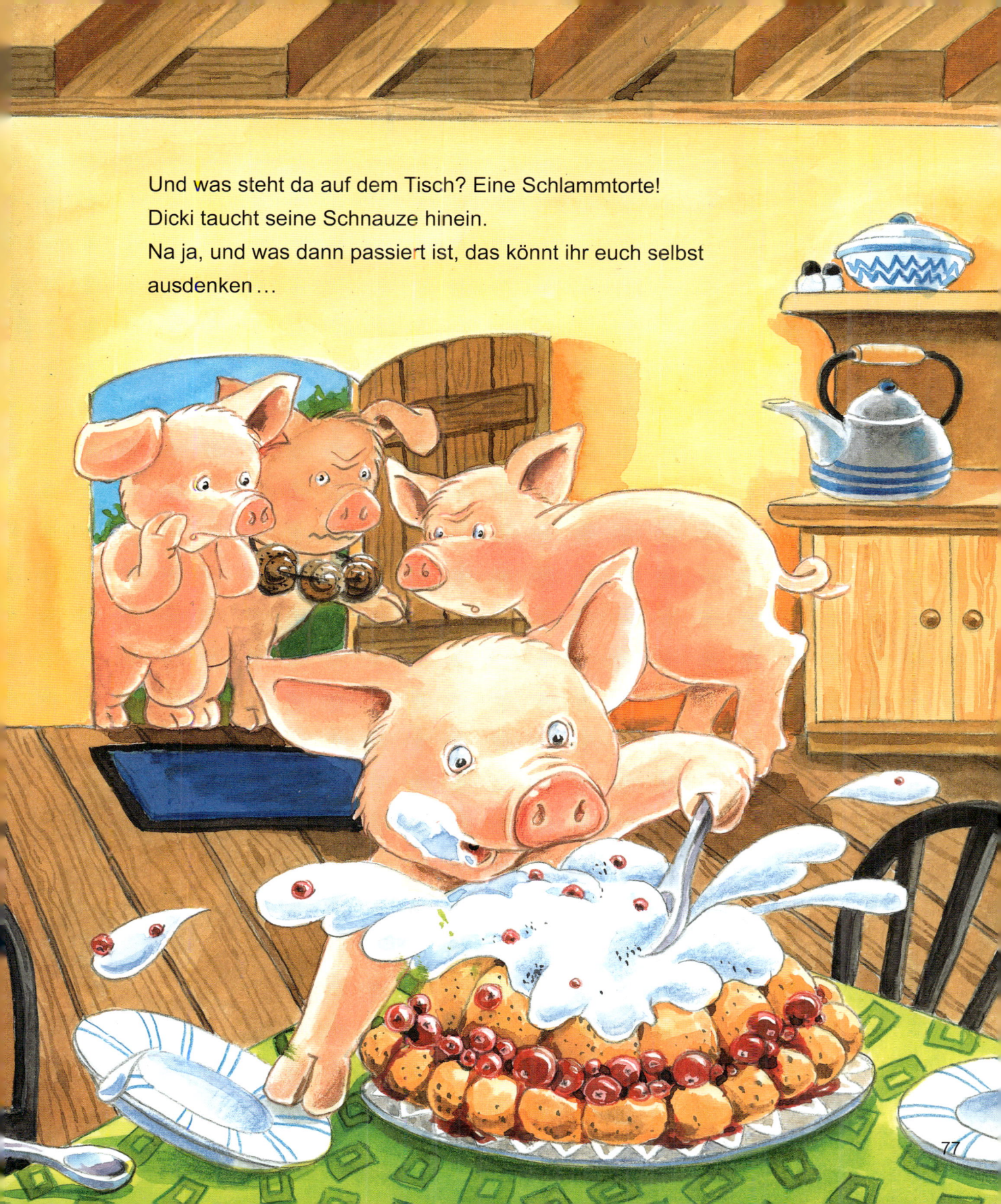

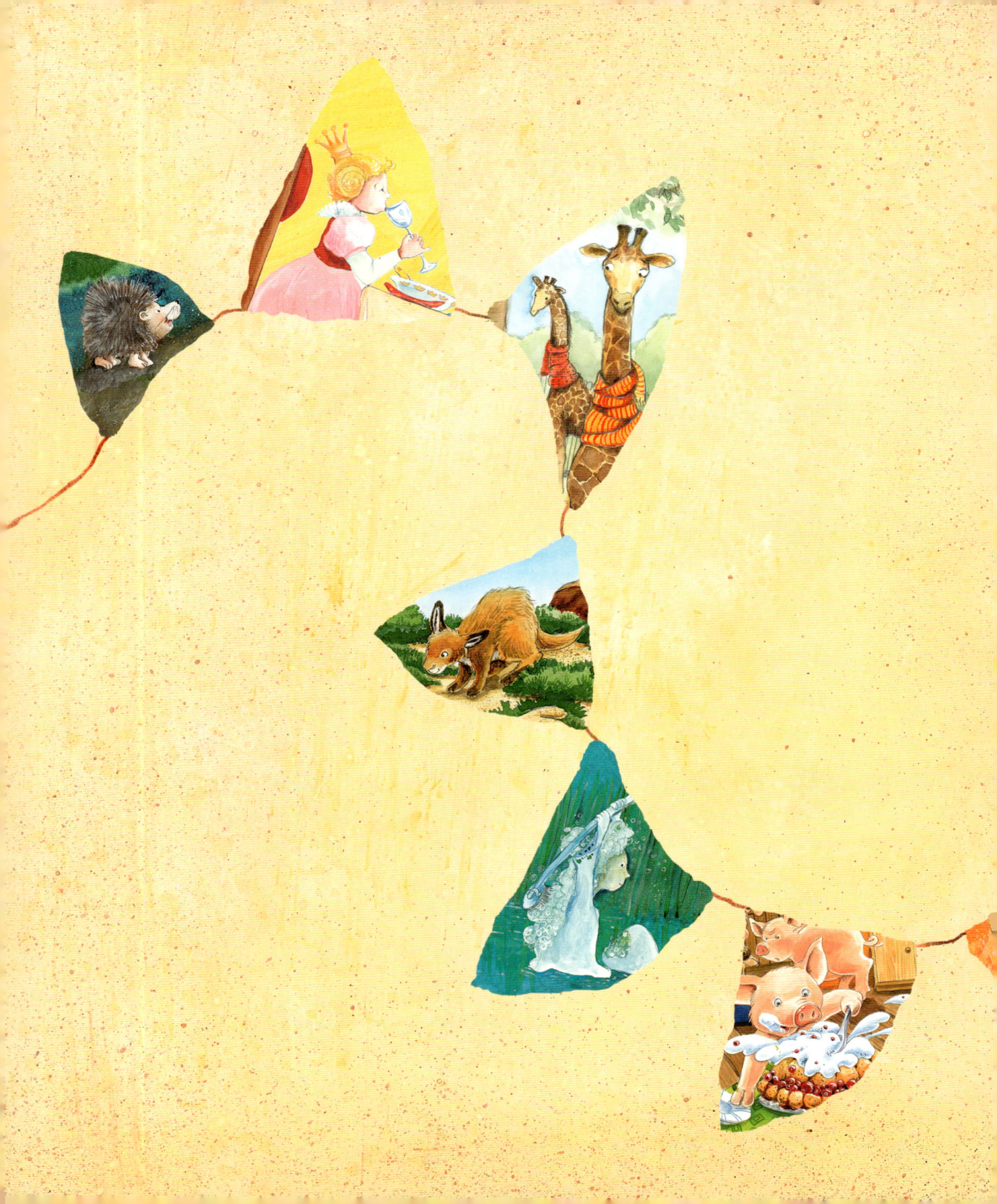